中医治未病理论与实践

何希俊 邓 倩 黄娜娜 主编

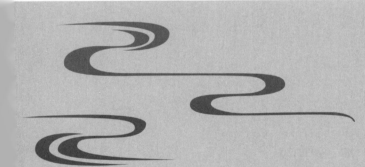

中山大学出版社
SUN YAT-SEN UNIVERSITY PRESS

·广州·

图书在版编目（CIP）数据

中医治未病理论与实践/何希俊，邓倩，黄娜娜主编．—广州：中山大学出版社，2023.11
ISBN 978-7-306-07922-0

Ⅰ．①中…　Ⅱ．①何…　②邓…　③黄…　Ⅲ．①中医学—预防医学　Ⅳ．①R211

中国国家版本馆 CIP 数据核字（2023）第 191473 号

ZHONGYI ZHI WEIBING LILUN YU SHIJIAN

出 版 人：王天琪
策划编辑：鲁佳慧
责任编辑：鲁佳慧　吴茜雅
封面设计：曾　斌
责任校对：黎海燕
责任技编：靳晓虹
出版发行：中山大学出版社
电　　话：编辑部 020-84111996，84113349，84111997，84110779
　　　　　发行部 020-84111998，84111981，84111160
地　　址：广州市新港西路 135 号
邮　　编：510275　　　　　传　真：020-84036565
网　　址：http://www.zsup.com.cn　E-mail：zdcbs@mail.sysu.edu.cn
印 刷 者：佛山市浩文彩色印刷有限公司
规　　格：787mm×1092mm　1/16　17.625 印张　415 千字
版次印次：2023 年 11 月第 1 版　2023 年 11 月第 1 次印刷
定　　价：88.00 元

本书编委会

主　编　何希俊　邓　倩　黄娜娜

副主编　李燕明　叶沐镕　阚丽娜　何靖霜　何　丽

编　委　（按姓氏拼音排序）

陈华香	陈家敏	陈亚军	何宝先	何　琪
何淑玲	何永江	贺燕美	黄丽贞	黄　耀
黄圆媛	江静华	赖扬峰	黎月琴	黎韵怡
李佳育	李文怡	梁洁玲	林晓琼	刘晓明
刘耀平	陆清红	麦金珠	潘倩仪	丘镇宏
宋　琪	孙　晴	汤双齐	汪思思	王洪利
王　芹	王伟英	王亚珍	温志安	吴丽梅
吴晓珊	萧庆权	熊玉瑶	徐长琼	徐　婧
许达名	杨　泓	袁嘉智	曾　颖	张　寅
周燕华	邹文娟			

序

中医治未病理论源自《黄帝内经》，其核心思想在于"未病先防、欲病救萌、已病防变、瘥后防复"。目前，大部分处于亚健康状态的人群尚未得到有效的疾病预防措施，特别是许多体检中心普遍存在体检完成后其后续医疗服务欠缺的问题，与治未病思想背道而驰。

广东省中山市中医院中医预防保健科经过近30年的发展历程，以中医治未病思想为理论指导，逐渐摸索出了一套具有岭南地区特色的中医预防保健服务模式——香山治未病模式。

香山治未病模式针对体质偏颇人群、亚健康人群、慢性病人群开展健康管理。香山治未病模式主要由三大部分构成：一是治未病健康评估，二是治未病健康宣传教育，三是治未病健康干预。香山治未病健康评估以健康体检为核心，通过体检收集健康信息，筛查健康危险因素，预测疾病发生的可能性。香山治未病健康干预受众广泛，几乎囊括了所有的体质偏颇人群、亚健康人群及慢性病人群，形成"健康体检—健康评估—健康管理—疾病前干预—慢性病管理"的富有中医特色的预防保健服务模式。

该书内容分为五章。第一章、第二章着重介绍香山治未病模式的特点及健康状态评估的创新，即在现代医学常规体检基础上，增加了中医特色的健康评估，如红外热成像、中医体质辨识、经络检测仪等，做到以衷中参西、中西医结合的方式评估人体健康状态；此外，还加入了情志健康方面的量表评估，重视身心健康的全面评价。第三章、第四章介绍香山治未病模式的主要干预措施及辨证思路，以及独具地域特色的香山膏及中医特色适宜技术。香山治未病模式以整体医学为着眼点，以体质医学为抓手，以中医传统疗法为基础，融合现代医学综合干预，有效改善亚健康及慢性病人群的体质状态。第五章是中山市中医院治未病中心多年来在临床实践中积累的典型临床病例的呈现，理论与临床实践相结合，以飨同道，为本书的特色之一。

全书既有理论性，又具有实践性和可操作性。期待本书的出版能为中医治未病的发展模式、临床实践及中医学科的发展提供帮助。

是以为序。

广州中医药大学教授
广东省中西医结合学会
治未病专业委员会主任委员
2022 年 12 月于广州

前　言

我自少喜爱读书，尤喜读经史典籍、名人传记和欣赏诗词书画，无论是家里的书柜还是医院诊室的书架上面，都整整齐齐地摆满了各类书籍和各家学术流派著作。之所以摆得整齐，不仅仅是为整洁，更多的是珍惜，同时也为了方便随用随找、随找随看。

我大学毕业后从事中医临床工作 30 多年，见证了祖国各行各业的飞速发展，同时也见证了祖国现代医学技术的进步与腾飞。从事医疗临床工作多年，虽然有医治好患者的那份欣喜和安慰，但几乎每日都超负荷的工作还是让身体吃不消。同样地，奋斗在第一线的医务工作者们不分昼夜、不论假日，为救死扶伤的神圣誓言而奔忙；对他们来说，每救活一个生命都是真真切切在消耗自己的生命。我们无法预知自己是否会生病、什么时候生病、病情如何，但我们可以选择预防疾病。

20 世纪 90 年代中期，苏联学者通过研究发现，除健康和疾病状态外，还存在一种介于健康与疾病之间的状态。世界卫生组织（WHO）提出了医学新概念——亚健康，指出这是"健康与疾病之间的临界状态"。WHO 的一项全球性调查显示，全世界处于健康状态的人占 10%，患有疾病的人占 20%，而 70% 的人处于健康与疾病之间的状态，即亚健康状态。

随着社会竞争压力的增加、亚健康人群的增多，人们对亚健康的关注度也越来越高。近十几年，我一直从事中医治未病工作，如何科学、通俗、有效地将健康保健知识普及给广大群众就成为我经常思考的问题。

广东省中山市位于珠江三角洲南端，毗邻港澳，原称香山，古称香山岛。南宋绍兴二十二年（1152）始置香山县，民国十四年（1925）4 月 15 日为纪念孙中山先生改名为中山县，1988 年 1 月升格为地级市行政区。晋隋时期，千万中原人口为避战乱，纷纷南迁进入香山，香山人气渐盛，由此获得了与中原文化结合的机会，尤其是中原地区不少中医药人才来到香山，推动了香山中医药业的不断发展。经过历代中医药人的不懈努力，香山地区逐步形成了具有岭南特色的食疗、药疗以及中药外敷等一系列中医保健与治疗的方法，为当地人民的健康做出了不可磨灭的贡献。

老一代名中医大多已故，他们的名字和医术如今仍为众多后来者津津乐道。中山市中医院治未病中心自成立以来，汲取历代名老中医的成功经验，开拓性地把中西医健康体检、健康知识科普、亚健康调养、慢性病管理有机结合起来，并在全市推广，形成中山市特有的中医预防保健服务模式——香山治未病模式。

由中山市中医院治未病中心编写的这本专著，详细地介绍了针对亚健康人群、体质偏颇人群、慢性病人群的评估及调养的具体措施和方法，同时也记录了许多典型案例，相信对广大临床医生，尤其是治未病工作者大有裨益。

由于时间仓促，编写不当之处难以避免，望读者与同仁批评斧正。

何希俊

2022 年 11 月于中山

目　　录

第一章

绪　论

第一节　概　论

一、何为治未病

未雨绸缪，凡事预防在先，是中国人谨遵的古训。"治未病"是古人早在《黄帝内经》（简称《内经》）中就提出来的防治疾病的策略，是中医学理论体系中独具影响的理论之一，是迄今为止我国医疗界所遵守的"预防为主"工作方针的学术思想源头。中医治未病理念源远流长，作为中医学的核心理念，渗透着中华民族先辈们对未病调治的高度智慧，是中华民族的瑰宝，为人类防控疾病、维护生命健康提供了有效的理论依据和方法技术及路径，并对未来人类医学模式有着深远和重要的影响。

《说文解字》载："治，水出东莱曲城阳丘山，南入海。从水、台声。"段玉裁注："……盖由借治为理。""治"的本义是水名，但后多泛指治理、管理。故从"治"字义来说，"治未病"即治理、管理未病。

对于"未"的释义，《小尔雅·广诂》云："未，无也。""没有""无"是大家对"未"字通常的理解。然而甲骨文的"未"的本意其实是树木枝叶渐茂，尚未开花结果，即正处在枝叶渐茂，"尚未"结成果实的过程之中。通过研究出土的战国文献中的否定副词"未"，有学者认为"未"通常可以译为"还不""还没""还没有"，不能直译为"没有""不"，其具有时间性，表示动态否定，是对过去以至现在表示否定，而对将来表示愿望或可能，强调动作行为的可变性，不是现代理解的"无""没有"，而是"有"，只是"尚未"最终成形结果。

对于"病"的释义，《说文解字》载："病，疾加也。从疒，丙声。""丙，位南方，万物成，炳然。"外受箭伤，加重而生内患，即甲骨文中"病"的本义。《史记·律书》："丙者，言阳道著明，故曰丙。"丙为物成、丙为因阳盛而显著，"丙"与"疒"结合构成的"病"字，是说外受箭伤，入内化热而加重，需要卧床休息。丙在天干五行之中属火，无论是体内自生的火，还是外感而生的火，均为"病"的主要原因。丙，由"内"和一横构成，指"邪"与"正"在体内相争，阳盛显著为丙。阳盛则阴衰，阳盛显著即为阴阳失衡显著。因此，"病"即人体"阴阳平衡"发生显著改变，呈现"阴阳失衡"的显著状态。

把"未"的过程本义和"病"的显著本义结合起来，就可以得出一个确切的"未病"本义，即未病是人体"阴阳平衡"处于"非显著改变"路径，尚未呈现"阴阳失衡"显著状态。病是未病发展的结果，未病是病前之病、未至之病。"病"与"未病"没有截然的分界点，两者都需要"治"，并且"治"的思路是相延续的。因些，"治未病"是对人体"病"之前出现的"阴阳平衡"非显著改变，依初始之势进行拨乱反正，将人体非显著的"阴阳失衡"，复归人体初始的"阴阳平衡"。"治未病"首见于《素问·四气调神大论》，其曰："圣人不治已病治未病，不治已乱治未乱，此之谓也。夫病已成而后药之，乱已成而后治之，譬犹渴而穿井，斗而铸锥，不亦晚乎？"从正反两方面强调了治未病的重要性。中医治未病的理论是人类在自然界生存、发展和与疾病做斗争的过程中形成的，几千年来，不断得到充实、丰富与发展，在指导疾病防治中起着非常重要的作用。现代治未病是指采取预防或治疗手段，防止疾病的发生、发展，是中医治则学说的基本，也是中医预防保健的重要理论基础。

根据中医历代医籍的论述，治未病的内涵大体包括以下4个方面。

（一）无病养生，重在预防（治其未生）

此指通过各种养生调摄活动，提高人体正气，避免邪气入侵，使身心处于最佳状态。养生即保养人的生命的意思，养生是人类为了自身良好的生存与发展，有意识地根据人体生长衰老不可逆的量、质变化规律，所进行的一切物质和精神的养护活动，以此达到保养生命、延年益寿的目的。养生的核心思想体现了中医学"不治已病治未病"的预防保健思想。如《素问·上古天真论》："上古之人，其知道者，法于阴阳，和于术数，饮食有节，起居有常，不妄作劳，故能形与神俱，而尽终其天年，度百岁乃去。"这是指导人们掌握自然规律，顺应天地阴阳法则，采用适当的养生方法，有节制、有规律地安排生活起居和饮食，做到形神合一，以得长寿。正所谓"恬淡虚无，真气从之，精神内守，病安从来"。

（二）欲病救萌，防微杜渐（治其未成）

此指在疾病尚处于萌芽状态（欲病状态）时，或在疾病发作之前的缓解期或休止期，积极干预调理，杜绝疾病的形成。如《素问·刺热论》："肝热病者，左颊先赤；心热病者，颜先赤；脾热病者，鼻先赤；肺热病者，右颊先赤；肾热病者，颐先赤。病虽未发，见赤色者刺之，名曰治未病。"这是指疾病未形成，但已有疾病发生的倾向或征兆，高明的医生善于在此时进行调理治疗，预防疾病，防患于未然。欲病救萌的关键是要重视和捕捉先兆征象以辨识欲病，于"脉动症变只几希"时，明察秋毫，从微知著。医学不单单是治病，更要防病。

（三）已病早治，防其传变（治其未变）

此指事先预知疾病可能累及的其他脏腑，及早对这些部位进行固护，防生它疾。如《金匮要略》："夫治未病者，见肝之病，知肝传脾，当先实脾。"即运用五行相克规律。肝属木，脾属土，肝木克脾土，故临床上治疗肝病常需要配合健脾和胃之法，使脾气旺盛而不受邪，以防止肝病传脾，阻止疾病的进展。张仲景讲求治病防变，把握疾病传变规律，及时阻止疾病蔓延、恶化和传变，并创"四季脾旺不受邪，即勿补之"，这成为治未病理念灵活运用的经典论述。在疾病初期，一般病位较浅，病情较轻，对正气的损害也不甚严重，故早期治疗可达到易治的目的。"先安未受邪之地"有助于防止疾病进一步传变、恶化。

（四）瘥后调摄，防其复发（瘥后防复）

此指在疾病向愈或康复后，正气尚未恢复，邪气尚未散尽，阴阳欲恢复平衡时对身体加以调养，提高身体素质，"以善其后"，防止疾病复发。《素问·刺热论》云："病热少愈，食肉则复，多食则遗，此其禁也。"一直以来，中医治病讲究"三分治，七分养"，病后的调理对身体的康复很重要，切不可麻痹大意。《伤寒论·辨阴阳易差后劳复病脉证并治》详细阐述了阴阳易、劳复、食复等，提示疾病愈后，房事、劳累、饮食等调摄、防复的重要性。"瘥后防复"以扶助正气，强身健体，防止疾病复发为指导思想。瘥后防复的原则就是防止疾病死灰复燃，杜绝病根。如余邪未尽而复发者，应以祛邪为主；或者根据正邪之强弱，二者兼顾之。瘥后要积极调理，适当干预。可针对体质偏颇进行调理，以期阴平阳秘，体质接近平和；还可应用各种现代检查手段评估，如果有轻度偏颇，可应用各种中医治未病的方法、技术和措施进行调治。

3

二、何为亚健康

（一）亚健康的概念

亚健康是相对健康而言的。1989年，世界卫生组织（World Health Organization，WHO）将健康定义为：健康不仅仅是身体没有疾病，而且还要心理健康、社会适应良好、道德健康。也就是说，健康是既无器质性改变，也无功能性改变，个体感觉不到有症状，也没有体征和理化检查方面的变化，如果有了其中任何一项改变，就是不健康。

最早提出与亚健康有关概念的学者为苏联学者布赫曼，布赫曼等人将其称为第三状态。健康称为第一状态，患病称为第二状态，而第三状态即介于疾病和健康之间的状态，也称为"灰色状态""次健康""病前状态"等，这些术语的内涵相近，但亚健康的概念尚不清晰。

王育学教授在20世纪90年代中期在国内首次提出"亚健康"这一名词，并提出定义：既不健康又没有疾病的状态，是介于健康与疾病之间的一种中间状态。在高水平的医疗机构经过系统检查未发现疾病，而患者确实感觉到躯体和心理上的种种不适，这种情况称为亚健康，也称为疾病前期状态。对于此定义，有多位学者提出质疑，认为人体只有健康和疾病两种状态，并不存在"中间状态"或"第三状态"，如果不健康，那就必然存在疾病。而"中间状态"的概念有违健康和疾病的定义，具有明显的逻辑性错误。故而有学者认为，亚健康状态并不是存在于健康与疾病之间的"中间状态""第三状态""病前状态"等，而是没有达到器质性改变的轻度功能性疾病状态。

目前，对亚健康的定义，不同学者有不同看法，但我们更倾向于认为亚健康状态是指机体没有达到器质性改变的轻度功能性疾病状态，即目前尚无器质性病变，也无理化检查指标异常，但长期处于低健康水平，人体感到有不适而导致生活质量下降。

（二）亚健康的分类

由于亚健康的症状多样且具有多变性，目前对亚健康的分类没有达成共识，主要有以下几种分类方法。

1. 从解剖学角度进行分类

从解剖学角度，亚健康可分为精神神经系统亚健康、心血管系统亚健康、消化系统亚健康、骨关节系统亚健康、泌尿生殖系统亚健康。

2. 按症状相关性进行分类

许多症状伴随出现，按亚健康症状相关性，可分为不同状态，如疲劳状态、健忘状态、焦虑状态、失眠状态、疼痛状态、抑郁状态等。

3. 按轻重程度进行分类

殷淑珍从轻重程度上将亚健康分为轻度亚健康和重度亚健康。轻度亚健康是人体处于轻度身心失调阶段的状态，主要以疲劳、失眠、纳差、情绪不稳定等为主要表现，有较好的自愈倾向；而重度亚健康，如果不干预则易向疾病发展。

4. 按症状表现进行分类

《亚健康中医临床指南》《亚健康学》中将亚健康状态划分为以下4大类。

（1）躯体亚健康。躯体亚健康分为躯体的慢性疲劳性亚健康、睡眠失调性亚健康、疼痛性亚健康及其他症状性亚健康。

（2）心理亚健康。焦虑性亚健康最常见，主要表现为担心、恐慌；其次是抑郁性亚健康、恐惧或嫉妒性亚健康、记忆力下降性亚健康。

（3）社会交往亚健康。社会交往亚健康分为青少年社会交往亚健康、成年人社会交往亚健康、老年人社会交往亚健康。社会交往亚健康主要表现为人际关系紧张，对人、对事态度冷淡，难以适应新环境或感觉工作压力过大等。

（4）道德（思想）的亚健康。这主要表现为世界观、人生观、价值观存在偏差，不利于自己和社会发展。

5. 按亚健康的不适表现进行分类

孙涛教授在亚健康状态判定的基础上，结合亚健康状态者的脏腑、气血、阴阳盛衰情况的病理阶段概括的证的因素及相对稳定的体质因素，对亚健康进行了"三位一体"分级分类判定，提炼出了6种型态亚健康。

（1）活动-休息型态亚健康。这是指个体在活动运动、睡眠休息、能量平衡、心肺-血管性反应方面的亚健康状态。其主要表现为虚弱、疲劳困乏、失眠多梦、精力不足、手足发凉等。

（2）营养-代谢型态亚健康。这是指个体在吞咽、消化、吸收、代谢、水化方面的亚健康状态。其表现为食欲不振、体重减轻、大便含有不消化食物等。

（3）排泄型态亚健康。这是指个体在排尿、排便、排汗、气体交换方面的亚健康状态。其表现为痞满、腹胀、腹泻、便秘、尿频等。

（4）感知型态亚健康。这是指个体在视觉、听觉、味觉、痛觉、平衡觉等各种感觉方面的亚健康状态。其表现为视力下降、眼干涩、耳鸣、眩晕等。

（5）性-生殖型态亚健康。这是指持续存在或反复发作6个月以上的性-生殖不适状态或适应能力显著减退而无明确疾病诊断的状态。其主要表现为经前乳胀、性欲减退等。

（6）认知-应对-关系型态亚健康。这是指个体对家庭、工作、社会、环境等的变化和事件等应激源存在认知与应对方面的问题，引发过度心理压力和情绪情感反应，导致身心功能失调。其主要表现为：在情绪心理方面，出现紧张、焦虑、烦躁等；在行为方面，遇事拖延或逃避等；在躯体方面，多有疲劳、睡眠障碍、疼痛等。在此分类的基础上通过三级干预、分证辨证、分体干预等综合干预措施达到改善亚健康状态的目的。

随着亚健康问题成为普遍的社会问题，其也成为21世纪预防保健和疾病预防研究领域的热点，但亚健康的分类众说纷纭，缺乏共识，使得干预亚健康的措施相对混乱，影响干预效果。因此，对亚健康状态进行合理、科学的分类，并提出相应的分类依据及评判标准，是临床识别及干预亚健康状态的前提和基础，有助于学科的诊治规范化与合理化。

5

三、治未病与亚健康

"未病"概念的产生确立了治未病思想在中医预防保健医学中的核心地位，以此思想为基础，形成了防治疾病的原则和方法。其原则为未病先防和已病防变。未病先防强调在疾病没有发生之前主动锻炼、增强体质、调摄精神，注意饮食起居，保持健康，防止疾病；当人体出现一些偏离健康的迹象，但还达不到疾病的标准时，要及时调理、治疗，防止其发展为疾病。"已病防变"指的是在疾病发生的初始阶段，应力求做到早期诊断、早期治疗，以防止疾病发展。总之，无论是中医的"治未病"理论，还是现代的"亚健康"的干预理念，既是积极主动的预防医学观，也是中医预防医学的精髓与核心。这些思想对于养生保健和疾病的防治具有重要的指导意义。

（一）从概念上来看，未病比亚健康状态涵盖内容更广

中医学的"未病"不等同于现代医学的"亚健康"，"未病"的内涵相比亚健康更丰富，延伸更广。中医的"未病"是一大概念，"未病"既囊括了"平人""欲病之病"者，这二者均属于尚无病者，也包括了已病者。值得注意的是无病与已病之间还存在着"欲病之病"者。

一般认为中医治未病具有两个方面的含义。第一层含义为未病先防，即针对"平人""未病之病"者。"平人"的概念首见于《素问·调经论》载："阴阳匀平，以充其形，九候若一，命曰平人。"平人，即平和之人，不仅表现为机体无任何疾病征兆，而且内脏气血阴阳平衡，心身功能调和，人体与自然社会环境和谐统一。现在所言之"平人"多是一种理想状态下的健康人，不仅仅体现在躯体无异常表现，其心理状态也是正常的。因此，未病中包括健康者。这一层治未病意义在于养生强体。而"未病之病"见于唐代孙思邈的《千金要方·论诊候》："善为医者，上医医未病之病，中医医

欲病之病，下医医已病之病，若不加心用意，于事混淆，即病者难以救矣。"此外，"未病之病"者已不是一般意义上的"平人"，而是潜在的、有可能生病的未病之人，虽无明显征兆，无任何器质性病变，各种理化指标无异常，但可出现一些症状，需要医生潜心研究才能发现。中医治未病的这一层含义与现代亚健康理论有着惊人的相似之处。

治未病的第二层含义为已病防变，即有病早治，预防已经产生的疾病传变，使疾病消失于萌芽状态；也包括疾病发展到某些阶段，阻止其进一步加重。显然，这个层面已经不属于亚健康状态范畴。

（二）治未病思想在亚健康防治中具有重要作用

1. 防治亚健康意义重大

我国是人口增长大国，加上工作压力增加、饮食和生活习惯的改变，以及缺乏运动等因素，我国亚健康状态人群比例明显上升。据统计，我国人口中15%属于健康，15%属于非健康，70%属于亚健康，亚健康人数超过9亿。若不干预防治，亚健康极易进一步发展形成多种疾病，如心脑血管疾病、肿瘤等。可见，亚健康的防治具有重要意义。然而，现代医学认为当理化检查未达到明确诊断为某病的标准时，不能称为疾病。亚健康状态不纳入有关疾病的基本临床或亚临床的诊断标准，故而缺乏针对性的诊疗方案。现代医学很难把握亚健康状态的诊治，往往患者就医时因无明确诊断而未得到治疗，进而生活质量明显下降，且有进一步向疾病发展的可能性。因此，进行亚健康人群的健康管理尤为重要。

2. 治未病思想在亚健康防治中的作用

治未病思想与现代亚健康理论有着惊人的相似之处，运用治未病思想干预亚健康状态有着重要的现实意义，且中医学治未病思想有明显优势。治未病理念在预防和控制疾病的发生与发展中应用效果显著，是在新形势下形成的中国特色疾病管理的新模式。

从中医角度上看，亚健康属于中医"未病"的第一层范畴，中医常以辨证论治、体质学说来研究亚健康，认为亚健康是一种以主观感觉为主的状态，具有明显的个体差异，其诊断及治疗均不可一概而论，需要结合患者的病因、症状与体质而采用辨证论治的方法进行调养。亚健康分为肝郁气滞、心脾两虚、肝肾阴虚、脾肾阳虚、脾虚湿困、痰湿中阻6种证型，多表现为易怒、情绪低落、焦虑、抑郁状态、倦怠、四肢乏力等。在体质方面，王琦教授认为体质分为气虚质、阳虚质、阴虚质、痰湿质、湿热质、特禀质、血瘀质、气郁质、平和质。对亚健康状态者按照体质分类的结果进行分析，将可能对亚健康状态者的中医方面判断形成量化与规范化的意见，并为合理干预提供更为准确的方向。目前，对于亚健康的干预，主要通过中医治未病思想进行综合调理。

（三）基于中医治未病思想开展亚健康人群健康管理

中医治未病是中国古典哲学与传统医学相交融的产物，主要是指顺应自然界季节、阴阳之气的变化来合理养生。通过两千多年众多医家的临床实践，治未病思想在预防疾病、维护身心健康和延缓衰老进程等方面不断完善并发挥着积极作用，已形成中医预防保健理论体系。

1. 治未病在亚健康人群中辨证方法上的创新

亚健康的检测不能脱离体检。常规的体检是排除疾病的基础，而对于亚健康人群，现代医学的理化指标往往显示无异常或轻度异常，但有症状表现，且很少是单一症状，常表现为一系列症状，给临床带来一定的困难。随着中医学科的发展，在传统望、闻、问、切四诊的基础上，中医体质辨识仪、红外热成像技术、经络探测仪等在健康体检中得以应用，结合常规体检项目、量表［如症状自评量表（Symptom Checklist 90，SCL-90，又名90项症状清单）、特质应对方式问卷（Trait Coping Style Questionnaire，TCSQ）、健康状况调查问卷（Short Form 36-Item Health Survey Questionnaire，SF-36）等］中西合参，进一步完善检测的功能与准确性，为亚健康人群的健康管理、中医辨证增添了中医治未病特色。

2. 治未病在亚健康人群中诊疗手段的多样化

在收集健康信息基础上进行评估，制订个体化养生调理方案，通过四诊、体质辨识等手段获得亚健康状态人群的体质状况，并结合天气、地域等因素合理进行膳食及生活起居各方面的指导。

通过对亚健康状态人群的表现的观察，从阴阳气血盛衰角度对人体的健康状态进行整体分析，再根据因人而异、辨证论治的原则，运用中药、膏方、针灸、穴位贴敷、火龙灸、脐灸等中医传统疗法进行全方位、个体化的养生调理，达到未病先防、扶正避邪、欲病早治、防微杜渐、已病防变、截断扭转、愈后防复、综合调摄的目的，使人体经络得以疏通，五脏六腑得以调理，气血得以调和，有效改善亚健康状态。

四、中医治未病学及其应用

中医治未病学是在中医学理论指导下，根据人体生命活动变化规律，研究中医治未病的理论知识、方法与技术及其实际应用，以阻断发病趋势，防止疾病发生、发展的一门学科。它是中医学学科体系最具特色的重要组成部分。

根据WHO对健康的定义可知，一个人只有同时具备躯体健康、心理健康、社会良好适应能力、道德健康和生殖健康才能称得上是健康。也就是说，健康不仅是没有疾病或虚弱的表现，而且道德上、心理上和社会适应方面也都需要处于完好状态。现代医学关于生命曲线的公式是健康—亚健康—疾病，中医学理论认为生命曲线的公式是未病—欲病—已病。虽然两者关于生命曲线的表达方式不同，但两者的中心思想却是相同的。已病就是已经发生了疾病，其积极防治是被大家所熟知的。如果民众对于什么是未病、什么是欲病也有清楚的认识，则身心健康更有保障。治未病和治已病都是与疾病做斗争，以调整机体的阴阳平衡、恢复或保持健康为目的。但治未病偏重于运用较为柔和的方法进行调治，把疾病解决在萌芽状态；治已病则运用较为强烈的方法进行治疗，针对的是已明确发生的疾病。中医学对于治已病已有较为成熟的理论体系，但治未病的理论体系仍有待进一步发掘、完善。孙思邈的《备急千金要方·诸论》载："上医医未病之病，中医医欲病之病，下医医已病之病。"把疾病分为"未病""欲病""已病"三种状态，能在"未病"状态下控制疾病发生、发展的医者是"上医"。这就要求医者不但要学会治疗疾病，更要学会指导人们防病，还要学会注意阻断病变发生的趋势，并在病变产生之前就想好可以采取的措施，只有这样才能掌握应对疾病的主动权，"消未起之患，治未病之疾，医之于无事之前"，达到"治病十全"的"上工之术"。故"治未病"乃是一高超的医疗行为，非高明之医者不能为也。元代朱丹溪在《格致余论》中言："与其求疗于有病之后，不若摄养于无疾之先；盖疾成而后药者，徒劳而已，是故已病而不治，所以为医家之怯；未病而先治，所以明摄生之理……此圣人不治已病治未病之意也。"20世纪末，国际上围绕医学目的进行了两年的大讨论，最终认为"医学不仅是关于疾病的科学，更是关于健康的科学""好的医生应是使人不生病的医生，而不仅是把病治好的医生"。虽然在过去相当长的时间内，人们只是关注对疾病的认识、诊断和治疗的进步，忽略了从人的健康出发去研究和判断疾病的预防及发生、发展趋势，但在21世纪，健康和疾病预防已成为医学研究领域的热点。随着大健康时代的到来，社会医疗模式已由以"疾病治疗"为主向以"疾病预防"为主过渡，未来医学也必将从"疾病医学"向"健康医学"转变。毋庸置疑，当今世界，人们对自身健康状态的关注已从"已病图治"转变为"养生保健，未病先防"，处于健康和疾病之间的亚健康成为健康医学的主题之一。在中医治未病理念指导下，中医药系统的养生保健理论体系和独特的传统疗法，对那些"感觉不舒服而又查不出病"的亚健康人群，无论是从卫生经济学角度，还是从医学科学发展的内在需要方面，都具有十分重要的现实意义。就我国各类健康状况人群的占比而言，亚健康人群约占70%，非健康人群约占15%，健康人群约占15%。因此，亚健康人群是中医治未病的主要服务对象。中医治未病针对的是亚健康人群、病前状态人群、部分慢病缓解期或康复阶段的人群等。当然，中医治未病的某些方法与技术、措施、手段也适合健康人群。

21世纪初，我国明确表示，国家卫生政策的重大调整之一是由治疗为主转为预防为主，即卫生政策的"战略前移"。中医治未病的理论和实践对于中华民族的繁衍昌盛和健康事业做出了不可磨灭的贡献。近年来，随着时代和社会的进步，中医治未病的价值日益凸显。中医治未病学作为一门独立学科，在新的形势下更具有重要的现实意义和社会意义。伴随时代的脉搏，治未病理念的研究和应用受到国家卫生行政部门和中医药界的关注，是近几年来中国中医药研究的重点和热点。我们相信，中医药养生和防病的理念、方法对世界人口的健康维护也有着积极的借鉴意义。

第二节　中医治未病学术思想的形成与发展

中医治未病学具有悠久的历史、丰富的经验和鲜明的特色，它是中国人民长期健康养生实践的经验总结和理论升华。几千年来，治未病思想经历了萌芽、形成、发展、成熟四个历史阶段，对人民群众的卫生保健活动有着重要的指导意义。治未病思想奠基于战国，发展于汉唐，成熟于明清。一般认为治未病思想的形成分为4个时期：①春秋战国时期及此前所产生的哲学思想是中医治未病思想的形成之源。②成书于西汉中晚期的

《黄帝内经》首次明确提出"治未病"的学术概念，标志着中医治未病思想的形成。③东汉至唐宋时期，中医理论与实践不断发展，涌现出许多名医，虽未有以弘扬治未病思想的专著出现，但在临床经验阐释方面，都践行着治未病思想，是治未病思想的发展时期。④明清时期，中医药学已经进入大整理、大总结的时期，中医药的发展必然带动中医治未病学的发展，中医治未病思想和方法渐趋成熟，并出现一些新理论、新方法。

一、治未病思想萌芽时期

远古时期人类生产、生活活动和春秋战国时期及以前所产生的哲学思想是中医治未病学理论的形成之源。早在殷商、西周至春秋战国时期，治未病思想已经开始萌芽，并出现了简易的治未病方法。

远古时期，人们已有治未病的意识，重视预防疾患的发生。人们通过食用某些食物发现，食物可以预防或治疗某种疾病，逐渐总结了食物养生治病的规律，故有"医食同源"之说。《礼含文嘉》中记载："燧人始钻木取火，炮生为熟，令人无腹疾。"且火可以驱寒暖身，从而衍生出简便有效的防病治病方法如灸法、熨法等。《路史》中有"伏羲尝百草制砭"的记载，说明当时已开始使用砭石进行治疗和预防疾病，这是针灸治未病的雏形。此外，古人通过模仿动物的形态锻炼身体，使身体保持强健，是治未病运动疗法的起源。

殷商时期甲骨文中出现"沐""浴""寇帚"等文字，说明当时人们已意识到卫生清洁对于预防疾病发生的重要性。

西周时期，周代的宫廷医生已有分工，专设"食臣"，负责王宫诸侯的饮食养生。《周礼·天宫》中有许多关于饮食卫生的内容。医政制度的形成促进了预防知识的传播，人们尤其重视饮食卫生和环境卫生对预防疾病的积极意义。

春秋战国时期百家争鸣，以老子、庄子为代表的道家思想和以孔孟为代表的儒家思想使治未病思想得到了极大的发展。例如，道家以"道"为核心，强调积极的养生方法。《老子》有"人法地，地法天，天法道，道法自然"的记载，强调人应顺乎自然，生活起居有常；极力主张"以恬淡为上"，又称"五色令人目盲，五音令人耳聋，五味令人口爽"，故应"见素抱朴，少私寡欲""虽有荣观，燕处超然"，此处已指出精神调摄这一治未病之重要方法。《周易》载："水在火上，既济。君子以思患而豫防之。"借用五行相生相克的关系，比喻心火与肾水的相互关系，心火下行以温养肾水，肾水上行以灭心火，君子预先想到可能发生的疾患，做出防范，心肾相交，阴阳和谐，身体健康。《史记·扁鹊仓公列传》载扁鹊对齐桓公望色诊病——"君有疾在腠理，不治将深"；《淮南子》曰："良医者，常治无病之病，故无病；圣人者，常治无患之患，故无患也。"《庄子》有云："丘所谓无病自灸也。"可见当时人们已经学会用灸法做日常保健。这些都为治未病思想的形成奠定了基础。

二、治未病思想形成时期

"不治已病治未病"这一学术思想是中医防治理论的精髓，其形成与发展源远流长。"治未病"概念的提出，首见于《黄帝内经》，自提出后，历代医家做了大量的研究和实践，积累了丰富的经验，使之不断充实和完善。

中医治未病思想最早见于秦汉时期成书的《素问·四气调神大论》："圣人不治已病治未病，不治已乱治未乱，此之谓也。"强调了治未病的重要性。此后《素问·阴阳应象大论》和《素问·刺热》又分别指出："故邪风之至，疾如风雨，故善治者治皮毛，其次治肌肤，其次治筋脉，其次治六腑，其次治五藏。治五藏者，半死半生也。""肝热病者，左颊先赤；心热病者，颜先赤；脾热病者，鼻先赤；肺热病者，右颊先赤；肾热病者，颐先赤，病虽未发，见赤色者刺之，名曰治未病。"此处所谓"未发"，实际上已有先兆存在，在疾病早期症状较少且较轻的阶段，苗头初露，就要及时采取措施、积极治疗。《黄帝内经》时代的医家已认识到，人体由健康向疾病的转化是一个渐进的过程，在此过程中，早期预防、早期发现、早期干预具有积极意义。因此，《灵枢·逆顺》谓："上工治未病，不治已病，此之谓也。"即强调在疾病发生之前或萌芽之初，把握时机，采取积极的干预措施，以防止疾病的发生，从而达到治未病的目的。

对于已发生的疾病，中医治未病思想强调"已病防变"。对此，《难经》从中医理论的整体观出发，阐述道："所谓治未病者，见肝之病，则知肝当传之与脾，故先实其脾气，无令得受肝之邪，故曰治未病焉。中工者见肝之病，不晓相传，但一心治肝，故曰治已病也。"《难经》运用五行乘侮的理论，并以肝为例，突出体现了中医治未病中"既病传变"的思想。

《黄帝内经》和《难经》提出的"未病先防、已病防变"思想，开启了中医预防思想的先河，为中医"治未病"学说的发展奠定了基础。

三、治未病思想发展时期

东汉至唐宋时期，中医理论与实践不断发展，涌现出许多名医，虽未有以弘扬治未病理论的专著出现，但在临床经验阐释方面，都践行着治未病思想。

东汉及魏晋时期涌现了大量杰出的医学家，特别是魏晋时期，已有养生专著的出现。东汉医圣张仲景在《黄帝内经》《难经》的基础上把治未病思想运用到实践当中。张仲景十分重视治未病的医学思想，在实践中从六经纲要及本证探析"有病早治"思想，在六经传变规律中探析"已病防变"思想。纵览《伤寒杂病论》，可见张仲景对治未病进行了多方面的论述，并蕴之于理法方药中，对后世产生了深远的影响。

魏晋时期的杰出医学家华佗创立了五禽戏。华佗认为："人体欲得劳动，但不当使极尔。动摇则谷气得消，血脉流通，病不得生，譬犹户枢不朽是也。"五禽戏是通过调身、调息、调心的综合锻炼，增强机体抵抗力，避免疾病的发生，达到防病的目的。南朝著名养生家陶弘景著有养生专著《养性延命录》，书中记载了十二种调气法，在饮食、日常作息、精神调养方面都有详细指导，是难得的古代养生专著。晋代著名医书《肘后备急方》和道教典籍《抱朴子》的作者葛洪认为："是以至人消未起之患，治未病之疾，医之于无事之前，不追之于既逝之后。民难养而易危也，气难清而易浊也。"对于养生，葛洪有自己的特色之道，提出"养生不以伤为本"，对于衣食住行，他强调："耳不极听，目不久视，坐不至久，卧不及疲，先寒而衣，先热而解，不欲极饥而食，食不过饱，不欲极渴而饮，饮不过多……"这些养生方法对于现代人也有积极的指导意义。

隋唐时期是中医学全面发展时期，临证医学得到了显著发展。隋代巢元方编著的《诸病源候论》是中医学第一部病因症候学专著，涵盖了内、外、妇、儿、产、皮肤、美容、养生、导引等，也是一部系统应用导引按摩防治疾病的专著。

唐代孙思邈的《千金要方·论诊候第四》载："古人善为医者，上医医未病之病，中医医欲病之病，下医医已病之病，若不加心用意，于事混淆，即病者难以救矣。"此为首次有论著明确将疾病分为未病、欲病、已病三个层次，并将"治未病"作为评判医生医术水平的标准，并在此书中专设"食治""养性"两卷。在《千金翼方》则有"养性""辟谷""退居""补益"四卷关于治未病养生的论述。

两宋时期官方对养生学十分重视，组织编写了大型的官修方书，医学著作大量问世，其中包括老年医学、中医养生等著作。宋代陈直的《养老奉亲书》被誉为最早的老年医学专著，此书涵盖了情志保健、饮食调养、四时养老、起居养护，并提出老年人医药调治应采取"扶持"之法。

元代医家朱丹溪在《丹溪心法·不治已病治未病》中指出："今以顺四时，调养神志，而为治未病者，是何意邪？盖保身长全者，所以为圣人之道。"意为：顺四时、调养神志，这样的治未病是保全身体、延长寿命的圣人之道。这体现了《黄帝内经》中天人合一，顺应四时养生，注重保健以防止疾病发生的理念。此外，其他金元时期的名医在治未病方面的主要观点有：刘完素认为气是生命活动中最根本的物质，张从正认为养生当用食补，李杲认为后天调养要靠脾胃不断运化水谷精微来补充和护养。

四、治未病思想成熟时期

明清时期中医治未病学理论和方法渐趋成熟，此时期的医家重视实践，更加意识到推广养生防病保健是医家为病患解除病厄的最佳方法，在此时期涌现了大量的养生专论和专著。张介宾的《类经·摄生类·不治已病治未病》载："祸始于微，危因于易，能预此者，谓之治未病，不能预此者，谓之治已病，知命者其谨于微而已矣。"他认为要在疾病有微小征兆的时候就防微杜渐，早发现、早干预有利于疾病的转归。袁班的《证治心传·证治总纲》载："欲求最上之道，莫妙于治其未病。"更直言医者的最高技术莫过于能治未病。叶天士在《温热论》提出"温邪上受，首先犯肺，逆传心包""卫之后方言气，营之后方言血"，防疾病传变的温病治法，也正体现了治未病思想。

民国时期，西方医学传入，我国逐渐形成卫生防疫制度和管理制度。由于当时政府对中医学采取了多方面的打击政策，中医学发展较为缓慢，但中西医不断互补，在理论、方法及技术方面有一定发展。20世纪末，医学界对健康与疾病的观念有了很大的转变：一是由治病的医学转向保健的医学；二是由关注人的疾病转向关注人的健康。中医治未病的理论与临床实践正与这两个转变契合，几十年来一直运用于临床，并不断优化诊疗技术。

随着我国的经济、科技不断发展，人民生活水平不断提高，2007 年，国家中医药管理局启动中医治未病健康工程，探索构建中医特色预防保健服务体系。2008 年，国家中医药管理局办公室印发《"治未病"健康工程实施方案（2008—2010 年）》。2009年，国家中医药管理局印发《关于积极发展中医预防保健服务的实施意见》。2012 年，国家中医药管理局将中医治未病学确定为"十二五"中医药重点学科并进行选点建设，这标志着中医治未病学成为一门独立学科。2014 年，国家中医药管理局发布《中医医院"治未病"科建设与管理指南（修订版）》，明确要求二级以上中医医院均成立治未病科，开展治未病服务。2015 年，国务院办公厅印发《中医药健康服务发展规划（2015—2020 年）》，提出"将中医药优势与健康管理结合，以慢性病管理为重点，以治未病理念为核心，探索融健康文化、健康管理、健康保险为一体的中医健康保障模式"。2016 年，国务院发布了《"健康中国 2030"规划纲要》《中医药发展战略规划纲要（2016—2030 年）》，明确提出："加快中医养生保健服务体系建设""实施中医治未病健康工程，加强中医医院治未病科室建设，为群众提供中医健康咨询评估、干预调理、随访管理等治未病服务""提升中医养生保健服务能力""加快中医治未病技术体系与产业体系建设""推广融入中医治未病理念的健康工作和生活方式"；要求以改革创新为动力，以预防为主，推行和倡导健康的生活方式，减少疾病的发生，并强调早期诊断、早期治疗、早期预防。这充分表明我国已将中医治未病的理论与实践提到了前所未有的高度，并预示着未来我国将需要大量具备中医治未病理论、方法与技术的高水平、高素质的治未病专业人才。中医治未病正是从治到养健康理念的重要组成部分，是中医创新的重要发力点。中医治未病契合国家中医药发展的全民健康的重大战略举措，符合老龄化社会医养结合的整体目标和需求，同时也是中国文化走向世界，推进健康产业国际化的需要。中医治未病学科化建设已具备良好的基础条件，尤其是在当代疾病医学逐渐向健康医学转变的趋势下，中医治未病中所蕴含的诸多健康理念、防病治病技术和所推行的生活行为方式更加适应人类健康新需求，具有十分广阔和潜在的使用及推广价值。有了国家各项政策规划的支持，中医药在医疗临床及人类健康保健中将发挥更大作用，中医治未病将与现代科技及多学科融合，逐步走向标准化、规范化、信息化。

第三节　治未病学术思想的意义

一、为人类健康长寿保驾护航

健康，是人类亘古不变的追求。围绕着健康，人类长期探索，逐渐发展出医学及众多学科分支，研究深度、广度如今都达到了空前的地步，从非健康状态到健康状态，以目前的医疗水平，在大多数情况下都可通过各种医学干预去实现。根据国家卫生健康委员会相关通报，我国居民人均预期寿命在 5 年间增加了 1 岁，从 2015 年的 76.3 岁提高到 2019 年的 77.3 岁。但是，健康和长寿之间并无必然的因果联系。早在 1997 年，WHO 就提出，长寿的同时是否健康，是比单纯长寿更值得研究的议题。有研究发现，我国居民健康寿命在余寿中的比例随年龄递减，延长的寿命中更多的是不健康寿命。与

2005—2008 年相比，我国 2014—2017 年的老年人寿命、健康寿命和不健康寿命均有增加，但健康寿命增长的速度未能匹配寿命增长速度；各地区老年人健康状况虽有差异，但均为残障期扩张模式。健康是一种状态，长寿是一种目的，"长寿且健康"才是人类追求的结果。在大力发展老龄健康服务项目的同时，要着力于研究如何更加有效地改善寿命延长后老年人群体的健康水平，努力实施高效的个体化健康干预方案，逐步实现健康老龄化。如果说医学能解决健康的问题，那么治未病则能帮助我们建立从健康到长寿的因果联系，实现从健康到长寿的因果转化。

目前，中医学界认为治未病思想的内涵大体包括 4 个方面：未病先防、欲病救萌、已病防变、瘥后防复。如果把人的健康状态分类归纳的话，可发现治未病思想的内涵已经将人的健康状态全场景囊括进去了，中医治未病学术思想为人类健康长寿提供了全方位、全场景的保障（图 1-1）。

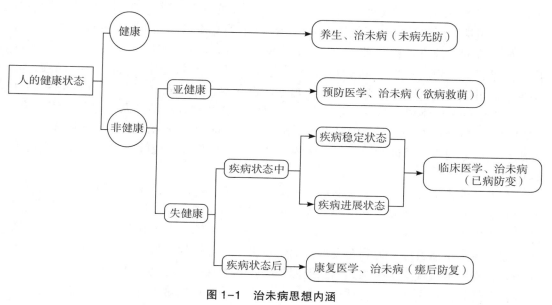

图 1-1　治未病思想内涵

二、现代医学模式转变和中医药的传承与创新

纵观人类医学模式发展，从原始社会开始，限于人类生产力水平、认知水平低下，人们将疾病看作是神灵的惩罚或恶魔作祟所致，故形成了祈祷神灵宽佑或驱鬼、避邪的以免除疾病的"神灵巫医模式"。随着生产力的发展和人们认识水平的提高，人体的物质基础和疾病的客观属性被重视，出现了中医"天人合一"等思想及西方"体液学说"等学说，我们称之为"自然哲学医学模式"。随着西方科技生产力的进一步发展，人们运用生物与医学联系的观点认识生命、健康与疾病，逐渐形成了"生物医学模式"；而我国中医则一边延续着"天人合一"等思想内涵，一边汲取着西方生物医学带来的成果经验。直到 1977 年，美国罗彻斯特大学医学院精神病学和内科教授恩格尔指出了生物医学模式的局限性，认为其不能解释和解决所有的医学问题，从此人类进入了"生理

—心理—社会医学模式"。医学模式的转变不仅代表着人类医学的进一步发展，更为医学的学科发展指明了方向。在新的医学模式下，如何与当代人类健康需求契合，更好地为人类健康长寿保驾护航是关键。

与现代医学相比，中医药的发展虽然在客观物质层面的认识上存在局限性，但却有着领先思想。中医治未病学术思想可以很好的体现这一点，它是在中医基础理论指导下，秉承中医学整体观念、辨证论治等思想，以未病、预防为侧重点而发展出来的学科，为人类的健康长寿服务。中医治未病遵循"正气存内，邪不可干"的指导原则，通过增强正气（免疫抵抗力）来抵御外邪（外界致病因素）的袭扰，无论是在健康状态或非健康状态（亚健康状态和疾病稳定、进展、康复状态）下，机体免疫力都是非常重要的。中医治未病又强调形神合一，关注七情内因致病因素在疾病的发生、发展中的负面影响。《素问·阴阳应象大论》载："喜怒不节，寒暑过度，生乃不固。"中医治未病还重视人类的社会学属性，如"三因制宜"，根据患者年龄、性别、体质、生活习惯、饮食习惯、居住环境、工作特点甚至经济水平等个体差异，而制定调理、治疗的措施。如《素问·疏五过论》载："圣人之治病也，必知天地阴阳，四时经纪，五藏六府，雌雄表里，刺灸砭石，毒药所主，从容人事，以明经道，贵贱贫富，各异品理，问年少长，勇怯之理，审于分部，知病本始，八正九候，诊必副矣。"因此，生理—心理—社会医学的新医学模式与延续千年的中医整体观念和辨证论治的基本思想不谋而合，与现代医学新模式无比契合的中医思想理论有着天然的思想理论优势。大力弘扬中医学术思想是符合现代医学模式的发展方向的，而中医治未病是实现健康中国发展远景的可靠选择。

在古老的中华大地上，中医学术思想历经千年传承与发展，在不同时期展现出不同时代的文明光辉，其间离不开历朝历代中医人的传承与创新，当代中医人也同样肩负着这样的历史使命。步入21世纪，我国社会经济高速发展，已基本消除贫困，人们实现了全面小康的生活目标。但社会发展也面临更多内外环境的挑战，如快速老龄化和慢性病患者存量及增量规模不断加大，长期照护问题和慢性病管理问题在积重难返之下可能危及社会的和谐稳定。在人与社会、人民与国家的关系愈加紧密的今天，健康长寿的诉求已经上升到国家层面。中共中央、国务院发布《"健康中国"2030规划纲要》及"十四五"规划中明确提出以坚持预防为主的方针，深入实施健康中国行动，完善国民健康促进政策，织牢国家公共卫生防护网，为人民提供全方位全周期健康服务。在以人民健康为中心的大健康理念时代背景下，中医治未病符合当代中国健康长寿的要求，必将发挥着不可替代的作用。

第四节　香山治未病模式的创新与发展

一、治未病——凝聚五千年医疗智慧的健康思想

治未病是中医学重要的疾病防治思想，主要包括未病先防、欲病救萌、已病防变、

瘥后防复四个方面，是中国古代整体观念和自然观念在医疗实践中的具体体现。五千年多年来，根植于中国传统文化、传统医学的治未病理论，在长期的医疗实践中，对挽救患者生命发挥了重要作用。

中国古代哲学思想中的阴阳五行学说是中医学理论的指导思想、理论框架和重要组成部分。道家哲学，对中医治未病理论的形成有着深远的影响。约成书于春秋时代的《老子》虽不是医学书，其中却蕴含了丰富的治未病思想。《老子》指出，"图难于其易，为大于其细"（第63章），"其安易持，其未兆易谋，其脆易泮，其微易散。为之于未有，治之于未乱"（第64章）。《老子》强调，"人法地，地法天，天法道，道法自然"（第25章），认为人应该顺乎自然，生活起居有常；主张"恬淡为上"（第31章），"五色令人目盲，五音令人耳聋，五味令人口爽"（第12章），要"见素抱朴，少私寡欲"（第19章），"虽有荣观，燕处超然"（第26章），指出精神调摄是养生防病之大法。

防患于未然，是中国传统文化中的重要思想之一。中国古代大量的哲学、文学、史学文献中都有类似思想的阐述。如《周易》曰："君子以思患而豫防之。"《诗经·豳风·鸱鸮》曰："迨天之未阴雨，彻彼桑土，绸缪牖户。"《后汉书·丁鸿传》曰："若敕政责躬，杜渐防萌，则凶妖销灭，害除福凑矣。"

《黄帝内经》论述了大量治未病的内容，提出："圣人不治已病治未病，不治已乱治未乱……夫病已成而后药之，乱已成而后治之，譬犹渴而穿井，斗而铸锥，不亦晚乎。"（《素问·四气调神大论》）"上工，刺其未生者也；其次，刺其未盛者也；其次，刺其已衰者也。……故曰：上工治未病，不治已病，此之谓也。"（《灵枢·逆顺》）这些论述初步奠定了治未病学说的理论基础。

对于"圣人不治已病治未病"，金元医家朱丹溪解道："盖保身长全者，所以为圣人之道，治病十全者，所以为上工之术。"也就是说，"治未病"是医德高尚、诊治技术高超的"医圣人"倡导的保身长全之道。

不仅如此，《黄帝内经》还将这一理论运用于诊治疾病的实践中。《素问·刺热》云："肝热病者左颊先赤……病虽未发，见赤色者刺之，名曰治未病。"又如"小金丹……服十粒，无疫干也"（《素问·刺法论》），更是开创了药物预防之先例。

此外，《黄帝内经》对自然环境，气候变化，人的体质、性格、生活习惯等，以及与疾病发生相关的各种因素都进行了详细论述，对治未病的具体实践具有指导作用。

《难经》则从已病防变角度阐述了治未病理论："所谓治未病者，见肝之病，知肝当传之与脾，故先实其脾气，无令得受肝之邪，故曰治未病焉。"（《难经·七十七难》）此着重指出早期治疗、防止疾病传变的重要性。这里提到的已病防变思想在之后的《金匮要略》中得到重申，影响深远。

《黄帝内经》《难经》中的治未病理论，充分体现了中医在保健养生和防治疾病方面防重于治的特色，也贯彻了中医学以人为本的基本理念。后代医家对这一理论进行了发挥，使其成为中医养生保健的主导思想和防治疾病的重要原则。

中医学治未病思想在《黄帝内经》的基础上不断发展和完善。中医学中的心主神明理论、形神合一理论、藏象五志理论、七情理论、三因理论、气质类型理论，以及保胃气、顾肾气、扶阳气、存真气等防治原则都蕴含着丰富的治未病思想，至今仍然对临床实践具有重要的指导意义。

早在春秋战国时期，医家在实践中就已经注意到已病防变、及早治疗的重要性。如《史记·扁鹊仓公列传》中记载，扁鹊对齐桓公望色诊病时指出，"君有疾在腠理，不治将深""君有疾在血脉，不治恐深""君有疾在肠胃间，不治将深"等。

《伤寒论》于六经病篇之后有"辨阴阳易差后劳复病脉证并治"，专篇论述伤寒新愈，若起居作劳，或饮食不节，就会发生劳复、食复之变，从而示人疾病初愈，应慎起居、节饮、勿作劳，瘥后调摄，防其复发，以收全功。

东汉名医华佗强调积极的运动健身之法，也是治未病的重要内容之一。《三国志·华佗传》载："人体欲得劳动，但不当使极尔。动摇则谷气得消，血脉流通，病不得生，譬户枢不朽是也。"华佗还根据古代导引术创立了一套简便易行的医疗保健体操——五禽戏，开创了运动健身之法，"一曰虎，二曰鹿，三曰熊，四曰猿，五曰鸟，亦以除疾，并利蹄足，以当导引"（《后汉书·方术传》）。他还提到"从天地阴阳""调神气""慎酒色""节起居""省思虑""荣滋味"等，都是养生保健的重要原则。

唐代孙思邈在《黄帝内经》的基础上进一步将疾病分为未病、欲病、已病三个层次，认为"上医医未病之病，中医医欲病之病，下医医已病之病""消未起之患，治未病之疾，医之于无事之前"。

清代的叶天士注重温病治疗的阶段性和层次性。对险恶危急之证，强调客邪早逐，先证用药，及早截断病势，"先安未受邪之地"，以防其变。根据患者体质的不同采取不同治法，以防疾病传变。这些都体现出对温病治疗的预防医学思想，对临床具有普遍的指导意义。

随着现代医学的发展，治未病思想与现代预防医学思想相一致，在养生保健及有效干预亚健康状态等现代医疗实践中发挥着极其重要的指导作用，尤其以中医药为代表的传统中医，在保障人民群众生命安全方面发挥了重要作用。

二、治未病——新时代健康中国战略的创新发展

预防为主的大健康体系能够有效减少疾病的发生，这是降低社会医疗成本、缓解医疗压力、解决医改难题的突破口。据 WHO 调查显示：达到同样健康标准所需要的预防投入与治疗费、抢救费比例为 1：8.5：100。也就是说，预防多投入 1 元，治疗可减支 8.5 元，并节约 100 元抢救费。大健康观念正从治已病的思路转向传统医学治未病理念，这一转变是医学发展趋势的必然。不生病、少生病与治好病并重，才能使全民健康得到有效保障。

早在 1950 年，毛泽东主席就提出了"预防为主"的医疗健康工作方针。改革开放以来，随着我国国民人均收入和文化素养不断提高，人们对疾病的认识也由被动接受治疗转向主动预防、追求健康上来。

党的十八大以来，以习近平同志为核心的党中央提出"要把人民健康放在优先发展的战略地位"，顺应民众愿望，对"健康中国"建设做出全面部署，从以治病为中心转

变为以人民健康为中心。

在 2016 年 8 月 19 日召开的全国卫生与健康大会上，习近平总书记发表重要讲话，指出，预防是最经济最有效的健康策略。古人云："上工治未病，不治已病。""良医者，常治无病之病，故无病。"要坚定不移地贯彻以预防为主的方针，坚持防治结合、联防联控、群防群控，努力为人民群众提供全生命周期的卫生与健康服务。

2017 年 10 月 18 日，习近平总书记在十九大报告中明确指出，要实施健康中国战略，强调要坚持预防为主，倡导健康文明的生活方式，预防控制重大疾病。

在习近平新时代中国特色社会主义思想指引下，中医治未病工作坚持守正创新，继承了中华人民共和国成立 70 多年来探索与实践的成果，其得到长足发展。在国家中医药管理局推动下，"治未病"理念不断传播，中医养生保健服务网络逐步健全，服务标准不断规范，服务能力大幅提升，群众中医药健康文化素养不断增强，对治未病服务需求日渐增多，产生了良好的社会效益和经济效益。

2007 年，国务院提出开展中医治未病工作要求。2009 年，国家中医药管理局启动中医治未病健康工程，印发了《关于积极发展中医预防保健服务的实施意见》等一系列文件。2015 年 4 月，国务院办公厅发布《中医药健康服务发展规划（2015—2020年）》，将大力发展中医养生保健服务列为七项重点任务之首。2016 年印发的《中医药发展战略规划纲要（2016—2030 年）》首次提出，要发挥中医药在治未病中的主导作用。《中医药法》中也明确规定，国家发展中医养生保健服务，支持社会力量举办规范的中医养生保健机构。

在中医养生保健服务网络建设方面，国家中医药管理局从医疗机构起步，先后确定了 173 个治未病预防保健服务试点单位，涵盖中医医院、中西医结合医院及社会独立中医养生保健机构等；确定了 65 个治未病预防保健服务试点地区，探索区域中医预防保健服务工作的机制和模式。自 2012 年起，在中医医院评审标准中明确要求二级以上中医医院均要成立治未病科，并提供相关服务。"十二五"期间，国家中医药管理局确定了 33 个治未病重点专科建设单位。

为了进一步促进中医养生保健文化传播，国家中医药管理局组建 230 多人的国家级中医药文化科普巡讲专家队伍和 2 000 多人的省级专家队伍，深入社区、农村、部队等，开展中医药文化科普巡讲等健康教育活动。国家中医药管理局制定并印发了《中医中药中国行——中医药健康文化推进行动实施方案（2016—2020 年）》，在全国范围内举办中医药健康文化大型主题活动，进一步扩大传播范围。

在多年系统推动、培养发展的基础上，中医养生保健工作成效不断显现。全社会对治未病的认知度、认同度和欢迎程度不断提高，人民群众的中医药健康文化素养也逐年提升，2017 年达到了 13.39%。全国 84.75%的县级以上公立中医类医院建立了治未病科室，引导中医医院逐步由重治疗向防治并重转变。

如今，越来越多的城乡居民享受到免费的中医养生保健服务。2017 年，全国 46.3%的 65 岁以上老年人接受了中医体质辨识及健康干预服务，58.1%的 0～36 月龄儿童接受了一年两次的中医调养服务。

不仅如此，随着群众对中医养生保健服务需求的扩大，各类中医养生保健服务机构治未病的服务量明显增多，服务方式和内容不断丰富，服务技术和流程逐步规范。社会创办的中医养生保健机构蓬勃发展，在拉动消费、吸纳就业、创新经济增长点、助推健康扶贫等方面发挥了积极作用，中医药对国民经济和社会发展的贡献度日益彰显。

三、从"香山治未病模式"到"香山品牌"的转型升级

在党中央、国务院的坚强领导及大力推动下，中共中山市委、中山市政府高度重视中医治未病工作的创新发展，结合中山市实际，从 20 世纪 90 年代开始，中山市逐步探索出"香山治未病模式"。随着中国特色社会主义进入新时代，着眼新时代、新矛盾的变化，中山市治未病工作锐意改革、不断进取，推动中山市逐步从"香山治未病模式"向"香山品牌"转化，不断提升治未病对于人民群众身心健康的服务效能。

（一）新世纪之交预防保健工作的初步探索

在国家政策东风下，1993 年，中山市中医院保健科正式成立，当时只有 1 名医师，在半间办公室开始了最初的预防医学探索。1996 年，开始开展传染病管理、健康教育及健康体检等工作，逐步探索，建立具备现代全科医学模式的中医特色健康管理中心。2005 年，成立中医特色健康管理中心，形成了以健康体检为主体，融汇健康管理、亚健康调适、心身疾病调养、慢性疾病防治等业务为一体的中山中医保健服务体系。2006年 10 月 18 日，广东省中医亚健康学术会议在中山市中医院召开，全省 100 多名专家、学者到中医预防保健科参观指导工作，他们对中医预防保健工作的开展思路和发展模式给予了高度评价。

（二）中山治未病工作的兴起与发展

2007 年 1 月，国家提出加强对中医治未病工作的研究。在中山市中医院领导班子的关心支持下，中医预防保健科加强人才梯队建设，引进多名中医技术过硬的人才，多次外派科室业务骨干前往各大医院学习。2008 年年初，中山市中医院中医预防保健科由于预防理念超前，基础工作扎实，被确定为广东省首批 17 家"中医治未病"健康工程试点单位之一。

以试点工作为契机，2008 年 8 月 19 日，中山市中医院领导班子决定将"健康管理中心"与"治未病中心"学科对接，正式挂牌成立"治未病中心"。其开设亚健康门诊、心身医学门诊、健康调养门诊、传统养生治疗门诊、妇女保健门诊 5 个门诊。治未病中心还设置中医养生保健中心和中山市中医药文化馆。前者为市民提供传统养生技术服务，将养生层面的治未病落实到日常生活；后者集中了中山市中医药文化馆、香山药用植物园、中医药文化广场 3 大项目，作为推广弘扬中医药文化的宣传平台，并取得了非常好的成效，助力医院荣获"世界卫生组织健康促进医院""国家中医药文化宣传教育基地""广东省科普基地"等称号。中山市中医院现已成为中山市对外交流的文化新名片，曾多次接待海内外重要嘉宾，并有国内外众多学术团体来院参观。

不同于其他专科门诊的是，治未病中心注重纯中医思维，对患者进行整体治疗，坚

持全科模式、身心并治、保健养生与临床治疗相结合，坚持传统技术与现代手段并用。同时，治未病中心把健康体检与中医治未病合理整合运营，在2010年获广东省中医药学会亚健康分会授予的"亚健康学术研究先进单位"称号。

从2005年成立健康管理中心，到党的十八大以前，治未病中心先后承担10多项国家和省市级科研课题，其中2项科研成果荣获中山市科技进步奖。2012年，中山市中医院成为国家中医重点专科协作组成员单位，是入围的唯一一家地级市中医院。

（三）党的十八大后"香山治未病模式"的形成

健康是促进人的全面发展的必然要求。党的十八大后，中山市中医院领导班子围绕中央关于"坚持为人民健康服务的方向，坚持预防为主""中西医并重"的工作部署，大力加强治未病科室领导班子建设，选优配强领导班子成员，选择能力突出、经验丰富的中共党员担任科室"一把手"，大力推动治未病管理和服务体制改革，统筹推动全市治未病工作体系建设，逐步积累形成"香山治未病模式"。

1. 坚持秉承中医思维

在中医整体观念的指导下，中医养生理论讲究顺应四时、道法自然、天人合一等原则，在与膳食、起居、运动、修养等因素有关的心身疾病诊治方面，"三分治，七分养"的生活方式起着关键作用。"香山治未病模式"秉承的是中医传统理念，注重从祖国传统医学、传统文化基因中汲取智慧和精华，将中医治未病思想与健康管理理念相结合，发挥中医药技术整体调节和个体化治疗的优势，为构建具有中医特色的疾病健康管理模式奠定思想基础。

2. 坚持优化服务环境

治未病中心服务群众的功能场所面积较前扩展1倍多，目前总服务面积约3 000平方米，具备"健康状态信息采集与辨识评估区""健康咨询与指导区""健康干预区""健康宣教区""健康管理区"共5个符合5A级治未病中心建设要求的功能分区。其中，体检中心主要面向团体及个人体检人群；治未病中心主要面向门诊病患人群，同时承接体检后需要健康干预人群。各区域定位明确、布局合理，为便捷工作流程提供场地支持。

3. 坚持创新工作与服务流程

在流程上，一方面，规范治未病中心工作流程，设立治未病门诊、心身医学门诊、传统治疗部3个组，并进行分组管理。治未病门诊针对亚健康人群及慢性疾病稳定期需要体质调养人群；心身医学门诊针对心理情绪障碍人群；传统治疗部主要开展各种中医适宜技术。另一方面，规范中医预防保健服务流程，对建档、信息采集、辨识、评估、干预、追踪回访、效果评价各个环节实行数字化管理，并及时进行数据的整理、统计、分析、总结。

4. 坚持改进筛查技术

注重在"预"上下功夫，不断提高"未萌之症"的筛查技术。探索生物—心理—社会三维干预，进行"中医辨证、中医体质辨识、危险因素辨别、心理健康评价、西医疾病（状态）检查诊断"等综合辨治。一是通过规范化的中医辨证和体质辨识，找出与疾病相关的危险因素，如年龄、性别、家族史、饮酒史、基础疾病史、心理性格特征、生活习惯等；二是通过问卷量表评估患者的心理健康状况，了解患者对疾病的认识水平和健康需求等；三是根据患者需求，通过经络检测仪、红外热成像检测系统、体质辨识仪等设备，提高中医辨证精准性；四是经过综合分析，形成具有中医特色的疾病诊断与辨识报告；五是为患者设计系统调养方案及疾病宣教方案，量身打造健康管理计划。患者知情同意后，将被纳入全程随访，实施个体化、精准化的管理。

5. 坚持打造信息平台

以中山市中医院中医体质辨识系统为抓手，整合患者中西医门诊就诊信息、体检信息等，建立居民健康档案，从而将体质偏颇人群、亚健康人群、病前状态人群分类分级管理，形成科学、系统、规范的社区治未病信息网络。中山市中医院、镇街医院、卫生服务站均开设有网上交流平台，实现中医健康档案的收集、指导、转诊、干预等工作的三级联动，中医预防保健服务功能进一步得到完善，形成具有中医特色的中山一体化网络服务体系。

6. 坚持抓好人才培育

针对基层治未病人才缺乏这一难题，治未病中心依托本院临床技能培训中心，成立治未病教育培训基地，对全市从事中医保健服务的医务人员进行治未病相关理论和技能培训，使其熟悉工作流程，熟练运用中医药特色技术方法开展中医治未病服务。每年至少举办2次大型治未病及中医适宜技术培训班，加强对基层医疗卫生机构的中医预防保健服务人员的业务培训和指导，促进互相交流与学习；同时，多次派出专家深入镇区医院进行现场指导、义诊等，送服务、送知识、送技术上门。

7. 坚持全市资源统筹

坚持系统思维，在将中山市中医院治未病中心打造成全市中医预防保健技术中心、研究中心和指导中心的基础上，积极推动全市治未病体系建设，努力将研究成果惠及粤港澳大湾区乃至全国的广大群众。2013年，中山市卫生计划生育局牵头，安排中医院专家到全市24个镇街调研、规划、指导，统一规范全市治未病中心门诊的建设。各镇街医院按照《中医预防保健服务提供平台建设基本规范》要求，结合实际，整合医疗卫生服务资源，建立起治未病服务平台。中山市卫计局组织本院专家，对检查验收合格的单位统一挂牌。全市各卫生服务站至少设立1个中医综合服务区，配备中医技术人才，开展8种以上的中医适宜技术等。经过3年多的系统性建设，中山市区域性中医预防保健模式初步成型，打造了以中山市中医院为龙头，以各镇街医院、社区卫生服务中心为支撑，以社区卫生服务站为兜底的三级中医药服务网络体系。

经过锐意改革、系统建设，2013年，中山市中医院治未病中心成为广东省重点专科建设单位。2016年8月12日，广东省卫生和计划生育委员会在中山召开全省中医治未病工作现场会，与会代表实地参观中山市中医院、陈星海医院和横栏社区卫生服务中心，考察、了解中山市治未病预防保健服务体系建设情况，学习交流中山市治未病工作"香山治未病模式"的思路、做法和经验。中山市中医院在大会上进行了主题发言，得到广东省卫生和计划生育委员会、全省医疗卫生同行的充分认可。

中山市"香山治未病模式"为中山预防医学的发展和人民群众的身心健康带来了

实实在在的好处。据统计，截至 2016 年 6 月，全市 24 个镇街医院全部运用中医体质辨识系统对广大群众进行中医预防保健指导。

全市中医治未病人才培养工作也得到了持续加强。每年由中山市中医院承办 2 次治未病学习班，每期培训人才 300 多人。中山市中医院推动建立中山市中医院"治未病"教育培训基地，每年接收基层医院进修、实习人员达 200 人次。2015 年年底，通过临床进修、现场带教、培训考核等形式，培养中医基层医务工作者 500 多名。部分镇街通过开展老中医药专家"师带徒"的方式，大力培养中医人才。

3 年的建设实践有力地提升了全市基层中医药服务能力，广大群众对治未病的认识和自我保健意识也不断提升。中山市治未病体系建设推动了健康养生、食疗保养、运动导引等传统保健方法的传播，助推了全市相关健康产业的发展。

（四）推动新时代"香山治未病品牌"实现新发展

如果说党的十八大以前的 10 年是中山市中医院预防保健工作的基础，那么党的十八大以后形成的中山市"香山治未病模式"则是在此基础上盖起的"高楼大厦"。着眼于新时代人民群众的需求，中山市治未病工作面临许多新机遇、新契机。在此基础上，治未病中心持之以恒坚持用习近平新时代中国特色社会主义思想武装头脑，坚持问题导向，强化守正创新，坚持自我革命，着力推动中山市从"香山治未病模式"向"香山品牌"转化，实现发展能级的新提升、新飞跃。

第一，社会主要矛盾的变化奠定了发展机遇。党的十九大提出，社会的主要矛盾转变为人民日益增长的美好生活需要和不平衡不充分的发展之间的矛盾。人民群众的需求在不断提升，不再仅仅满足于过去吃饱穿暖，解决温饱、达到小康，而且还需要政府公共部门有更多高品质的物质文化、高质量的精神文化供给，并不断缩小供给质量差距，在共同富裕的大框架中实现医疗资源供给平衡，满足群众的新要求、新期待。在此形势下，中山市"香山治未病模式"势必要进一步守正创新，不断提升服务品质，为从"香山治未病模式"向"香山品牌"迈进奠定了基础。

第二，"十四五"规划明确了新的发展目标。2022 年 3 月，国务院办公厅下发了《"十四五"中医药发展规划》，指出要进一步健全中医药服务体系，推动融预防保健、疾病治疗和康复于一体的中医药服务体系逐步健全，中医药基层服务能力持续提升，中医药文化产品和服务供给更为优质丰富，中医药博物馆事业加快发展，文化传播覆盖面进一步拓宽，公民中医药健康文化素养水平持续提高，中医药文化影响力进一步提升。同时，中山市中医院在"十四五"发展规划中，也将治未病中心及医院中医药文化发展等工作提升到了新的高度。政策层面不断出现的利好政策为中医治未病工作的开展指明了方向。

第三，治未病中心行业龙头地位不断巩固。截至 2021 年，中山市中医院治未病中心通过中医治未病工作，干预人数达 9 万人，目前，中山市中医院治未病中心稳定保持市级领头、省级先进的行业位阶。中山市中医院治未病中心是首批全国中医"治未病"试点单位之一，也是广东省"十三五"中医重点专科、南粤治未病联盟单位、岭南膏方联盟单位、广东省针灸学会脑病专业委员会主委单位、广东省中西医结合学会治未病专业委员会副主委单位、广东省全科医师规范化培训基地、中山市医学重点专科、中山市中医药学会治未病专业委员会主委单位、中山市中西医结合学会治未病专业委员会主委单位、中山市治未病联盟牵头单位、中山市中医治未病指导培训基地、中山市心理卫生协会副主委单位、中山市精神专科联盟单位、中山市心理学会副主委单位。尤其是中山市中医药学会治未病专委会与中山市中西医结合学会治未病专委会的成立,明确了中山市中医院治未病中心在中山市治未病领域的主要地位。

第四,治未病人才队伍逐步健全。中山市中医院治未病中心医护人员整体素质高、业务能力强,学术带头人具有较高学术水平,在全省或本地区相关专业学术组织担任重要职务。专科技术骨干业务水平高,服务病患态度好,10多年来为340多万名群众解除了病痛,业绩非常突出。截至2022年,中山市中医院治未病中心共有医务人员55名。在职称结构上,共有高级职称11人(正高4人、副高7人)、中级职称23人、初级职称21人;在年龄结构上,以中青年为主体,实现老、中、青合理搭配;在学历结构上,有硕士13人、学士34人。

第五,信息技术应用为"香山品牌"的塑造插上了翅膀。一方面,积极推动将"互联网+"融入中医治未病学科构建,持续提升运用信息检索技术、数据挖掘技术、信息分析技术、大数据技术等互联网技术的能力,解决信息匮乏、数据分析方法陈旧等学科壁垒问题;另一方面,不断完善中山市中医体质研究数据库,紧扣体质可分、体病相关、体质可调三个科学问题,开展相关临床研究,打造多种治未病体质数据库。同时,将体检中心数据库、心身健康评估系统及体质数据库进行整合,探索病前状态与体质特征、心理健康之间的关系,促进中医治未病健康工程转型升级,不断提升防病效能。

第六,成为全市治未病服务技术标准化制定者。着眼解决全市医疗保健行业服务能力和水平发展不平衡、不充分的问题,尤其是中医健康服务业中一些专业人员技能不过关、服务水平参差不齐、服务手段五花八门甚至损害老百姓的利益等问题。在广东省中医院支持下,积极开展治未病服务技术标准化制定工作,促使预防保健服务行业健康发展,规范市场有序运作。

第七,联动各方力量共同塑造治未病"香山品牌"。基于治未病"未病先防、欲病救萌、已病防变、瘥后防复"的核心理念,与院内各临床科室加强沟通,树立未病先防、欲病救萌观念,在治疗规范和流程上建立未病、已病诊疗共识,广泛开展专科合作,推进各专科协同、错位发展,建立以患者为中心、以"未病—已病"协同分工判断为基础的科室协同机制。同时,积极与镇街医院建立医联体,实现基层首诊、双向转诊、上下联动、防治结合的目标。同步建设融汇中医治未病干预技术、中医养生保健技术、中医心身疾病诊疗技术等为一体的推广培训基地,辐射带动基层镇街中医医疗水平不断提升。

未来,中山市中医院治未病中心将在习近平新时代中国特色社会主义思想的引领下,在院党委领导下,秉持全心全意为人民服务的宗旨,汲取祖国传统医学之精华,不断优化机制、强化人才培养、把控筛查质量、推动资源协同、加强考核监督及业务培训,不断提高中山治未病的业务水准,力争在粤港澳大湾区乃至全国达到行业领先地位。

第二章

香山治未病状态评估

第一节 体质状态评估

一、中医体质辨识

（一）中医体质概念及相关内容

1. 中医体质概念及特性

中医体质的概念：中医体质是一种客观存在的生命现象，是指人体生命过程中，在先天禀赋和后天获得的基础上所形成的形态结构、生理机能、心理状态及适应能力等方面综合的、相对稳定的固有特质。中医体质是人类在生长、发育过程中所形成的与自然、社会环境相适应的人体个性特征。这种特质决定着人体对某种致病因子的易感性及其病变类型的倾向性。体质的差异现象是先天因素与多种后天因素共同作用的结果，人类体质间的共性是相对的，而差异性则是绝对的。

中医体质的特性：中医体质具有4个特性，包括个体差异性、群体趋同性、动态可变性、相对稳定性。体质是先天、后天因素共同作用的结果，不同个体的体质具有差异性，同时，又具有群体趋同性；体质在个体发育和发展过程中，具有动态可变性，在个体不同的生命阶段，又具有相对稳定性。个体差异性与群体趋同性、动态可变性与相对稳定性均是辩证统一的。

2. 体质形成因素与影响因素

体质形成的先天因素包括禀赋和胎传。其中先天禀赋与家族、婚育、种子密切相关。先天禀赋是中医体质形成的基础，是决定人体体质强弱的重要前提条件。胎传是先天因素中影响中医体质的重要环节。

体质形成的后天因素主要包括饮食营养、生活起居、精神情志、环境因素、疾病及药物等方面，对体质的形成、发展和变化均具有重要作用。

先天禀赋源于父母之精，两精相合，形成胚胎，在母体的孕育下不断成长，从而形成人体。人体体质虽秉承于先天，但又受后天因素的影响和制约。先天因素决定着个体体质的相对稳定性和不同个体体质的差异性。人体体质虽具有相对稳定性，但在后天多种因素的影响下会发生改变，既可以表现为体质强弱的变化，也可以表现为体质类型的改变。因此，体质是人体个体在遗传的基础上，在生长发育过程中受多种因素共同作用而成的。

3. 中医体质学的基本原理

王琦教授经过对中医体质的长期深入研究，总结出中医体质学的 4 个基本原理，即禀赋遗传论、生命过程论、形神构成论、环境制约论，从而奠定了中医体质学研究的出发点和理论基础。

禀赋遗传论：禀赋遗传是决定中医体质形成和发展的主要内在因素。个体先天禀赋不同，因而体质有别。同时，体质差异是维持个体体质特征相对稳定的一个重要因素。

生命过程论：体质是一种客观存在的生命现象，贯穿个体生命全过程。体质随着个体发育和发展，在生命的不同阶段有不同的体质演变，从而反映出个体体质发展的时相性或阶段性。

形神构成论：体质是特定躯体素质与相关心理素质的综合体，躯体素质与心理素质是稳定性和变异性的统一。中医体质研究发现，不同中医体质可表现出相应的人格心理特征，中医体质类型与人格心理特征具有相关性。

环境制约论：环境对体质的形成和发展起着重要的制约作用。环境包括自然环境和社会环境。人在气候、地理环境、饮食习惯、生活方式、居住环境等因素的影响下，形成相对稳定的个体体质。同时，随着环境的变化，体质亦会发生改变，促使形成偏颇体质。

4. 中医体质学的三个关键科学问题

体质可分论：体质具有个体差异性、群体趋同性；同时，体质在个体发育和发展过程中，具有动态可变性；在个体不同的生命阶段，又具有相对稳定性。个体差异性与群体趋同性是辩证统一的，动态可变性与相对稳定性同样也是辩证统一的。体质差异性是体质可分的基础。

体病相关论：体质与疾病的发生、发展、转归及预后密切相关，反映在以下几个方面。一是体质状态反映正气强弱，决定疾病发生与否；二是体质特性不同，决定疾病发病倾向；三是体质差异性，导致个体对某些致病因子存在易感性，或对某些疾病存在易罹性，成为形成某些、某类疾病发生的背景或基础；四是体质状态是预测疾病发展、转归及预后的重要依据；五是不同地域人群具有一定的疾病谱，与人群的特定体质相关，体质不同，因而产生发病差异。

体质可调论：体质虽具有个体差异性与相对稳定性，但由先天因素决定的体质特征并非一成不变，在后天因素的作用下也会发生变化，因而决定了体质的可调性。一是通过干预亲代体质可调节子代先天禀赋；二是通过改善偏颇体质可预防某些疾病的发生；三是通过干预体质可调节心理适应能力。

（二）体质辨识的原则与内容

1. 体质辨识的概念和原则

体质辨识是指以人的体质为认知对象，从体质状态及不同体质分类的特性，把握人体健康与疾病的整体要素与个体差异，从而为制定防治原则、选择相应的治疗、预防和养生方法奠定基础。

体质辨识的原则包括 3 个方面，即整体性原则、形神结合原则、四诊合参原则。

2. 体质辨识的内容

体质辨识的内容包括4个方面，即辨形态结构、辨生理功能、辨心理状态、辨适应能力。体质类型辨识主要是依据不同体质在形态结构、生理功能、心理状态和适应能力4个方面的特征，经过综合分析，将其归为不同体质类型的思维与实践过程。

（三）九种基本中医体质类型的分类及诊断表述依据

王琦教授在既往体质分类研究的基础上，进一步完善了体质分类系统，将体质分为9种基本中医体质类型，分别为平和质、气虚质、阳虚质、阴虚质、痰湿质、湿热质、血瘀质、气郁质、特禀质，并对其分类依据、命名依据、体质特征的表述原则与方法、各体质类型的内涵及文献依据进行了阐述，旨在推动和深化中医体质学的研究，为系统学习中医体质提供依据和参考。

1. 平和质

1）内涵。

（1）定义。强健壮实的体质状态，表现为体态适中、面色红润、精力充沛状态。

（2）体质特征。

形体特征：体形匀称健壮。

常见表现：面色、肤色润泽，头发稠密、有光泽，目光有神，鼻色明润，嗅觉通利，口和，唇色红润，不易疲劳，精力充沛，耐受寒热，睡眠良好，胃纳佳，二便正常，舌色淡红，苔薄白，脉和有神。

心理特征：性格随和开朗。

发病倾向：平素患病较少。

对外界环境适应能力：对自然环境和社会环境适应能力较强。

（3）成因。先天禀赋良好，后天调养得当。

2）文献依据。

（1）古代文献依据。

A. 命名依据。《黄帝内经》中有"阴阳和平之人""平人"之称。

B. 特征表述依据。《素问·调经论》曰："夫阴与阳，皆有俞会。……阴阳匀平，以充其形，九候若一，命曰平人。"《灵枢·天年》曰："五脏坚固，血脉和调。肌肉解利，皮肤致密。营卫之行，不失其常。呼吸微徐，气以度行，六府化谷，津液布扬，各如其常，故能长久。"

C. 形成因素依据。《灵枢·通天》云："阴阳和平之人，其阴阳之气和，血脉调。"

（2）现代文献依据。平和质各体质特征出现频率3次以上者为：肥瘦匀称、健壮（5次）；精力充沛（3次）；面色红润（4次）；面色润泽（4次）；轻劲有力（4次）；耐受寒热（4次）；胃纳佳（5次）；大小便正常，舌质淡红、润泽、薄白苔，脉象从容和缓，节律一致（3次）。

2. 气虚质

1）内涵。

（1）定义。由于元气不足，以气息低弱，机体、脏腑功能状态低下为主要特征的一种体质状态。

（2）体质特征。

形体特征：肌肉松软不实。

常见表现：①主项。平素语音低怯，气短懒言，肢体容易疲乏，精神不振，易出汗，舌淡红，舌体胖大、边有齿痕，脉象虚缓。②副项。面色偏黄或白，目光少神，口淡，唇色少华，毛发不华，头晕，健忘，大便正常，或有便秘但不结硬，或大便不成形、便后仍觉未尽，小便正常或偏多。

心理特征：性格内向，情绪不稳定，胆小不喜欢冒险。

发病倾向：平素体质虚弱，卫表不固易患感冒；或病后抗病能力弱，易迁延不愈；易患内脏下垂、虚劳等病。

对外界环境适应能力：不耐受寒邪、风邪、暑邪。

（3）成因。先天本弱，后天失养或病后气亏。如家族成员多数较弱、孕育时父母体弱、早产、人工喂养不当、偏食、厌食，或因年老气衰等。

2）文献依据。

（1）古代文献依据。

A. 命名依据。古人多称"气弱""气衰""气虚之人"。《灵枢·寿夭刚柔》云："形有缓急，气有盛衰，骨有大小，肉有坚脆，皮有厚薄，……形充而脉小以弱者气衰。"

B. 特征表述依据。明代张景岳《景岳全书·杂证谟》云："何以肥人反多气虚？盖人之形体，骨为君也……且肉以血成，总皆阴类，故肥人多有气虚之证。"清代石寿棠《医原》曰："诊其人之病，须先辨其人之气质阴阳。金水之质，其人肥白，多属气虚。"

C. 发病倾向依据。《灵枢·论勇》称"薄皮弱肉"之瘦弱之人易于感触风邪。清代陈梦雷在《古今图书集成·医部全录》注云："薄皮弱肉，则脏真气之虚矣。"《灵枢·逆顺肥瘦》曰："……瘦人者，皮薄色少，肉廉廉然，薄唇轻言，其血清气滑，易脱于气，易损于血。"清代吴德汉《医理辑要》云："易风为病者，表气素虚""易劳伤者，中气必损。"

D. 形成因素依据。明代万全《幼科发挥》云："子于父母，一体而分，如受肺之气为皮毛，肺气不足，则皮脆薄怯寒，毛发不生；受心之气为血脉，心气不足，则血不华色、面无光彩；受脾之气为肉，脾气不足，则肌肉不生、手足如削；受肝之气为筋，肝气不足，则筋不束骨、机关不利；受肾之气为骨，肾气不足，则骨软。"此论述了禀赋对气虚体质的影响。

（2）现代文献依据。气虚质各体质特征出现频率 3 次以上者为：面色偏黄或㿠白（7次）；目光少神（3次）；气短懒言（5次）；眩晕（3次）；自汗出（4次）；肢体容易疲乏（7次）；内脏下垂（3次）；寒热耐受力差，尤不耐寒（3次）；不耐劳累（3次）；心悸失眠（3次）。

3. 阳虚质

1）内涵。

（1）定义。由于阳气不足，以虚寒现象为主要特征的体质状态。

（2）体质特征。

形体特征：多形体白胖，肌肉不壮。

常见表现：①主项。平素畏冷，手足不温，喜热饮食，精神不振，睡眠偏多，舌淡胖嫩、边有齿痕、苔润，脉象沉迟而弱。②副项。面色柔白，目胞晦暗，口唇色淡，毛发易落，易出汗，大便溏薄，小便清长。

心理特征：性格多沉静、内向。

发病倾向：发病多为寒证，或易从寒化，易病痰饮、肿胀、泄泻、阳痿。

对外界环境适应能力：不耐受寒邪、耐夏不耐冬；易感湿邪。

（3）成因。先天不足，或病后阳亏。如家族中均有虚寒表现，孕育时父母体弱或年长受孕，早产，或平素偏嗜寒凉损伤阳气，或久病阳亏，或年老阳衰等。

2）文献依据。

（1）古代文献依据。

A. 命名依据。清代叶天士的《临证指南医案》载："形躯丰溢，脉来微小，乃阳气不足体质。"清代章楠《医门棒喝》云："此阴盛阳虚之质。"《金子久专辑》则明确提出："体胖丰腴，肌肤柔白，阳虚禀质显然。"

B. 特征表述依据。《素问·逆调论》云："阳气少，阴气多，故身寒如从水中出。"《素问·调经论》云："阳虚则外寒……阴盛则内寒。"《景岳全书》载："禀有阴阳，则或以阴脏喜温暖，而宜姜、桂之辛热。"《医学心悟》载："阴脏者阳必虚，阳虚者多寒。"

C. 发病倾向依据。《温热论》云："如面色白者，须要顾其阳气，湿盛阳微也。"《临证指南医案》云："大凡六气伤人，因人而化……阳虚者湿盛，邪伤气分为多。"《医理辑要》载："易寒为病者，阳气素弱。"清代柯琴的《伤寒来苏集》载："若其人阳气素虚者，因熏灼而喘。"宋代庞安时的《伤寒总病论》云："凡人禀气各有盛衰，……假令有寒者，多变阳衰阴盛之疾，或变阴毒也。"清代章楠在《医门棒喝》中探讨暑病源流时指出："人身阳气旺，邪随火化而阳暑病；人身阳气虚，邪随湿化而阴暑病。"

D. 形成因素依据。虚寒体质形成有禀赋因素和饮食因素。明代张景岳在《景岳全书》中指出："禀赋素弱，多有阳衰阴盛者，此先天之阳气不足也""生冷内伤，以致脏腑多寒""素禀阳脏，每多恃强，好食生冷茶水，而变阳为阴"。

（2）现代文献依据。阳虚质各体质特征出现频率3次以上者为：形体白胖（4次）；毛发易落（3次）；面色㿠白（5次）；口唇色淡（3次）；手足发凉（5次）；不耐寒凉（4次）；喜热饮食（4次）；大便溏薄，小便清（4次）；舌淡胖嫩（4次）；苔白润（3

次）；脉象沉迟而弱（4次）。

4．阴虚质

1）内涵。

（1）定义。由于体内津液精血等阴液亏少，以阴虚内热为主要特征的体质状态。

（2）体质特征。

形体特征：体形瘦长。

常见表现：①主项。手足心热，平素易口燥、咽干、鼻微干，口渴喜冷饮，大便干燥，舌红、少津、少苔。②副项。面色潮红、有烘热感，目干涩、视物花，唇红微干，皮肤偏干、易生皱纹，眩晕耳鸣，睡眠差，小便短涩，脉象细弦或数。

心理特征：性情急躁，外向，好动，活泼。

发病倾向：平素易患有阴亏燥热的病变，或病后易表现为阴亏症状。

对外界环境适应能力：平素不耐热邪，耐冬不耐夏；不耐受燥邪。

（3）成因。先天不足，或久病失血，纵欲耗精，积劳伤阴。如家族成员体形多偏瘦，孕育时父母体弱或年长受孕，早产，或曾患出血性疾病等。

2）文献依据。

（1）古代文献依据。

A．命名依据。《医门棒喝》载："此阳旺阴虚之质也。每病多火，须用滋阴清火。"

B．特征表述依据。《素问·调经论》云："阴虚则内热。"元代朱丹溪《格致余论》云："瘦人火多。"《医学心悟》云："阳旺者阴必虚，阴虚者多火。"《临证指南医案》云："瘦人阴不足。"《医门棒喝》载："面苍阴虚之人，其形瘦者，内火易动。"《金子久专辑》载："形瘦尖长，皮色憔悴，阴虚木火无疑。"

C．发病倾向依据。《伤寒总病论》载："凡人禀气各有盛衰，……素有热者，多病阳盛阴虚之候，或病阳毒也。"《医理辑要》载："易热为病者，阴气素虚。"《临证指南医案》："大凡六气伤人，因人而化，阴虚火旺，归营分多。"《伤寒来苏集》云："若其人阳气素盛者，因熏灼而伤阴血。"

D．形成因素依据。《丹溪医论选》云："人之生也，体质各有所偏……偏于阴虚，脏腑燥热，易感温病。"

（2）现代文献依据。阴虚质各体质特征出现频率3次以上者为：体形瘦长（5次）；视物花（3次）；手足心热（4次）；失眠心烦，五心烦热（3次）；耳鸣、耳聋（3次）；喜冷饮而不解渴（3次）；大便干燥（5次）；质红少苔（5次）；脉象细弦或数（3次）。

5．痰湿质

1）内涵。

（1）定义。由于水液内停而痰湿凝聚，以黏滞重浊为主要特征的体质状态。

（2）体质特征。

形体特征：体形肥胖、腹部肥满松软。

常见表现：①主项。面部皮肤油脂较多，多汗且黏，胸闷，痰多。②副项。面色淡黄而暗，眼胞微浮，容易困倦，平素舌体胖大，舌苔白腻，口黏腻或甜，身重不爽，脉滑，喜食肥甘甜黏，大便正常或不实，小便不多或微浑。

心理特征：性格偏温和，稳重谦恭，和达，多善于忍耐。

发病倾向：易患消渴、中风、胸痹等病证。

对外界环境适应能力：对梅雨季节及湿环境适应能力差。

（3）成因。先天遗传，或后天过食肥甘。

2）文献依据。

（1）古代文献依据。

A. 命名依据。《黄帝内经》中有"肥人""肥贵人""脂人"之说，即指体内痰湿较盛之质。

B. 特征表述依据。《格致余论》称"肥人多痰""肥人湿多"。《丹溪治法心要》称"肥白人多痰湿"。《张聿青医案》称"第体丰者多湿多痰"。

C. 发病倾向依据。《素问·奇病论》载："肥者令人内热，甘者令人中满，其气上溢，传为消渴。"《素问·通评虚实论》云："消瘅仆击，偏枯痿厥，气满发逆，甘肥贵人，则膏粱之疾也。"

D. 形成因素依据。《素问·奇病论》云："此肥美之所发也，此人必数食甘美而多肥也。"

（2）现代文献依据。痰湿质各体质特征出现频率3次以上者为：体型肥胖（8次）；肢体不爽（3次）；身重（7次）；脘腹胀满（3次）；胸闷、胸脘痞闷（3次）；痰多（3次）；带多、带下淋漓而难愈（3次）；口黏腻或甜（5次）；口干不欲饮（4次）；恣肥甘（3次）；纳呆食少（4次）；大便正常或不实（4次）；小便微浑（3次）。

6. 湿热质

1）内涵。

（1）定义。以湿热内蕴为主要特征的体质状态。

（2）体质特征。

形体特征：形体偏胖或苍瘦。

常见表现：①主项。平素面垢油光，易生痤疮、粉刺，舌质偏红，苔黄腻，容易口苦、口干，身重困倦。②副项。体偏胖或苍瘦，心烦懈怠，眼睛红赤，大便燥结或黏滞，小便短赤，男易阴囊潮湿，女易带下增多，脉象多见滑数。

心理特征：性格多急躁易怒。

发病倾向：易患疮疖、黄疸、火热等病证。

对外界环境适应能力：对湿环境或偏高的气温，尤其夏末秋初，湿热交蒸气候较难适应。

（3）成因。先天禀赋，或久居湿地、善食肥甘，或长期饮酒，火热内蕴。

2）文献依据。

（1）古代文献依据。

A. 命名依据。清代周学海的《读医随笔》云："素禀湿热。"《伤寒论》云："酒客。"

B．特征表述依据。石寿棠的《医原》载："若其人苍赤而瘦，肌肉坚实，素有湿热，肝热伐木火之质，其体属阳。"

C．发病倾向依据。《素问·生气通天论》云："膏粱之变，足生大疔。"即常食膏粱厚味，以至湿热内蕴，从而易患疔疮之病。《素问·六元正纪大论》载："四之气，溽暑湿热相薄，……民病黄疸而为胕肿。"清代周学海的《读医随笔》载："夫病痉者，其人必平日湿重而气滞，或血燥而气涩也。"

D．形成因素依据。清代叶天士的《温热论》载："有酒客，里湿素盛，外邪入里，里湿为合。在阳旺之躯，胃湿恒多；在阴盛之体，脾湿亦不少，然其化热则一。""吾吴湿邪害人最广。"

（2）现代文献依据。湿热质各体质特征出现频率3次以上者为：体肥（3次）；不耐热（3次）；性格多急躁易怒（3次）；小便短赤（3次）；脉多见滑数（3次）。

7．血瘀质

1）内涵。

（1）定义。血瘀质是指体内有血液运行不畅的潜在倾向或瘀血内阻的病理基础，并表现出一系列外在征象的体质状态。

（2）体质特征。

形体特征：瘦人居多。

常见表现：①主项。平素面色晦暗，皮肤偏暗或色素沉着，容易出现瘀斑、易患疼痛，口唇暗淡或紫，舌质暗有点、见片状瘀斑，舌下静脉曲张，脉象细涩或结代。②副项。眼眶暗黑，鼻部暗滞，发易脱落，肌肤干，女性多见痛经、闭经，或经血中多凝血块，或经色紫黑有块、崩漏，或有出血倾向、吐血。

心理特征：性格急躁，心情易烦，健忘。

发病倾向：易患出血、癥瘕、中风、胸痹等病证。

对外界环境适应能力：不耐受风邪、寒邪。

（3）成因。先天禀赋，或后天损伤，忧郁气滞，久病入络。

2）文献依据。

（1）古代文献依据。

A．命名依据。《黄帝内经》中称"素有恶血在内"。《伤寒论》称"本有久瘀血"。《读医随笔》云："盖尊荣肥盛，是素本气虚血滞之质。"

B．特征表述依据。《灵枢·逆顺肥瘦》云："广肩腋项，肉薄厚皮而黑色，唇临临然，其血黑以浊，其气涩以迟。"《灵枢·通天》云："太阴之人，多阴而无阳，其阴血浊，其卫气涩。"皆指出该型之人有气血凝滞、瘀浊不畅的特点。《伤寒论》载："所以然者，本有久瘀血，故令喜忘。"《景岳全书》载："禀有阴阳，则或以阴脏喜温暖，……有血实不易涩，有血虚不易泄，……此因人人之不同也。"

C．发病倾向依据。刘河间的《素问玄机原病式》云："盖人之肥瘦，由血气虚实使然也……故血实气虚则肥……或言肥人多中风，由气虚非也。所谓腠理致密而多郁滞，气血难以通利，若阳热又甚而郁结，故卒中也。"《古今医鉴》云："心痹痛者……

素有顽疾瘀血。"言血瘀质为中风、胸痹的发病基础。血瘀质多病出血，常逢季节而发。唐容川《血证论》云："乃人身气血先有偏盛，故感天气之偏盛而病遂作焉。""凡物有根者，逢时必发，失血何根，瘀血即其根也。"

D. 形成因素依据。①跌扑损伤。《灵枢·贼风》云："若有所堕坠，恶血在内而不去。"《医述》引罗赤诚语："亦有跌扑闪挫，当时不觉，至于气衰之际，不时举发。"《先哲医话》亦曰："打扑伤横，瘀血不去，历年后卒然气短，……或妄语或健忘者是瘀血作风状。"《临证指南医案》云"其人素有瘀伤宿血"。《柳宝诒医案》云"平时有瘀血在络"。②七情内伤。孙一奎的《仁术便览》载："死血作痛，瘦人多怒者常患此。"③久病入络。《素问·痹论》曰："病久入深，营卫之行涩，经络时疏，故不通。"叶天士明确提出"久病入络"。《临证指南医案》谓："经年宿病，病必在络……因久延，体质气馁……气阻血瘀。"尚有论其经年累月之痹病、疟母、胃痛、胁痛皆为"久恙入络"。④年老致瘀。《灵枢·天年》曰："六十岁……气血懈惰。"徐灵胎谓"盖老年气血不甚流利"。明代龚廷贤《寿世保元》指出老年"食后便卧及终日稳坐，皆能凝结气血"。

（2）现代文献依据。血瘀质各体质特征出现频率 3 次以上者为：肤色偏暗，平素皮肤晦滞（5 次）；肢体可见青紫、瘀点、瘀斑，出血斑点，爪甲青紫或见红点、斑痕（3 次）；肌肤甲错（4 次）；口唇暗淡或紫、口唇色暗，口唇紫暗、青紫（8 次）；眼眶暗黑、紫黑（5 次）；有点状或片状瘀点（4 次）；舌暗、紫暗（6 次）；脉涩或细涩（5 次）；脉结代（4 次）。

8. 气郁质

1）内涵。

（1）定义。由于长期情志不畅、气机郁滞而形成的以性格内向不稳定、忧郁脆弱、敏感多疑为主要表现的体质状态。

（2）体质特征。

形体特征：形体瘦者为多。

常见表现：①主项：性格内向不稳定，忧郁脆弱，敏感多疑，对精神刺激适应能力较差，平素忧郁面貌，神情多烦闷不乐。②副项。胸胁胀满，或走窜疼痛，多伴善太息，或嗳气呃逆，或咽间有异物感，或乳房胀痛，睡眠较差，食欲减退，惊悸怔忡，健忘，痰多，大便多干，小便正常，舌淡红、苔薄白，脉象弦细。

心理特征：性格内向不稳定，忧郁脆弱，敏感多疑。

发病倾向：易患郁症、脏躁、百合病、不寐、梅核气、惊恐等病证。

对外界环境适应能力：对精神刺激适应能力较差，不喜欢阴雨天气。

（3）成因。先天遗传，或因精神刺激，暴受惊恐，所欲不遂，忧郁思虑等。

2）文献依据。

（1）古代文献依据。

A. 命名依据。《黄帝内经》称"易伤以忧"。

B. 特征表述依据。明代虞抟《医学正传》谓："或因怒气伤肝，或因惊气入胆，母能令子虚，因而心血为之不足，又或遇事繁冗，思想无穷，则心君亦为之不宁，故神明不安而怔忡惊悸之证作矣。"明代龚廷贤《寿世保元》云："此由思虑过度，伤于心则血耗散，神不守舍，……则卒然而忘也。"

C. 发病倾向依据。宋代陈无择的《三因极一病证方论》云："喜怒忧思悲恐惊忤郁不行，遂聚涎饮。"清代吴谦的《医宗金鉴》谓："七情过节，七气病生，郁结生痰。"其在论述百合病时指出"平素多思不断，情志不遂"。

D. 形成因素依据。体形与脏腑的大小、坚脆等禀赋不同，影响气郁体质形成。如《灵枢·本藏》云"色赤小理者心小""心小则安，邪弗能伤，易伤以忧""五脏皆小者，少病，苦燋心，大愁忧"。《灵枢·寿夭刚柔》云："忧恐忿怒伤气，气伤脏，乃病脏。"《素问·举痛论》曰："惊则心无所倚，神无所归，虑无所定。"气郁禀赋体质易因情志致病，明代张景岳的《景岳全书》云："此多以衣食之累，利害之牵，及悲忧惊恐而致郁者总皆受郁之类……神志不振，……凡此之辈。"清代张璐的《张氏医通》云："郁症多缘于志虑不伸，而气先受病。""思想无穷，所愿不得，皆能致病。"

（2）现代文献依据。气郁质各体质特征出现频率3次以上者为：走窜疼痛（3次）；呃逆（3次）。

9. 特禀质

1) 内涵。

（1）定义。表现为一种特异性体质，多指由于先天性和遗传因素造成的一种体质缺陷，包括先天性、遗传性的生理缺陷，先天性、遗传性疾病，过敏反应，原发性免疫缺陷等。其中，对过敏体质概念的表述是：在禀赋遗传的基础上形成的一种特异体质，在外界因子的作用下，生理机能和自我调适力低下，反应性增强，其敏感倾向表现为对不同过敏原的亲和性和反应性，呈现个体体质的差异性和家族聚集的倾向性。

（2）体质特征。

形体特征：无特殊，或有畸形，或有先天生理缺陷。

常见表现：遗传性疾病有垂直遗传，有先天性、家族性特征；胎传性疾病为母体影响胎儿个体生长发育及相关疾病特征。

心理特征：因禀质特异情况而不同。

发病倾向：过敏体质者易药物过敏、易患花粉症等；遗传疾病如血友病、先天愚型等；胎传疾病如"五迟"、"五软"、"解颅"、胎寒、胎热、胎赤、胎惊、胎肥、胎痫、胎弱等。

对外界环境适应能力：适应能力差，如过敏体质者对过敏季节适应能力差，易引发宿疾。

（3）成因。先天因素、遗传因素，或环境因素、药物因素等。

2) 文献依据。

（1）古代文献依据。

A. 命名依据。古代文献称"禀赋""禀性""资禀""质禀""胎禀"，即个人生长发育状况禀受于父母。《灵枢·天年》："人之始生……以母为基，以父为楯。"宋代刘昉《幼幼新书》引《圣济经》指出："禀赋也，体有刚柔，脉有强弱，气有多寡，血有盛衰，皆一定而不易也。"《景岳全书》云："以人之禀赋言，则先天强浓者，多寿，后天薄弱者多夭。"又云："凡小儿之病，本不易察，但其为病之源，多有所因，……虽父母之气俱有所禀，但母气之应在近，父气之应在远。或以一强一弱而偏得一人之气者，是皆不可不察。"父母体质遗传方面可影响下一代，如《寿养丛书·褚氏遗书》载："凡子形肖父母者，以其精血尝子，父母之身无所不历。"《幼科类萃》首篇还专论"小儿受胎禀赋浓薄不同"。《幼科发挥》云："肥瘦、长短、大小妍媸，皆肖父母。"并提出"胎疾"一词。

B. 特征表述依据。如过敏体质，《诸病源候论·漆疮候》云："漆有毒，人有禀性畏漆。但见漆便中其毒。""人无问男女大小，有禀不耐漆者，见漆及新漆器，便着漆毒。"

C. 发病倾向依据。《备急千金要方·房中补益》载："令女得病，有子必癫痴顽愚，喑哑聋聩，挛跛盲眇，多病短寿。"《医宗金鉴·幼科杂病心法要诀》载："小儿五迟之证，多因父母气血虚弱，先天有亏，致儿生下筋骨软弱，行步艰难，齿不速长，坐不能稳，要皆肾气不足之故。"

D. 形成因素依据。《素问·奇病论》云："人生而有病巅疾者，病名曰何？……岐伯曰：病名为胎病，此得之母腹中时，其母有所大惊，气上而不下，精气并居，故令子发为癫疾也。"《诸病源候论·小儿杂病诸候》载："小儿在胎时，其母将养取冷过度，冷气入胞，伤儿肠胃，故儿生之后，冷气犹在肠胃之间。其状，儿肠胃冷，不能消乳哺，或腹胀，或时谷痢，令儿颜色素、时啼者，是胎寒故也。"《幼科发挥》谓："有因父母禀受所生者，胎弱胎毒是也。胎弱者，禀受于气之不足。"

（2）现代文献依据。现代中医体质研究文献中无特征表述。

二、辨体—辨病—辨证诊疗模式的应用

（一）体质与疾病诊疗相关论述

体质现象是人类生命活动的一种重要表现形式，与健康和疾病密切相关，贯穿生命活动的全过程。体质与预防、发病、诊断、治疗、病证转归、预后密切相关，因而阐明体质与疾病发生发展过程的关系，对疾病的发病、治疗、预后、预防保健具有重要意义。

1. 体质与发病的关系

（1）体质与正气。中医学认为，疾病的发生、发展是人体正气和邪气斗争的结果。正气充足与人体精气血津液物质的充沛及脏腑生理功能的正常密切相关。体质实质上是因脏腑、经络，精、气、血、津液的盛衰偏颇而形成的个体特征。体质和正气均是精、气、血、津液盛衰和脏腑、经络结构与功能的反映，体质与正气密切相关，体质状态反映正气强弱，决定疾病发生与否。体质强者，机体抗邪能力正常，不易发病，正所谓"正气存内，邪不可干"；体质弱者，机体抗邪能力失常，容易发病，正所谓"邪之所

凑，其气必虚"。

（2）体质与病因。人体发病是内外各种致病因素的作用下发生的，一般常分为内因和外因。在中医发病学中，外因主要是机体内外的各种致病因子的综合；内因主要是机体本身的因素，即机体体质所决定的抗邪能力及遗传特性。中医体质学认为，内因和外因的关系是辩证统一的，内因是事物变化发展的根据，外因是事物变化的条件，外因通过内因起作用。机体发病时，内因对疾病的产生、发展起着主导作用，影响疾病的性质、转归、预后等；外因是疾病产生的主要致病因素，起着诱发、激化、加重等作用。

（3）体质与发病与否。疾病发生与否，是正气和邪气斗争的结果。正气能胜外邪，则不发病；正气不能抗邪，则发病。因而机体发病与否，主要取决于正气的盛衰，而正气的强弱与个体体质密切相关。《灵枢·百病始生》曰："风雨寒热，不得虚，邪不能独伤人。卒然逢疾风暴雨而不得病者，盖无虚，故邪不能独伤人。此必因虚邪之风，与其身形，两虚相得，乃客其形。"体质强弱是正气盛衰的反映，正气存内，邪不可干。

在外感病中，体质强盛，正气充足，抗邪能力强，邪气难以侵犯人体。即使人体感受病邪，脏腑功能正常，精、气、血、津液充盛，则可抗邪外出，因而不发病。

在内伤疾病中，体质强弱也具有重要意义。《素问·经脉别论》曰："度水跌仆，喘出于肾与骨，当是之时，勇者气行则已，怯者则着而为病。"《医宗金鉴·杂病心法要诀》曰："凡此九气（怒、喜、悲、恐、寒、炅、惊、劳、思）丛生之病，壮者得之气行而愈；弱者得之气著为病也。"说明内伤疾病的发病与否，与人体体质密切相关。

（4）体质与发病倾向。不同体质对致病因子的易感性不同，则发病的倾向不同。体质差异性导致人体对某些致病因子存在易感性，或对某些疾病存在易罹性，成为某些、某类疾病发生的背景或基础。如《灵枢·五变》曰："肉不坚，腠理疏，则善病风……五脏皆柔弱者，善病消瘅……粗理而肉不坚者，善病痹。"《医理辑要·锦囊觉后篇》则有："要知：易风为病者，表气素虚；易寒为病者，阳气素虚；易热为病者，阴气素衰；易伤食者，脾胃必亏；易劳伤者，中气必损。"

2. 体质与病机从化的关系

病机从化是指病机随体质而变化，体质制约和影响证候的形成与改变。由于体质不同，人体发病后呈现不同的证候特征。《素问·风论》曰："风之伤人也，或为寒热，或为热中，或为寒中，或为疠风，或为偏枯，或为风也，其病各异。"论述风邪侵袭人体，因体质不同而发病各异。《医门棒喝·六气阴阳论》曰："邪之阴阳，随人身之阴阳而变也。"阐明人体体质之阴阳不同，感受不同邪气，发病各不同。《医宗金鉴·订正伤寒论注》曰："六气之邪，感人虽同，人受之而生病各异者，何也？盖以人之形有厚薄，气有盛衰，脏有寒热，所受之邪，每从其人之脏气而化，故生病各异也。是以或从虚化，或从实化，或从寒化，或从热化，譬诸水火，水盛则火灭，火盛则水耗。物盛从化，理固然也。"在邪正斗争过程中，体质差异致使病机对机体起从化作用，素体阳盛者，邪气多从火化，疾病多向阳热实证发展；素体阴盛者，邪气多寒化，疾病多向实寒或虚寒发展。

3. 体质与疾病转归的关系

在发病学上，中医认为机体正气是发病的内在基础，起决定性作用；邪气是外在条件，是影响发病的重要因素，两者相互作用，相互斗争，共同决定发病与否。体质既反映了正气在不同个体中的群体性特征，又体现了正气在个体层面的差异性。疾病的发生发展，症候演变与否，虽与感受的邪气相关，但人体正气最为重要，起决定性作用；而体质与人体正气密切相关，故体质因素是疾病预后的重要依据，对判断疾病预后善恶起重要作用。《灵枢·论痛》记载："人之病，或同时而伤，或易已，或难已，其故何如？同时而伤，其身多热者易已，多寒者难已。"《素问·评热病论》曰："劳风为病何如？……治之奈何？岐伯曰：以救俯仰。巨阳引精者三日，中年者五日，不精者七日……"阐明肾精足的青年人，太阳之气能引肾精外布，则水能济火，经适当治疗，可三日而愈；中年人精气稍衰，须五日方可愈合；老年人精气已衰，水不济火，须七日始愈。疾病预后虽与感邪轻重、治疗得当与否相关，但体质因素起决定性作用。体质强盛，正气充足，抗邪能力强，邪气难以侵犯人体；即使人体感受病邪，脏腑功能正常，精气血津液充盛，则可抗邪外出，不易传变，预后良好。体质虚弱，易感邪气，且易传变恶化，发展为危重症，不易康复，缠绵难愈，预后较差。

（二）辨体—辨病—辨证诊疗模式内涵

1. 辨体论治的概念

"体"即体质。辨体论治是指以人的体质为认知对象，从体质状态和不同体质分类的特性，把握人体健康或疾病的整体要素和个体差异，制定防治原则，选择相应的治疗、预防、养生方法，从而进行"因人制宜"的干预措施。辨体，包括辨体质状态和辨体质类型，这两个方面内容概括了构成体质的基本要素，也深刻把握个体生命的本质特征，能对体质特点做出准确判断。

2. 辨体论治的意义

诊断学上：辨体质是把握人的整体状态，为诊断学的首要大法。《素问·经脉别论》载："诊病之道，观人勇怯、骨肉、皮肤，能知其情，以为诊法。"《素问·疏五过论》曰："圣人之治病也，必知天地阴阳，四时经纪，五脏六腑，雌雄表里，刺灸砭石，毒药所主，从容人事，以明经道，贵贱贫富，各异品理，问年少长，勇怯之理。审于分部，知病本始。"其阐明辨别体质是诊病的重要内容。体质类型不同导致机体对某些致病因子存在易感性，或对某些疾病存在易罹性，决定发病倾向，有助于疾病的诊断。

病因学上：重视禀赋体质可拓展中医病因学的内涵，深化对疾病防治的认识。个体的遗传背景不同，禀赋强弱不同，因而体质不同，发病各异。

病机学上：体质因素参与并影响不同症候与病机的形成；体质特性影响着病程与转归。

治疗学上：包括五个方面内容。一是治病求本，体质为本；二是体现个体化诊疗思想；三是突出体质与相关疾病的治疗思想；四是揭示同病异治，异病同治的基础；五是通过体质类型预测疾病发展趋势，尽早干预以杜其变。

3. 体质与治则

治则是治疗疾病时所必须遵循的法则，又称"治之大则"。治则是在整体观念和辨证论治理论指导下，根据四诊（望、闻、问、切）所获得的客观资料，在对疾病进行全面的分析、综合与判断的基础上，而制定出来的对临床立法、处方、遣药具有普遍意义的治疗规律。

体质是指人体生命过程中，在先天禀赋和后天获得的基础上所形成的形态结构、生理功能和心理状态方面综合的、相对稳定的固有特质，是人类在生长、发育过程中所形成的与自然、社会环境相适应的人体特征，表现为结构、功能、代谢及对外界刺激反应等方面的个体差异性、群体趋同性、相对稳定性和动态可变性等特点。体质与发病、诊断、治疗、病证转归及预防密切相关。

（1）治病求本，本于体质。治病求本，首见于《素问·阴阳应象大论》载："阴阳者，天地之道也，万物之纲纪，变化之父母，生杀之本始，神明之府也，治病必求于本。"告诫医者在错综复杂的临床表现中，要探求疾病的根本原因，针对疾病根本原因确定正确的治疗方法，抓住疾病的本质进行治疗。体质在治疗学上的意义突出体现在"治病求本"的治疗原则上。《医门法律·申明〈内经〉法律》曰："故凡治病者，在必求于本，或本于阴，或本于阳，知病所由生，而直取之，乃为善治。"《素问·阴阳应象大论》又云："善诊者，察色按脉，先别阴阳。"疾病的发生发展的根本原因是阴阳失调，而体质与疾病发生、诊断、治疗、病证转归及预防密切相关，治病求本，本指阴阳，本于体质，治本即"治体"。辨体论治是"治病求本"的具体体现和运用。

（2）因人施治，权衡制宜。临床治疗疾病，必须结合患者体质，权衡而治，做到因人制宜。个体受禀赋遗传、自然环境、社会环境等影响，体质存在差异性；生命个体在不同生理阶段，体质也会呈现不同的体质特性。因而医者应根据个体先天禀赋、年龄、生活习惯、地理环境等因素，针对不同体质进行治疗，即因人制宜，实指"因体质制宜"。《灵枢·逆顺肥瘦》曰："年质壮大，血气充盈，肤革坚固，因加以邪，刺此者，深而留之，此肥人也；瘦人者，皮薄色少，肉廉廉然，薄唇轻言，其血清气滑，易脱于气，易损于血，刺此者，浅而疾之。"其明确指出人之胖瘦不同，治疗手法各异，必须结合患者体质而治，因人制宜。

（3）同病异治，异病同治。①同病异治，即是个体因先天禀赋及后天因素影响，体质不同，当患同一种疾病时，可以表现不同的证，因而要采取不同的治疗方法，做到因人施治。《素问·五常政大论》曰："西北之气，散而寒之，东南之气，收而温之，所谓同病异治也。"明确指出人所处之气候不同，体质存在差异，治相同的疾病应采取不同治疗方法。《灵枢·寿夭柔刚》曰："皇帝曰：刺寒痹内热奈何？伯高答曰：刺布衣者，以火焠之；刺大人者，以药熨之。"针对同患寒痹者，由于体质不同，故治疗上有不同，有用火熨、艾灸，也有用针剂、药熨。②异病同治，当相同体质的个体患不同的疾病时，因为体质相同，可能出现相同的证，应采取相同的治法。临床上，代谢综合征患者很多，表现为血脂异常、糖尿病、高尿酸血症、冠心病、高血压、脑血管意外等，经过研究发现，这类人群体质与痰湿质密切相关，有发病的共同基础。这些人群出现不同的疾病，因为体质相同，故表现为相同的证，在治疗这类疾病时，均可通过健脾祛湿、化痰泄浊达到治疗目的，故谓之"异病同治"。

4．辨体—辨病—辨证的内涵

辨体—辨病—辨证诊疗模式是指以体质、疾病、证候之间的内在联系为前提，将辨体、辨病、辨证三者相结合，进行综合运用的一种临床诊疗模式。辨体—辨病—辨证诊疗模式是基于体质理论构建、临床实践和科学实验的总结和升华。以辨体论治为基础和根本，以"体病相关"和"体质可调"理论为依据，拓展临床思维和空间，适应多元复杂的临床要求。辨体—辨病—辨证诊疗模式的核心是辨体论治。

1）辨体与辨证。辨体是指以人的体质为认知对象，从体质状态和不同体质分类的特性，把握人体健康或疾病的整体要素和个体差异，制定防治原则，选择相应的治疗、预防、养生方法，从而进行"因人制宜"的干预措施。辨证，证即证候，是疾病过程中某一阶段或某一类型的病理概括，一般由一组相对固定的、有内在联系的、能揭示疾病某一阶段或某一类型病变本质的症状和体征构成。证候是病机的外在反映，病机是证候的内在本质。辨证是在认识疾病过程中确立证候的思维和实践过程，即将四诊所收集的有关疾病的所有资料，包括症状和体征，运用中医学理论进行分析、综合，辨清疾病的原因、性质、部位及发展趋向，然后概括、判断为某种性质的证候的过程。辨体与辨证密切相关又相互区别。体质是个体相对稳定的生理特性，是正气在个体的特殊存在形式。证候是个体患病后正邪交争的动态性、阶段性表现。相关联系表现在：一是特殊体质所发生的证候源于特定的体质基础；二是体质的特异性往往决定着对某些致病因素的易感性和发病后病变类型的倾向性，从而影响着疾病的证候类型。

2）辨体与辨病。辨病论治是中医诊疗疾病的一种基本方法，即根据不同疾病的各自特征，做出相应的疾病诊断，并针对不同疾病进行相应的或特异的治疗。辨病论治可以把握疾病的基本矛盾变化，从疾病全过程出发，分析病理特点和规律，来认识疾病的本质，有利于从疾病的整体层面考虑诊断和治疗。辨体与辨病的相关关系，主要表现在辨体对辨别疾病的病因、病位、预后具有重要意义。一是疾病产生的病因与体质相关。中医发病学认为，外因主要是机体内外的各种致病因子的综合；内因主要是机体本身的因素，即机体体质所决定的抗邪能力及遗传特性。机体发病时，内因对疾病的产生、发展起着主导作用，影响疾病的性质、转归、预后等。临床上，个体虽感受相同的邪气，但由于体质不同而发病各异。二是体质与发病与否相关。疾病发生与否，是正气和邪气斗争的结果。而正气的强弱与个体体质密切相关。正气能胜外邪，则不发病；正气不能抗邪，则发病。因而机体发病与否，主要取决于正气的盛衰。三是体质与发病倾向相关。不同体质对致病因子的易感性不同，则发病的倾向不同。体质差异性导致人体对某些致病因子存在易感性，或对某些疾病存在易罹性，成为某些、某类疾病发生的背景或基础。四是疾病的部位与体质相关。疾病发生的部位因个体体质不同而各异，与脏腑、组织、形体及人体阴阳气血津液的盛衰有关。五是疾病的预后与体质密切相关。体质强盛，正气充足，抗邪能力强，邪气难以侵犯人体；即使人体感受病邪，脏腑功能正常，精气血津液充盛，则可抗邪外出，不易传变，预后良好。体质虚弱，易感邪气，且易传变恶化，发展为危重症，不易康复，缠绵难愈，预后较差。

3）辨体与辨病、辨证的关系。辨体与辨病、辨证三者之间，既有区别，又密切相关。阐明三者相关关系，才能更好地运用"辨体—辨病—辨证诊疗模式"。一是体质为本，病证为标。体质在疾病的发生、发展、转归中起着重要作用，治本就是以体质的阴阳偏颇为本，以探求患者的阴阳动静、失衡的倾向性而治，恢复阴阳平衡，即"阴平阳秘，精神乃治。"在病、证、体三者关系中，体质因素是主要矛盾。疾病、证候的产生无不系于体质，治本即是治体。《景岳全书·卷之四十四·烈集》曰："当识因人因证之辨。盖人者，本也；证者，标也。证随人见，成败所由。故当以因人为先，因证次之。若形气本实，则始终皆可治标；若形质原虚，则开手便当顾本。"阐明医者治病当以体质为本，病证为标，在辨体—辨病—辨证诊疗模式中，辨体论治是根本，占有主导地位。二是辨体、辨病、辨证各有指向，相互联系，三位一体。辨体指向目标是人，将人作为研究主体，主要诊察形体、禀赋、心理及地域和奉养居处等对人的影响，亦即人对这些因素的反应。辨病的指向目标则是疾病全过程的病理特点与规律，是对某一疾病发生、发展规律的总体认识。辨证的指向目标是疾病过程中的某一阶段，将疾病某一阶段的病理特点与规律作为研究的主体，是考虑脏腑气血阴阳盛衰的现状及与本次疾病的关联，并概括现阶段疾病对机体所造成的影响。体质、疾病、证候三者从不同的角度、不同的层面反映了疾病的本质、规律、特征，以及产生疾病的人的个体特质。体质是相对稳定的个体特质，是生命现象和疾病产生的基质；疾病和证候的发生都以体质为背景。只有将体质、疾病、证候结合起来，才能准确把握生命过程中的疾病现象。临床诊疗过程中，强调辨体、辨病、辨证相结合，有利于对疾病本质的全面认识，三者相互联系，密切相关，归一统一。

4）辨体与辨病、辨证法则。

（1）防病重调体。中医治未病思想最早见于《素问·四气调神大论》曰："圣人不治已病治未病，不治已乱治未乱……夫病已成而后药之，乱已成而后治之，譬犹渴而穿井，斗而铸锥，不亦晚乎！"强调防重于治。体质在疾病的发生、发展、转归中起着重要作用，制约和影响证候的形成与演变，在病、证、体三者关系中，体质因素是主要矛盾。对于具有体质偏颇而未发病的人群，应该采取积极措施，积极改善偏颇体质，提高正气，增强抗邪能力，阻止疾病的发生，达到未病先防的目的。如《素问·通评虚实论》指出："消瘅、仆击、偏枯、痿厥、气满发逆，甘肥贵人，则高粱之疾也。"

（2）辨证须辨体。辨证，是在认识疾病过程中确立证候的思维和实践过程。辨体与辨证，两者密切相关又相互区别。特殊体质所发生的证候源于特殊的体质基础；体质的特异性往往决定着对某些致病因素的易感性和发病后病变类型的倾向性，从而影响着疾病的证候类型。临床诊察疾病，辨识证候，应兼顾体质状态，即辨证须先辨体。正如《素问·疏五过论》曰："圣人之治病也，必知天地阴阳，四时经纪，五脏六腑，雌雄表里，刺灸砭石，毒药所主，从容人事，以明经道，贵贱贫富，各异品理，问年少长，勇怯之理。审于分部，知病本始。"阐明辨别体质是诊病的重要内容。

（3）治病先调体。改善偏颇体质，不仅可以阻止疾病的发生，达到未病先防的目的，而且对疾病治疗产生促进作用。证候与体质密切相关，体质制约和影响证候的发展、变化等。临床上，积极调体、改善体质偏颇，有助于消除疾病的证候，从而达到治愈疾病的目的。在疾病好转、证候消除的同时，偏颇体质亦能得到纠正，进而恢复阴阳平衡，增强正气，对防止疾病再发具有重要意义。

（4）治病兼调体。在治疗疾病的同时，要兼顾辨体论治，改善体质偏颇，具有提高临床治疗疗效、防止疾病复发等作用。临床上，医者治疗疾病，若单采用辨证论治，不兼顾调养体质偏颇，往往不能取得满意疗效。故要从辨体—辨病—辨证诊疗模式入手，三者结合进行治疗，则疗效能明显提高。王琦教授治疗便秘主要以辨体为主，配合辨证用药，亦强调专病专药。他认为便秘的形成与人体的体质有着密切关系，通腑不在泻下，而在调体治病。气虚者可以塞因塞用，补气以通腑；阳虚者温阳运脾，散寒以通腑；湿热者清热化湿，行滞以通腑等。治病当甄别体质、疾病、证候三者，辨体论治是根本，以体质为本，病证为标，治病求本，病证方除。

（5）无证可辨，调体入手。临床治病，可遇到疾病无证可辨的情况，若单从辨证论治难以入手，可根据个体体质特性，从辨体论治着手，可获得理想疗效，扩宽了中医治疗思路。现代医学的发展，很多无症状疾病被提前发现。证由症出，"无症状疾病"或者"疾病的无症状阶段"等常导致"无证可辨"，给中医辨证施治带来了难题。在"无证可辨"的情况下，中医中药如何诊治，可以考虑从体质入手，将辨病与辨体结合，调体施治，往往可以收到不错疗效，拓宽了中医治疗思路和途径，扩大了疾病的诊治范围。临床上，代谢综合征患者常常主诉无明显不适，查体无异常，仅在检验时发现相关指标异常。通过研究发现，这类患者多为痰湿体质，通过化痰祛湿法对体质进行调理，可以治疗这类疾病。

第二节　红外热成像检测

一、红外热成像的定义与优缺点

（一）定义

医用红外热成像（简称红外热图），是一种通过红外热成像诊断系统、热扫描成像系统把人体的阴阳、寒热、虚实、表里数据图像化的技术，借助红外热成像技术可以清晰、准确、及时地发现人体由于不同原因而引起的微小的温度变化，从而对疾病实现早期预警。医用红外热成像仪可以提供中医特有的多维可视化信息，受到各级医院的认可及应用。

（二）红外热成像的优缺点

（1）优点：①红外热成像以不同的颜色表示不同的温差，以黑体作为标准，标识出异常部位及相关疾患，每个检查者身体的不同部位均有具体的测量温度，让诊疗相对具有数字化及标准化。望、闻、问、切所取得的诊断较为抽象，难以令患者明白，而红外热成像仪的介入丰富了中医的诊疗手段，让中医的诊疗可视化，且使诊断图像化；让疗效有图像证据。②促进患者对中医诊断的了解，指导诊疗方法的开展，评估治疗效果，是功能性检查仪器。③红外热成像检查的优势在于代谢功能的评估，类似中医所说的气血代谢等，不能将红外热成像检查等同于B超、X线、CT、MRI，是它们的补充。④重视全身温度的均匀对称。

（2）缺点：没有"金标准"，不是具体的形态学检查，干扰因素较多。但我们将干扰因素减少到最低，可以大大地提高结果的准确性。

二、红外热成像的一般知识

（一）检查前注意事项

（1）检查前24小时禁酒，禁服血管扩张或收缩药物及辛辣食品，检查前1小时禁食过凉或过热食品，检查前30分钟禁烟。

（2）检查前24小时内不可贴敷膏药或针灸、拔罐。针灸、理疗等治疗应安排在热成像检查后进行。

（3）检查当天不可化妆，不可佩戴饰品或者涂抹任何乳液膏药。

（4）检查头部时，长发应束发卡并摘除眼镜，充分暴露受检部位。

（5）受检时应脱衣，完全裸露受检部位，受检部位皮肤不能接触任何物体并保持干燥。

（6）女性患者若在经期要提前告知医生。

（7）检查前10分钟不能洗手。

（8）受检前1小时禁处于强冷或强热环境中（空调下直吹）。

（二）人体红外热成像与解剖

人体红外热成像与解剖见图2-1。

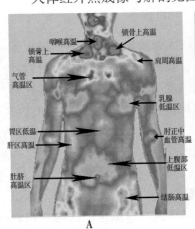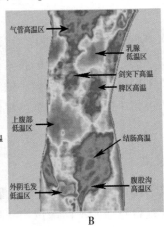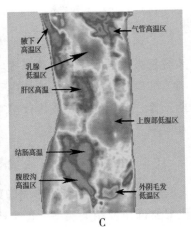

A：正面；B：左侧面；C：右侧面。生理凹陷处稍偏高温，如锁骨上窝、腋窝、肚脐、腹股沟、肘窝、腘窝；皮肤凸出部位稍偏低温，如乳房、臀部；脂肪、肌肉也为低温表现。

图2-1 人体红外热成像与解剖示意

（三）人体红外热成像影响因素

（1）总体符合中心轴对称的分布规律。

（2）人体红外热成像形成主要受五种因素影响，即组织代谢、血液循环、神经调节、组织结构、腺体分泌。

（3）个体差异，生理性周期、环境、压迫及各种干扰性红外热成像。凡是影响局部血流量、细胞、组织代谢的因素，与热有关的因素都会在红外热成像上显示。疾病发生发展的阶段不同，其红外热成像表现也不同。

（4）当人体脏器发生病变时，人体红外热成像会出现不均匀状态，如血管充血、缺血变化，局部皮肤温度升高或降低，出现温差值，或生理温区出现变化。

（四）正常人体红外热成像分布

各部位生理温度不同，基本规律如下。

（1）就部位而言：头颈部温度最高，上肢高于下肢，四肢近端高于远端，躯干腹侧面高于背侧面，胸部高于腹部，左胸高于右胸，上腹部高于下腹部，肝区高于脾区。脂肪较多的组织温度较低，骨突部位（如颊部、鼻尖部、额骨前、髂骨突等）的皮肤温度也较低，通气径路（如气管、鼻腔）亦呈低温。

（2）就组织结构而言：脂肪组织呈低温区，肌肉组织越厚温度越低，表浅脏器温度高于深层器官，大血管通过区温度增高，动脉高于静脉。正常人体温度具有一定的稳定性和对称性，正常人体红外热成像显示，皮肤表面热场均匀，左右对称，全身各部位生理温度不同。头部最高，颈、胸、上下腹、四肢依次递减，温度由高到低对应的颜色为：白—红—黄—绿—蓝—黑（图2-2）。

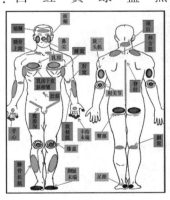
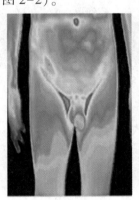
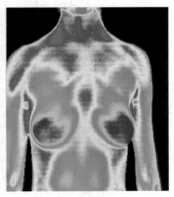

A　　　　　　　　　B　　　　　　　　　C

A：人体正常高温区及低温区；B：下腹部正常红外热成像；C：上半身正常红外热成像

图2-2　正常红外热成像示意

（五）红外热成像常见干扰因素

红外热成像常见干扰因素有许多，如胸罩压痕、裤带压痕、出汗、洗手、B超耦合剂、背包、钱包、过厚的脂肪等。请关注以下箭头所示部位。

1. B超检查后耦合剂干扰

B超检查后耦合剂对红外热成像干扰见图2-3。

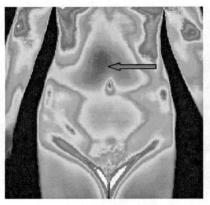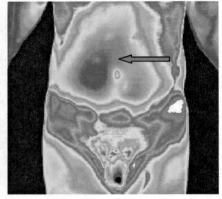

图2-3　B超检查后耦合剂对红外热成像干扰

2. 钱包干扰

钱包对红外热成像干扰见图2-4。

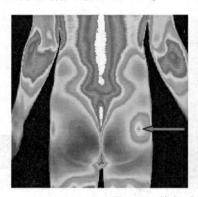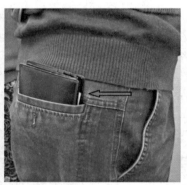

图2-4　钱包对红外热成像干扰

3. 贴膏药干扰

贴膏药对红外热成像干扰见图2-5。

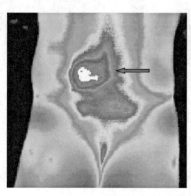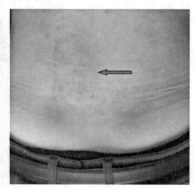

图2-5　贴膏药对红外热成像干扰

4. 出汗干扰

出汗对红外热成像干扰见图 2-6。

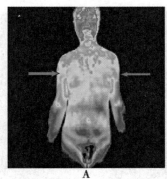
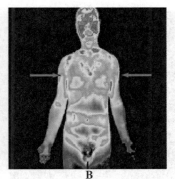

汗水蒸发带走大量的热量，汗水存在影响覆盖区域，汗水吸收了红外线，使局部呈现偏低温改变。A：患者检查前出汗区域形成片状低温区；B：患者休息 1 小时后复查的热图，低温区域缩小。

图 2-6 出汗对红外热成像干扰

5. 低温物体接触（靠墙）干扰

低温物体接触（靠墙）对红外热成像干扰见图 2-7。

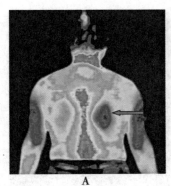
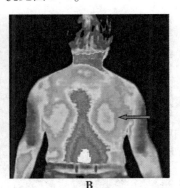

接触低温物体后局部皮肤温度较其他地方低。A：患者在检查前背接触靠墙，在背部右侧出现明显低温改变；B：休息 15 分钟后复查，低温区域已明显恢复。

图 2-7 低温物体接触（靠墙）对红外热成像干扰

6. 摄像姿势错误干扰

摄像姿势错误对红外热成像干扰见图 2-8。

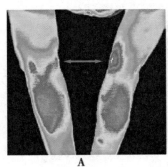
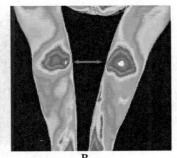

A：拍摄时左右手放的位置不一致；B：调整姿势后左右形态及温度对称，出现非病理性不对称。

图 2-8 摄像姿势错误对红外热成像干扰

7. 挂饰干扰

挂饰对红外热成像干扰见图2-9。

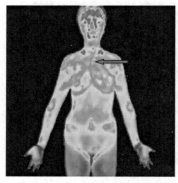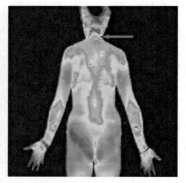

项链等挂饰在胸前或颈后出现的低温团或链锁状低温。

图2-9 挂饰对红外热成像干扰

8. 护膝干扰

护膝对红外热成像干扰见图2-10。

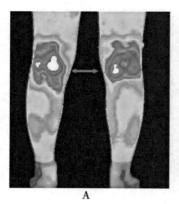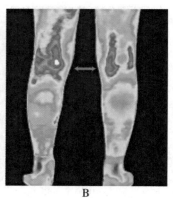

A B

A：护膝导致膝关节（腘窝）的异常高温；B：休息半小时后的热图表现。

图2-10 护膝对红外热成像干扰

9. 胸罩、裤带压痕干扰

胸罩、裤带压痕对红外热成像干扰见图2-11。

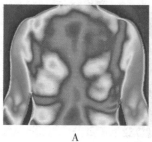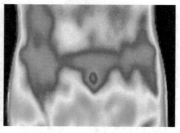

A B

A：胸罩压痕对红外热成像干扰；B：裤带压痕对红外热成像干扰。

图2-11 胸罩、裤带压痕对红外热成像干扰

（六）生理因素对人体红外热成像的干扰

1. 肥胖脂肪组织产生的低温干扰
肥胖脂肪组织产生的低温干扰见图2-12。

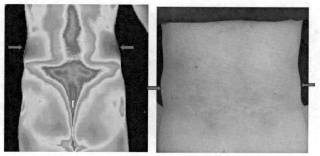

肥胖致腰腹部脂肪堆积，脂肪堆积处热衰减明显，形成相对低温。

图2-12　肥胖脂肪组织产生的低温干扰

2. 毛发产生的干扰
毛发产生的干扰见图2-13。

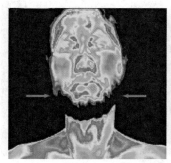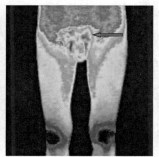

A　　　　　　　　　　B

A：胡须产生的干扰；B：阴毛产生的干扰。

图2-13　毛发产生的干扰

（七）非本病病理因素的干扰

1. 胆囊手术后
胆囊手术后手术瘢痕对红外热成像干扰见图2-14。

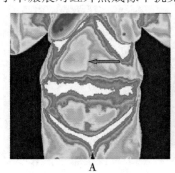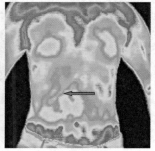

A　　　　　　　　　　B

A：患者于检查前1年行胆囊切除术；B：箭头示右上腹斜行的手术瘢痕，术区因粘连机化形成的低温改变。

图2-14　胆囊手术后手术瘢痕对红外热成像干扰

2. 剖宫产术后

剖宫产术后手术瘢痕对红外热成像干扰见图 2-15。

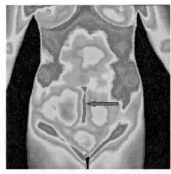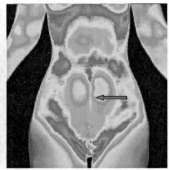

手术切口瘢痕，增生性肉芽组织，形成与切口方向一致的线状高温。

图 2-15　剖宫产术后手术瘢痕对红外热成像干扰

3. 脐疝术后

脐疝术后导致红外热成像的改变见图 2-16。

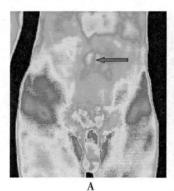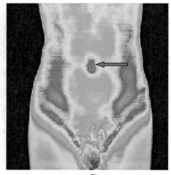

A　　　　　　　　　　　　　　　　　　B

A：脐疝切除术后脐部的正常生理凹陷消失，导致正常热区消失；B：正常的脐部热图表现。

图 2-16　脐疝术后导致红外热成像改变

4. 皮下囊肿干扰

皮下囊肿对红外热成像干扰见图 2-17。

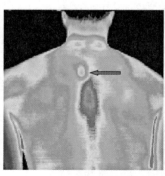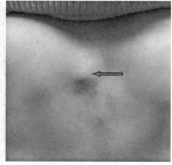

皮下囊肿突出正常皮肤，形成低温改变。

图 2-17　皮下囊肿对红外热成像干扰

5. 饮酒干扰

饮酒对红外热成像干扰见图2-18。

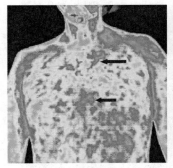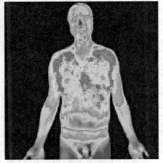

饮酒后浅表毛细血管扩张，形成散在高温点。

图2-18　饮酒对红外热成像干扰

6. 脊柱侧弯干扰

脊柱侧弯对红外热成像干扰见图2-19。

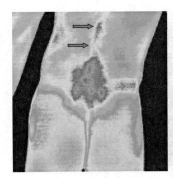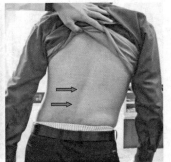

腰背部异常扭曲的高温带，与侧弯的脊柱相对应。

图2-19　脊柱侧弯对红外热成像干扰

7. 静脉曲张干扰

静脉曲张对红外热成像干扰见图2-20。

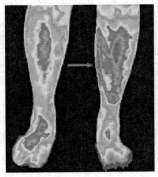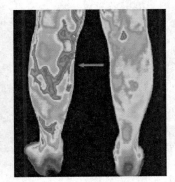

静脉回流欠佳，淤血滞留热量。另外，静脉曲张产生局部炎症，形成高温表现。

图2-20　静脉曲张对红外热成像干扰

8. 针刺干扰

针刺对红外热成像干扰见图 2-21。

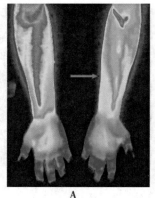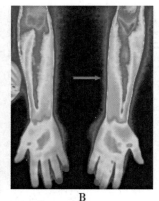

A   B

A：左手针刺前的热图；B：针刺后的热图，示针刺局部低温改变。

图 2-21　针刺对红外热成像干扰

9. 冷风干扰

冷风对红外热成像干扰见图 2-22。

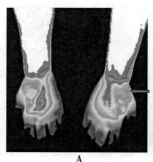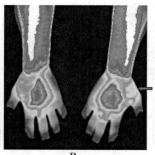

A   B

A：左手吹冷风后的热图；B：在室温下休息 15 分钟后的热图。

图 2-22　冷风对红外热成像干扰

10. 敷贴胶布干扰

敷贴胶布对红外热成像干扰见图 2-23。

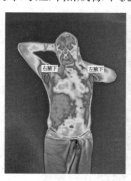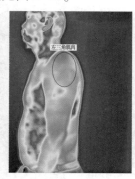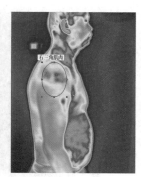

A   B   C

三图均为骨科患者，C 图为健侧手臂，B 图示左侧上肢（患侧），请对比图 B、C 圆圈部分的肌肉温度；已经明确诊断为冻结肩，患者即使做拔罐，贴膏药都不会对患侧产生热源。

图 2-23　敷贴胶布对红外热成像干扰

三、红外热成像的病理热图

（一）额面部、颈部的异常热图

额面部、颈部的异常热图见图 2-24 至图 2-30。

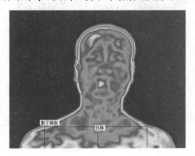

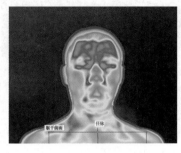

额面供血不均匀提示视疲劳，面部及颈部弥漫性高温，建议检查血压。

额面供血不均匀，竖条状高温带，提示脑供血不足、睡眠质量差，鼻、口唇低温表现提示肝郁脾虚倾向。

图 2-24 额面热图（1）

图 2-25 额面热图（2）

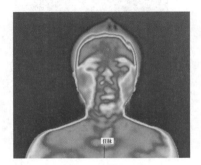

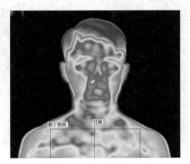

因睡眠质量差，额面供血不均匀，提示视疲劳、鼻炎、口腔炎症。

提示视疲劳、鼻炎、口腔炎症。

图 2-26 额面热图（3）

图 2-27 额面热图（4）

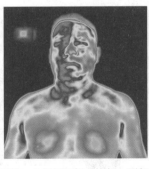
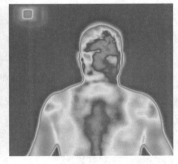

面部整体温度不对称，左侧额面部、枕部、颈部温度显著低于右侧，提示脑部病变可能。询问病史，青少年时期左手臂外伤，左额面部不适，右侧面部不出汗，左侧汗出，有头痛症状，后续脑部核磁共振检查显示脑部有占位病变。

图 2-28 额面热图（5）

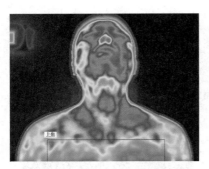

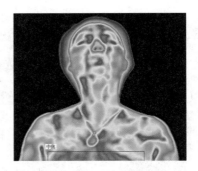

甲状腺区高温表现，提示甲状腺明显升温。后经查甲功5项，发现甲状腺素升高，甲状腺彩超提示有结节。

图 2-29　颈部热图（1）

甲状腺区团状低温表现，需考虑甲状腺功能减退症倾向，如桥本甲状腺炎，建议完善甲功5项、甲状腺彩超检查、甲状腺相关抗体，并行甲状腺触诊（此患者有甲状腺功能减退病史）。

图 2-30　颈部热图（2）

（二）胸部异常热图

胸部异常热图见图 2-31 至图 2-33。

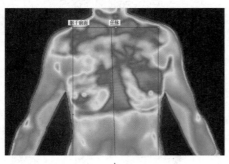

A

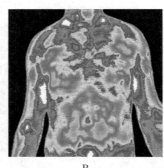

B

A：乳腺增生，连着乳腺区高温，两侧乳腺不对称；询问月经周期，非月经期，则为乳腺呈高温表现，侧面图一致，乳腺增生可有经期前后乳腺胀痛不适的症状。两侧腋下温度对称，无树枝状图出现。B：支气管炎，主支气管区树枝状表现。

图 2-31　胸部热图（1）

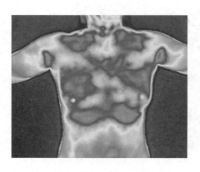

乳腺增生，双腋下温度对称。

图 2-32　胸部热图（2）

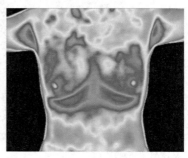

乳晕高温，询问是否处于月经期，若非处于月经期，则提示性激素代谢紊乱倾向，或中医肝郁倾向。

图 2-33　胸部热图（3）

50

中医治未病理论与实践

（三）腹部异常热图

腹部异常热图见图 2-34 至图 2-37。

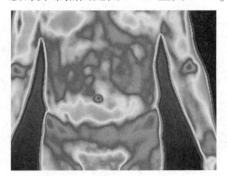

长期大量饮酒，胃肠炎症。

图 2-34　腹部热图（1）

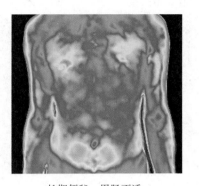

长期便秘，胃肠不适。

图 2-35　腹部热图（2）

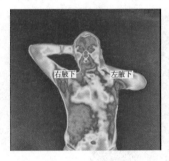

肝区大面积高温，肝区异常高温，常见于肝功能异常。应完善肝脏 B 超、肝功能等检查。

图 2-36　腹部热图（3）

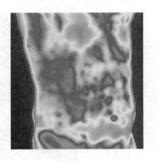

长期饮酒，24 小时内饮酒后肝区。

图 2-37　腹部热图（4）

（四）盆腔区异常热图

盆腔区异常热图见图 2-38 至图 2-39。

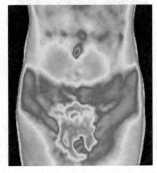

肠道不适，盆腔区斑片状不均匀高温，以左下部位明显。

图 2-38　盆腔区热图（1）

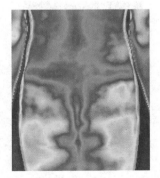

骶髂关节温度偏高及腹股沟温度升高，提示肠道功能欠佳。

图 2-39　盆腔区热图（2）

（五）心理、精神压力异常热图

心理、精神压力异常热图见图2-40至图2-42。

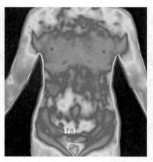
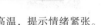

乳腺区非月经期大面积高温，提示情绪紧张。

图2-40　提示心理、精神压力热图（1）

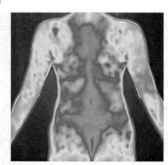

躯干前后可见散在高温豹纹状斑片点，提示心理压力大，焦虑状态。

图2-41　提示心理、精神压力热图（2）

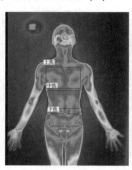

郁证，躯干大面积均匀高温区，四肢末梢显著低温表现，比焦虑严重，考虑抑郁状态。

图2-42　提示心理、精神压力热图（3）

（六）颈、肩、腰、腿异常热图

颈、肩、腰、腿异常热图见图2-43至图2-49。

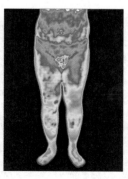
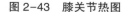

双膝关节其温度对称是最重要的。低温区需要考虑关节积液、慢性劳损等，建议完善相关检查。

图2-43　膝关节热图

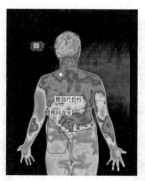

腰部筋膜损伤，两侧软组织温度不对称，建议完善腰椎检查。

图2-44　腰部热图

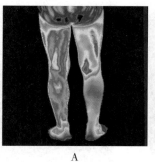 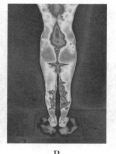

A   B

A：双下肢体温不对称，右小腿温度显著降低，提示右下肢代谢异常；B：双小腿内侧静脉曲张，建议血管科进一步诊治。

图 2-45 下肢热图

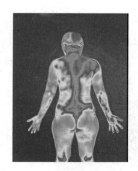

斜方肌高温表现，提示该区软组织损伤，筋膜炎倾向。左肩颈温度低于右侧，追问病史提示平素以左侧肩颈疼痛为主。脊柱腰段侧弯，骶髂关节高温带偏斜，腰椎间盘突出。双臀部高低不等，双下肢温度相等，腰椎 MRI 提示腰椎间盘无突出，骶髂关节筋膜炎。骨盆倾斜，平素跷二郎腿，左下肢在上。

图 2-46 躯干热图（1）

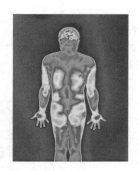

主诉腰背疼痛，图像提示脊柱侧弯样热源改变。

图 2-47 躯干热图（2）

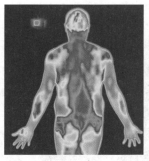

强直性脊柱炎病史多年，见腰骶区大面积高温带。

图 2-48 躯干热图（3）

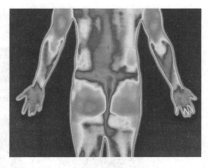

腰椎关节异常，见腰骶区高温带向左侧偏斜，两侧腰际软组织温度不对称，右侧低温区大于对侧。脊柱 DR：腰骶椎轻度侧弯左突改变，腰椎 CT：L4/5 椎间盘左旁中央型突出，L5/S1 椎间盘钙化并中央型突出。右肾萎缩，左肾体积大，双肾结石。

图 2-49 躯干热图（4）

（七）热图典型病案

图 2-50 至图 2-53 例举了 4 个典型的热图病案。

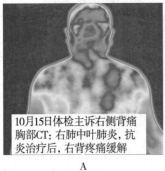 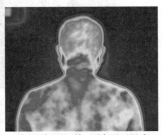

10月15日体检主诉右侧背痛
胸部CT：右肺中叶肺炎，抗
炎治疗后，右背疼痛缓解

A

10月22日复查红外，原高温区温度
明显降低

B

A：背部双侧软组织温度不对称，右侧背部可见显著条状高温表现。临床以右侧背部疼痛难以平卧为主诉，完善胸部 CT 后提示右侧肺部中叶炎症。B：经抗感染治疗后，复查红外提示同一部位高温区显著缩小，建议继续抗感染治疗。

图 2-50　背部热图

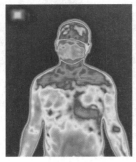 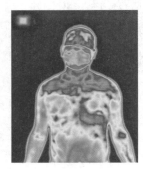

A

B

A：左肋缘带状高温区，左背温度均匀高于对侧。B：完善胸片提示"左中肺外带大片状密度稍高影，炎症？"建议必要时 CT 检查，超敏肌钙蛋白升高，为 0.136 μg/L。

图 2-51　胸部热图

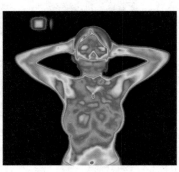 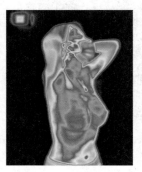

乳腺区大面积高温表现，呈网状扩张。临床上要注意鉴别是否为哺乳期。追问病史，了解到该体检者为多囊卵巢综合征患者，红外热成像检查前有服用雌激素用药史。

图 2-52　乳腺热图

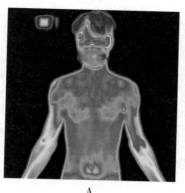 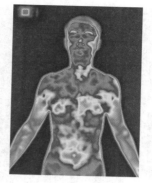

A　　　　　　　　　　　　B

A：左侧躯干温度均匀升高；B：右侧躯干可见散在高代谢斑点。两者均为甲亢患者，但红外热图表现不同，临床主要表现也不同。图 A 中患者以情绪紧张、消瘦为主，图 B 中患者以失眠、心悸、便秘为主。通过红外热成像，临床上对甲亢的中医辨证及治疗起到辅助作用。

图 2-53　躯干热图

四、红外热成像在治未病中的作用

中山市中医院的红外热成像检查在检查量及报告质量上均有其自身特色，红外热成像结合传统中医，其诊断理论主要来源于北京中医药大学李洪娟教授主编的《红外成像检测与中医》。通过对此书的总结及临床运用，总结出一套可以复制的红外热成像诊断方法。中山市中医院中医预防保健科红外线检查团队通过分析收集的体检者资料，发现躯干温度大多在 33～34 ℃，低于 33 ℃及高于 34 ℃者少见。

（一）检查流程

门诊患者：门诊医师开具红外热成像检查单→红外热成像检查→检查完 10 分钟内出报告→找门诊医师解读报告→开具诊疗。

体检者：完成体检套餐中包含的项目→当天下午出具所有红外热成像检查报告→3～7 天取得体检报告（含红外热成像报告）→到治未病科就诊。

（二）红外热成像报告

根据身体异常温度做出诊断，测量前躯干、后躯干、任督二脉、三焦温度，并分析它们之间关系，做出诊断。本书所使用的红外热成像检测仪，带有黑体设备，黑体作为红外热成像温度摄取的固定对比设备，十分重要，无黑体设备的红外热成像温度测量，无基准值。

中医红外热成像的报告展示如图 2-54 至图 2-56 所示。

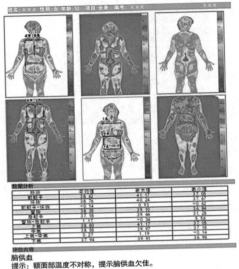

图 2-54　红外热成像中医诊断报告（1）

中医

躯干温度正常。

任脉温度正常，低于前躯干温度0 ℃，任脉温度与前躯干平均温度相符。

督脉温度正常，高于躯干温度0.6 ℃，督脉温度与躯干温度温差小，提示机体代谢功能欠佳。

督脉温度高于任脉，温差偏小，提示机体代谢功能欠佳。

三焦温度秩序逆乱，中焦温度降低为32.98 ℃，上焦温度最高为33.47 ℃，下焦温度偏低，为33.05 ℃。

关注中焦温度下降、四肢末稍显著低温，尤以双手为主。肩颈软组织损伤严重，建议理疗。

图 2-55　红外热成像中医诊断报告（2）

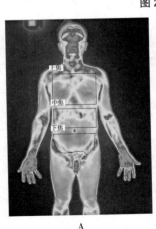

A

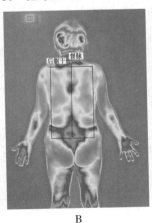

B

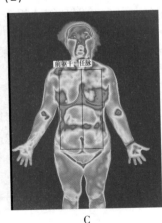

C

　　图 A、B 为前躯干，图 C 为后躯干，图 B、C 的中线为任督二脉，图 A 中三个方框为三焦，测量它们的温度，并分析其温度的差值，进而做出诊断。基于黑体温度约为 30 ℃，前后躯干温度大多在 33～34 ℃。

图 2-56　躯干热图测温区展示

总之，红外热像仪具有客观化、可视化的特点，结合辨证、辨病，在治未病中具有重要作用，可以提高临证诊疗效果。

第三节　医学晤谈在情志健康状态评估中的作用

一、医学晤谈

医患之间的沟通是建立良好医患关系的基础和必要过程，是人际沟通在医疗情景中的具体形式，是医务人员与患者之间的信息交流过程，所交流的信息既包括与疾病诊治有关的内容，又包括双方的思想、情感和愿望等。在医患沟通过程中，医护人员的言谈举止、表情姿势等不仅仅是信息的传递，而且展现了医护人员对患者的态度、责任心，同时流露出个性特点和医技水平等。

二、医患晤谈需要遵循平等的规则

医患关系是平等的。因此，在医患沟通过程中，也应体现这种平等，不能居高临下，诸如使用"你必须""你听我说！"等命令式的言语，或在使用非言语信息时让患者感到存在不平等关系。

三、医患晤谈的基本要求

（一）尊重患者

医患之间的沟通应在平等和谐的气氛下进行。尊重患者就是尊重患者的价值观、人格和权益，并予以接纳、关注和爱护，它是建立良好医患关系的重要前提。尊重患者，为患者创造一个安全、温暖的氛围，使患者能够最大限度地表达自己，也有利于医务人员获取准确可靠的病史资料。

（二）遵循一定社会的语言规范

医患双方在进行沟通的过程中，应按社会约定俗成的语言规范来表达思想、情感和愿望，无论是口头语言还是书面语言，都要用词准确、通俗易懂，便于医患双方的理解。

（三）及时反馈

在医患间的沟通中，对对方提供的信息应及时做出反馈，可采用插话、点头肯定、面部表情的传递等方式进行应答，这是沟通中必须注意的问题。如果在医患关系中有问无答、答非所问，就无法实现正常的医学晤谈。

四、非言语交流在医患晤谈时发挥重要作用

（一）形体语言的运用

表情是表达人们情感的一种方式，可以表示出情感的瞬时变化，反映喜怒哀乐等情绪。在与患者交流的过程中，医生充分理解患者的痛苦，从内心同情患者，自然会流露充满同情的表情，给患者以温暖的感受；反之，板着面孔、冷若冰霜，或神态傲慢，都会给患者不良的心理感受，影响医患交流。

（二）姿态

姿态也往往反映一个人对周围事物的态度，也表示人们参加交往的意愿。采用沉着稳定、端庄的体态与患者交谈，可以使患者产生信任和依赖感；而叼着香烟、跷着二郎腿或与患者交谈时东张西望、漫不经心、边交谈边翻阅报纸等，会给人搪塞、应付的感觉。

（三）眼神

眼神传递信息的重要性被人们普遍关注。睁大眼睛表示对事物的认真关注，看着对方的眼睛说话表示人的磊落与自信，眯着眼睛看对方表示怀疑、疑惑不解等。一般来说，多与患者进行目光接触可以拉近双方的心理距离。但目光接触时，一定要避免逼视对方。有人认为视线上下在眼部与肩部、左右在双肩的范围内，会令人感到目光的亲切和自然。与患者握手、拍拍患者的肩膀、抚摸儿童患者等都可以消除患者的紧张感，达到拉近与患者和家属关系的效果。

五、言语交流是医患之间最重要的沟通方式

医务人员询问病情、了解病史、进行治疗及指导都是通过言语交流来完成的。

六、言语交流的技巧

（一）寒暄

寒暄实际上是医务人员与患者的一种非正式的晤谈，但正是这种非正式的晤谈，才可以缓解患者的紧张心情，可以使患者在交流一开始就感到心理放松和亲近，有利于会谈的顺利进行。寒暄中可以运用以下技巧以达到良好的效果：①尽可能叫出患者的名字。出色的医务人员善于记住患者的名字，让患者在心理上有受到重视和尊重的感觉。②选择适宜的语言打招呼。对于首次就诊的患者，"您好""请坐"等礼貌用语会令患者感到热情、亲切和温暖。对于熟悉的患者，"嗨，老张"之类的称呼可以给患者如见故人的感觉，拉近双方的心理距离。对于老年患者、儿童等要根据当地的文化习俗选用相应的招呼方式和语言。

（二）倾听

医疗活动中，老年患者、慢性疾病患者和焦虑抑郁的患者，很多情况下需要倾诉、发泄，医务人员往往是他们倾诉的对象。倾听不仅仅是采集信息的过程，也是主动接纳、关切的过程，不仅要听患者说出来的内容，还要解析"弦外之音"，有时还要听"无声之音"。

（三）正确引导

合理运用开放性问题和封闭性问题。封闭性问题是可以用"是"或"否"等简单词汇来回答的问题。例如，"你还吸烟吗？""你最近食欲好吗？""你的家庭有不愉快的事吗？"这类提问主要是想得到特定主题的信息，对关心的问题进行确证，引导患者提供更多的信息。适时地提问以促进沟通，如"还有什么不舒服的地方？""你说的这个症状持续多长时间了？"等。利用封闭性问题可以节省谈话时间。必要时适当重复患者对病情的陈述以维持沟通，如"你刚才说每日晚上痛厉害，是吗？"，注意总结患者的陈述以澄清问题、加强沟通，如"我想，你刚才讲了这几个不舒服的症状"。

（四）合理地鼓励与赞美

鼓励患者谈话，表示对他谈话的事情感兴趣、关心他的讲话，也表达了对患者的接受。点头、赞美、看着对方显示若有所思、说简短的示意语或肯定的语言，都是鼓励对方继续谈话的方式。例如，不时地说"对""好，还有呢？"。

（五）沉默技巧

在医患沟通过程中，患者停止谈话、沉默不语有几种情况：一是患者在等待医务人员的信息反馈，以证实自己所提供的情况是医务人员感兴趣的，此时，医务人员可通过言语或非言语的形式及时给予应答，如点头等；二是患者可能有难言之隐，这时医务人员也可以用适当的沉默，通过非言语的举动（如微笑、关切的注视等）鼓励患者说出自己难以启齿的病情。沉默技巧也是医患沟通中常用的方法。

第四节　四诊在情志病评估中的作用

中医学强调天人合一、形神相合或并重的整体观念，重视情志致病因素，正是体现了生物—心理—社会—环境模式的基本内容。如《素问·疏五过论》提出："凡诊者，必知终始，有知余绪。切脉问名，当合男女，离绝菀结、忧恐喜怒。五脏空虚，血气离守。工不能知，何术之语。"即通过望、闻、问、切四诊从心身相关的角度探索、观察心理因素对疾病的发生、发展和转归的影响。

一、问诊

问诊是指医生通过对患者或陪诊者进行有目的的询问，以获取患者病情资料的一种诊察方法。问诊的范围较广，内容涉及患者的一般情况、主诉、现病史（包括发病情况、病程经过、诊治经过、现在症状等）、既往史、个人生活史、家族史等。因此，问诊是了解患者病情、诊察疾病的重要方法。问诊在获取患者资料中占有很重要的地位，在了解情志疾病方面的作用也是很重要的。《素问·疏五过论》载："凡欲诊病者，必问饮食居处，暴乐暴苦，始乐后苦。"当时已经注意到了要通过问诊详细了解患者的情志状况。问诊涉及患者的就诊动机、有关情志方面的主诉、个性特点、精神状态、发病时的心理社会背景、人际关系等。

（一）问主诉

通过询问，确定患者的主要心理异常表现，如无端发怒、生闷气、紧张、忧虑、猜忌、恐惧、失眠多梦等，以及由情志因素引起的躯体症状、主要心理症状表现的程度、持续的时间等情况。

（二）问现病史

询问心理症状等产生的环境与时间，有无明显的起因或诱因，是因社会生活环境因素的刺激还是由于自身其他疾病的影响，以及因此产生心理症状的性质、持续时间及程度等。要按时间顺序询问，了解从起病就诊直至病情发展变化的主要情况，有无规律性等。问现症状要尽量详细地询问患者就诊时的心理状态和感受，及同时伴有的其他的自觉症状，可更全面地掌握患者的情况。

（三）问一般情况

问一般情况包括询问年龄、民族、职业、籍贯、文化程度、经济状况、社会地位、家庭成员情况、家庭气氛、人际关系、居住环境、生活习惯、工作环境及本人生活、恋爱、婚姻、生育史、性格、兴趣爱好等。务求广泛详尽，这对诊断有着很重要的意义。

（四）问既往史、家族史

问既往史、家族史指询问患者曾患过何种疾病，是否曾出现过同样或类似的心理现象及治疗经过等，以及家庭成员中有无类似的表现，从而了解遗传基因的影响。

二、望诊

（一）望神

望神主要是望眼神。人们常说：眼睛是心灵的窗户。眼神的灵活与呆滞，目光的明亮与晦暗，目色的清澈与混浊，大致可以表现出患者的心理活动。例如，欣喜时双眼神采奕奕，忧愁时双目暗淡无光，思虑时目光呆滞，愤怒时两目圆睁，惊恐时瞳孔放大、目光直视等。

（二）望面色

情志发生变化时，面部的色泽也随之改变，如喜悦时面色红润光艳，发怒时面色发青或赤红，羞愧时则面红耳赤，惊恐时则面色乍黑乍白甚至出冷汗，忧思时面色无华、萎黄等。

（三）望举止形态

患者的形体举止姿势、动静状态与内在脏腑、气血、阴阳有密切联系，在一定程度上也可以反映出患者的心理活动状态。根据中医学"阳主动、阴主静"的原则，通常喜动者多偏阳，个性特点多见于兴奋、喜怒哀乐皆形于色，且言多喜动，偏于外向，故有欣喜者多动善言之喻；而喜静者多偏阴，个性特征多为善于抑制，心理活动深沉持久，喜怒不形于色，偏内向，常表现为多思、多疑等。

三、闻诊

（一）闻语音

闻语音主要指听患者的语音气息的高低、强弱、缓急。例如：高兴时语音多欣悦、响亮；悲哀时声音凄怆断续，表现为啼哭抽泣、呜咽嘶鸣，音低而长；烦躁时发声多急促忿戾；愤怒时多高声喊叫、吼，恐惧时则表现为尖声呼号或声低语颤、呻吟；长期心情抑郁则语音低弱无力，善叹息；思有所得、高兴时，多伴有轻声歌咏欢笑，音扬外散、温和柔顺等。此外，从语音的强弱可以判断疾病的性质、病情的轻重和病情的转归。

（二）闻语言

闻语言主要是听患者的语言是否清楚表达思想、意志，语言顺序是否正确等。例如：狂言，即胡言乱语、夸大妄想之词，伴有情绪极度兴奋、躁动不宁；癫语，是指语无伦次、自言自语或沉默不语，可伴有哭笑无常、精神恍惚、不欲见人等；此两者说明患者有神志错乱、意识思维障碍的语言障碍表现。独语，是指患者自言自语、首尾不接、见人便止，伴有精神萎靡不振、动作迟缓、健忘等；错语，是指患者语言颠倒错乱，或言后自知说错，但不能自主；谵语，是指患者高热身昏时语无伦次，是邪热过盛，扰动心神所致；郑声，是患者正气大伤时，语言重复、低微无力、时断时续、语不成句或语言前后不相接续，是心神失养所致。

四、切诊

（一）切脉

中医理论认为，人的七情改变影响脏腑的功能，也就可以从脉象上反映出来，如喜则脉散、怒则脉急、忧则脉涩、思则脉结、惊则脉动、恐则脉乱等。当各种刺激因素导致人的活动变化时，脉象也随之有明显的改变，已发现它们之间的规律是：兴奋时则脉数，忧思时则脉迟，郁怒时则脉弦，极度惊恐时则脉伏，羞怯时则脉浮，心神不宁时则脉象迟数不定等。

（二）切肌肤

在某些情志变化时，患者的体表、肢端皮肤温度也随之变化。如惊恐、暴怒时气血逆乱，会出现手指发凉；情志郁结、烦躁易怒时可有手心发热；等等。

第五节　中医经络检测

中医经络检测是以中医经络学说为理论基础，利用声、光、电、热、磁等各种外部物化刺激触发穴位的各种生理反应、化学变化，使抽象的经络实质化。中医经络检测仪在慢性病经络、脏腑相关规律特性方面的分析研究为制定患者机体技能状态的调养方案提供了更多可能性。应用经络检测仪对不同体质者进行检测，观察不同体质患者体质特征及经络特点，为亚健康状态人群提供了"因人制宜"干预方法。

经络检测仪对不同体质者进行经络检测，根据检测结果评估体质状态和经络脏腑虚实情况。评估标准如下：将经络能量值用 L1、L2、H1、H2 表示，并划分成能量区间，位于 L1 和 H1 之间为健康状态、L1 和 L2 之间为相对低能量区，位于 H1 和 H2 之间为相对高能量区，经络能量值低于 L2 为低能量区，经络能量值高于 H2 为高能量区。

（1）经络能量指数正常范围：25～55，表示元气状态良好；经络能量指数大于 55，表示元气状态亢奋，机体活动旺盛，易于消耗人体元气；经络能量指数小于 25，表示元气状态下降，脏腑机能下降。

（2）阴阳比值正常范围：0.8～1.2，表示机体阴阳相对平衡；阴阳比值小于 0.8，表示阴虚阳盛；阴阳比值大于 1.2，表示阴盛阳虚。

（3）左右比值正常范围：0.8～1.2，表示左右经络经气平衡状态；左右比值小于 0.8，经气升发不及或收敛太过；左右比值大于 1.2，经气升发太过或收敛不及。

（4）上下比值正常范围：0.8～1.2，表示身体经络能量上下平衡；上下比值小于 0.8，表示上虚下盛；上下比值大于 1.2，表示上盛下虚。

（5）自律神经指数正常范围：小于 2.0，表示交感神经与副交感神经功能协调；自律神经指数大于 2.0，表示自律神经不协调，存在消化系统、心血管系统及内分泌系统患病风险。

第六节 量表评估

一、症状学诊断及量表应用

临床医学有三种基本诊断模式，即病因学诊断、病理性诊断、症状学诊断。病因学研究表明临床所见大多数亚健康的发生可能与个人的生理状况、心理状况、职业状况、居住环境、社会环境及不良的生活和工作方式有关。人群研究表明，不同人群亚健康的相关因素也存在很大的个体差异。所以时至今日，我们不能在临床诊断中把这些相关因素与亚健康之间建立因果的关系，病因学分析的结论只能作为参考而不能成为诊断的决定因素，故亚健康的诊断依旧停留在症状学诊断的层面上。

而亚健康是一个广泛的概念，内涵比较复杂，不仅包括躯体的不适，而且还包括心理与社会功能方面的问题。亚健康的临床症状也复杂多样，如怕热、怕冷、疲劳、头昏、失眠、食欲减退、大便异常等。有学者提出，应从躯体、心理、社会及道德4个方面进行综合评估。

目前，在临床中对于亚健康就诊患者的测评很大程度上依赖于他们的主观陈诉，但受限于患者的个体差异及表述方式，医师很难在有限的时间内采集到准确全面的病史从而做出诊断，而量表则为这些主观自陈症状的评估提供了较为合理的方法。

量表具有数量化、规模化、细致化、客观化的特点，量表的陈述式问答及多维结构能比较客观地反映症状的主观性、多维性的特质；量表的制定具有相应的理论基础，在施测、计分和分数解释过程中具有一致性，标准化程度较高，能够减少被试的主观程度，能够最大程度控制误差，是较为客观、科学的方法。故如今量表的评定方法已经被广泛应用在治未病的心理障碍和亚健康状态的测评中。

在应用量表研究亚健康的过程中，一部分学者多使用传统现有的量表对亚健康进行综合测评和研究，如焦虑自评量表（Self-Rating Anxiety Scale，SAS）、抑郁自评量表（Self-Rating Depression Scale，SDS）、症状自评量表（SCL-90）、康奈尔医学指数（Cornell Medical Rndex，CMI）、匹兹堡睡眠质量指数（Pittsburgh Sleep Quality Index，PSQI）、疲劳评定量表（Fatigue Assessment Rntrument，FAI）、疲劳问卷（Fatigue Scale-14，FS-14）、健康状况调查问卷（SF-36）等。这些量表比较成熟，使用较广泛，信度和效度也比较高。也有一部分学者通过自己编制的问卷对亚健康进行评定。例如：北京刘保延等制定的亚健康状态调查问卷，韩标等制定的亚健康状态躯体症状自评量表，天津于春泉等制定的心理性亚健康中医健康教育问卷，广东许军等制定的亚健康评定量表。这些自制的量表经过学者们在不同人群中进行大规模调研，表明量表均具有较高的信度和效度，对评判亚健康具有较高的研究价值。不同的量表评定的侧重点不同，根据其特点可以对亚健康的躯体症状、心理状态、社会现状及其严重程度进行施测。

二、治未病临床常用评估量表

（一）焦虑自评量表

焦虑自评量表见表2-1。

表2-1　焦虑自评量表

请仔细阅读每一条，然后根据您最近一星期的实际感觉，选择最适合您的答案：①没有或很少时间；②小部分时间；③相当多时间；④绝大部分或全部时间。

	内容	没有或很少时间	小部分时间	相当多时间	绝大部分或全部时间
1	我觉得比平常容易紧张和着急				
2	我无缘无故地感到害怕				
3	我容易心里烦乱或觉得惊恐				
4	我觉得我可能将要发疯				
5 *	我觉得一切都好，也不会发生什么不幸				
6	我手脚发抖打战				
7	我因为头痛、颈痛和背痛而苦恼				
8	我感觉容易变得衰弱和疲乏				
9 *	我觉得心平气和，并且容易安静坐着				
10	我觉得心跳得很快				
11	我因为一阵阵头晕而苦恼				
12	我有晕倒发作，或觉得要晕倒似的				
13 *	我吸气呼气都感到很容易				
14	我的手脚麻木和刺痛				
15	我因为胃痛和消化不良而苦恼				
16	我常常要小便				
17 *	我的手脚常常是干燥温暖的				
18	我脸红发热				
19 *	我容易入睡并且一夜睡得很好				
20	我做噩梦				

　　带 * 为反向计分，按④～①顺序反向计分。标准分=原始分×1.25，四舍五入取整数。标准分为50～59分表示轻度焦虑症状；60～69分表示中度焦虑症状；70分以上表示重度焦虑症状。

（二）抑郁自评量表

抑郁自评量表见表2-2。

表2-2 抑郁自评量表

请仔细阅读每一条，然后根据您最近一星期的实际感觉，选择最适合您的答案：①没有或很少时间；②小部分时间；③相当多时间；④绝大部分或全部时间。

内容	没有或很少时间	小部分时间	相当多时间	绝大部分或全部时间
1. 我觉得闷闷不乐，情绪低沉				
2. *我觉得一天之中早晨最好				
3. 我一阵阵哭出来或觉得想哭				
4. 我晚上睡眠不好				
5. *我吃得跟平常一样多				
6. *我与异性密切接触时和以往一样感到愉快				
7. 我发觉我的体重下降				
8. 我有便秘的苦恼				
9. 我心跳比平时快				
10. 我无缘无故地感到疲乏				
11. *我的头脑跟平常一样清楚				
12. *我觉得经常做的事情并没有困难				
13. 我觉得不安而平静不下来				
14. *我对将来抱有希望				
15. 我比平常容易生气激动				
16. 我觉得作出决定是容易的				
17. *我觉得自己是个有用的人，有人需要我				
18. *我的生活过得很有意思				
19. 我认为如果我死了别人会生活得好些				
20. *我平常感兴趣的事我仍然照样感兴趣				

带*为反向计分，按④~①顺序反向计分。标准分＝原始分×1.25，四舍五入取整数。标准分为50~59分表示轻度抑郁；60~69分表示中度抑郁；70分以上表示重度抑郁。

（三）症状自评量表

症状自评量表（SCL-90）见表2-3。

表2-3 症状自评量表（SCL-90）

请仔细阅读每个问题，然后根据最近一周内影响你的实际感觉，在5个备选答案中选择1个，这样依次进行直到答完为止。五级评分说明：①无：自觉并无该项症状（问题）。②轻度：自觉有该症状，但并无实际影响，或影响轻微。③中度：自觉有该项症状，有一定的影响。④偏重：自觉常有该项症状，有相当程度的影响。⑤严重：自觉该症状的频度和强度十分严重，影响严重。

内容	无	轻度	中度	偏重	严重
1. 头痛					
2. 神经过敏，心中不踏实					
3. 头脑中有不必要的想法或字句盘旋					
4. 头昏或昏倒					
5. 对异性的兴趣减退					
6. 对旁人责备求全					
7. 感到别人能控制您的思想					
8. 责怪别人制造麻烦					
9. 忘记性大					
10. 担心自己的衣饰整齐及仪态的端正					
11. 容易烦恼和激动					
12. 胸痛					
13. 害怕空旷的场所或街道					
14. 感到自己的精力下降，活动减慢					
15. 想结束自己的生命					
16. 听到旁人听不到的声音					
17. 发抖					
18. 感到大多数人都不可信任					
19. 胃口不好					
20. 容易哭泣					
21. 同异性相处时感害羞不自在					
22. 感到受骗、中了圈套或有人想抓住您					
23. 无缘无故地突然感到害怕					
24. 自己不能控制地大发脾气					
25. 怕单独出门					
26. 经常责怪自己					
27. 腰痛					

内容	无	轻度	中度	偏重	严重
28. 感到难以完成任务					
29. 感到孤独					
30. 感到苦闷					
31. 过分担忧					
32. 对事物不感兴趣					
33. 感到害怕					
34. 感情容易受到伤害					
35. 旁人能知道您的想法					
36. 感到别人不理解自己					
37. 感到人们对您不友好,不喜欢您					
38. 做事必须做得很慢以保证做得正确					
39. 心跳得很厉害					
40. 恶心或胃部不舒服					
41. 感到比不上他人					
42. 肌肉酸痛					
43. 感到有人在监视您、谈论您					
44. 难以入睡					
45. 做事必须反复检查					
46. 难以做出决定					
47. 怕乘电车、公共汽车、地铁或火车					
48. 呼吸有困难					
49. 一阵阵发冷或发热					
50. 因为感到害怕而避开某些东西、场合或活动					
51. 脑子变空了					
52. 身体发麻或刺痛					
53. 喉咙有梗塞感					
54. 感到前途没有希望					
55. 不能集中注意					
56. 感到身体的某一部分软弱无力					

内容	无	轻度	中度	偏重	严重
57. 感到紧张或容易紧张					
58. 感到手或脚发重					
59. 想到死亡的事					
60. 吃得太多					
61. 当别人看着您或谈论您时感到不自在					
62. 有一些不属于您自己的想法					
63. 有想打人或伤害他人的冲动					
64. 醒得太早					
65. 必须反复洗手，点数目或触摸某些东西					
66. 睡得不稳不深					
67. 有想摔坏或破坏东西的冲动					
68. 有一些别人没有的想法或念头					
69. 感到对别人神经过敏					
70. 在商店或电影院等人多的地方感到不自在					
71. 感到任何事情都很困难					
72. 一阵阵恐惧或惊恐					
73. 感到在公共场合吃东西很不舒服					
74. 经常与人争论					
75. 单独一人时神经很紧张					
76. 别人对您的成绩没有做出恰当的评价					
77. 即使和别人在一起也感到孤单					
78. 感到坐立不安心神不定					
79. 感到自己没有什么价值					
80. 感到熟悉的东西变得陌生或不像是真的					
81. 大叫或摔东西					
82. 害怕会在公共场合昏倒					
83. 感到别人想占您的便宜					
84. 为一些有关性的想法而很苦恼					
85. 您认为应该因为自己的过错而受到惩罚					

内容	无	轻度	中度	偏重	严重
86. 感到要赶快把事情做完					
87. 感到自己的身体有严重问题					
88. 从未感到和其他人很亲近					
89. 感到自己有罪					
90. 感到自己的脑子有毛病					

（四）疲劳评定量表

疲劳评定量表（FAI）见表2-4。

表2-4 疲劳评定量表（FAI）

疲劳意为一种倦怠感，精力不够或周身感到精疲力竭。下面是一组与疲劳有关的句子。请逐条阅读，并依据在此前两周的情况确定您是否同意及其程度如何。如果您完全同意，选"7"；如果完全不同意，选"1"；如果介于两者之间，在"1"与"7"之间选择适合您的一个数字。中间值是"4"，当您的情况完全居中时，可选此值。

内容	1	2	3	4	5	6	7
1. 当我疲劳时，我感觉到昏昏欲睡							
2. 当我疲劳时，我缺乏耐心							
3. 当我疲劳时，我做事的欲望下降							
4. 当我疲劳时，我集中注意力有困难							
5. 运动使我疲劳							
6. 闷热的环境导致我疲劳							
7. 长时间的懒散使我疲劳							
8. 精神压力导致我疲劳							
9. 情绪低落使我疲劳							
10. 工作导致我疲劳							
11. 我的疲劳在下午加重							
12. 我的疲劳在晨起加重							
13. 进行常规的日常活动增加我的疲劳							
14. 休息可减轻我的疲劳							
15. 睡眠可减轻我的疲劳							
16. 处于凉快的环境时，可减轻我的疲劳							
17. 进行快乐、有意义的事情可减轻我的疲劳							

内容	1	2	3	4	5	6	7
18. 我比以往容易疲劳							
19. 疲劳影响我的体力劳动							
20. 疲劳使我的身体经常出毛病							
21. 疲劳使我不能进行持续性体力活动							
22. 疲劳对我胜任一定的职责与任务有影响							
23. 疲劳先于我的其他症状出现							
24. 疲劳是我最严重的症状							
25. 疲劳属于我最严重的三个症状之一							
26. 疲劳影响我的工作、家庭或生活							
27. 疲劳使我的其他症状加重							
28. 现在我具有的疲劳在性质或严重程度上与以往我出现过的疲劳不同							
29. 我运动后出现的疲劳不容易消失							

（五）疲劳问卷

疲劳问卷（FS-14）见表2-5。

表2-5　疲劳问卷（FS-14）

下面14条文字，请仔细阅读，根据您近两周的感受，在与你的情况相符的答案方格内打"√"。

内容	是	否
1. 你目前有被疲劳困扰的情况吗？		
2. 你是否需要更多的休息？		
3. 你感觉到犯困或昏昏欲睡吗？		
4. 你在着手做事情时是否感到费力？		
5. 你在着手做事情时并不感到费力，但当你继续做事时是否感到力不从心？		
6. 你感觉到体力不够吗？		
7. 你感觉到你的肌肉力量比以前减小了吗？		
8. 你感觉到虚弱吗？		
9. 你集中注意力有困难吗？		
10. 你在思考问题时头脑像往常一样清晰、敏捷吗？		
11. 你在讲话时出现口齿不利落吗？		

内容	是	否
12. 讲话时，你发现找到合适的字眼很困难吗？		
13. 你现在的记忆力像往常一样吗？		
14. 你还喜欢做过去习惯做的事情吗？		

（六）匹兹堡睡眠质量指数

匹兹堡睡眠质量指数（PSQI）见表2-6。

表2-6　匹兹堡睡眠质量指数（PSQI）

指导语：下面一些问题是关于您最近1个月的睡眠情况，请选择或填写最符合您近1个月实际情况的答案。请回答下列问题。

1. 近1个月，晚上上床睡觉通常在_____点钟。
2. 近1个月，从上床到入睡通常需要_____分钟。
3. 近1个月，通常早上_____点起床。
4. 近1个月，每夜通常实际睡眠_____小时（不等于卧床时间）。

对下列问题请选择1个最适合您的答案。

5. 近1个月，因下列情况影响睡眠而烦恼：

a. 入睡困难（30分钟内不能入睡）：①无；②<1次/周；③1～2次/周；④≥3次/周。

b. 夜间易醒或早醒：①无；②<1次/周；③1～2次/周；④≥3次/周。

c. 夜间去厕所：①无；②<1次/周；③1～2次/周；④≥3次/周。

d. 呼吸不畅：①无；②<1次/周；③1～2次/周；④≥3次/周。

e. 咳嗽或鼾声高：①无；②<1次/周；③1～2次/周；④≥3次/周。

f. 感觉冷：①无；②<1次/周；③1～2次/周；④≥3次/周。

g. 感觉热：①无；②<1次/周；③1～2次/周；④≥3次/周。

h. 做噩梦：①无；②<1次/周；③1～2次/周；④≥3次/周。

i. 疼痛不适：①无；②<1次/周；③1～2次/周；④≥3次/周。

j. 其他影响睡眠的事情：①无；②<1次/周；③1～2次/周；④≥3次/周。

如果有，请说明：

6. 近1个月，总的来说，您认为自己的睡眠质量：①很好；②较好；③较差；④很差。

7. 近1个月，您用药物催眠的情况：①无；②<1次/周；③1～2次/周；④≥3次/周。

8. 近1个月，您常感到困倦吗？①无；②<1次/周；③1～2次/周；④≥3次/周。

9. 近1个月，您做事情的精力不足吗？①没有；②偶尔有；③有时有；④经常有。

（七）健康状况调查问卷

健康状况调查问卷（SF-36）见表2-7。

表2-7　健康状况调查问卷（SF-36）

下面的问题是询问您对自己健康状况的看法、您的感觉如何及您进行日常活动的能力如何。如果您不知如何回答是好，尽量给出一个最好的答案，并在本问卷最后的空白处写上您的注释与评论。

1）总体来讲，您的健康状况是：（请选择一个答案，并打"√"。）	
非常好	☐
很好	☐
好	☐
一般	☐
差	☐

2）跟一年前相比，您觉得您现在的健康状况是：（请选择一个答案，并打"√"。）	
比一年前好多了	☐
比一年前好一些	☐
和一年前差不多	☐
比一年前差一些	☐
比一年前差多了	☐
健康和日常活动	☐

3）以下这些问题都与日常活动有关。您的健康状况是否限制了这些活动？如果有限制，程度如何？（请在每一行选择一个答案，并打"√"。）

项目名称	限制很大	有些限制	毫无限制
（1）重体力活动（如跑步、举重物、激烈运动等）	☐	☐	☐
（2）适度活动（如移动桌子、扫地、做操等）	☐	☐	☐
（3）手提日用品（如买菜、购物等）	☐	☐	☐
（4）上几层楼梯	☐	☐	☐
（5）上一层楼梯	☐	☐	☐
（6）弯腰、屈膝、下蹲	☐	☐	☐
（7）步行1 500米左右的路程	☐	☐	☐
（8）步行800米左右的路程	☐	☐	☐
（9）步行100米左右的路程	☐	☐	☐
（10）自己洗澡、穿衣	☐	☐	☐

4）在过去4个星期里，您的工作和日常活动有没有因为身体健康的原因而出现以下这些问题？（对每条问题请回答"是"或"否"。）

内容	是	否
（1）减少了工作或其他活动的时间	☐	☐
（2）本来想要做的事情只能完成一部分	☐	☐
（3）想要做的工作或活动的种类受到限制	☐	☐
（4）完成工作或其他活动有困难（如需要额外的努力）	☐	☐

5）在过去四个星期里，您的工作和日常活动有没有因为情绪（如感到消沉或者忧虑）而出现以下问题？（对每条问题请回答"是"或"否"。）

内容	是	否
（1）减少了工作或其他活动的时间	☐	☐
（2）本来想要做的事情只能完成一部分	☐	☐
（3）做工作或其他活动不如平时仔细	☐	☐

6）在过去四个星期里，您的身体健康或情绪不好在多大程度上影响了您与家人、朋友、邻居或集体的正常社交活动？（请选择一个答案，并打"√"。）

根本没有影响	☐
很少有影响	☐
有中度影响	☐
有较大影响	☐
有极大影响	☐

7）在过去四个星期里，您有身体上的疼痛吗？（请选择一个答案，并打"√"。）

根本没有疼痛	☐
有很轻微疼痛	☐
有轻微疼痛	☐
有中度疼痛	☐
有严重疼痛	☐
有很严重疼痛	☐

8）在过去四个星期里，身体上的疼痛影响您的正常工作和家务事吗？（请选择一个答案，并打"√"。）

根本没有影响	☐
有一点影响	☐
有中度影响	☐
有较大影响	☐
有极大影响	☐

9）以下这些问题有关过去一个月里您的感觉如何及您的情况如何。（请在每一行选择一个答案，并打"√"。）

持续的时间	所有的时间	大部分时间	比较多时间	一部分时间	小部分时间	没有感觉
（1）您觉得生活充实	☐	☐	☐	☐	☐	☐
（2）您是一个敏感的人	☐	☐	☐	☐	☐	☐
（3）您的情绪非常不好，什么事都不能使您高兴	☐	☐	☐	☐	☐	☐
（4）您心里很平静吗？	☐	☐	☐	☐	☐	☐
（5）您做事活力充沛	☐	☐	☐	☐	☐	☐
（6）您的情绪低落	☐	☐	☐	☐	☐	☐
（7）您觉得筋疲力尽	☐	☐	☐	☐	☐	☐
（8）您是个快乐的人	☐	☐	☐	☐	☐	☐
（9）您感觉疲劳	☐	☐	☐	☐	☐	☐
（10）不健康影响了您的社交活动（如走亲访友）	☐	☐	☐	☐	☐	☐

10）请看下列每一条问题，哪一种答案最符合您的情况？（请在每一条问题后选择一个答案，并打"√"。）

内容	绝对正确	大部分正确	不能肯定	大部分错误	绝对错误
（1）我好像比别人容易生病	☐	☐	☐	☐	☐
（2）我跟周围人一样健康	☐	☐	☐	☐	☐
（3）我认为我的健康状况在变坏	☐	☐	☐	☐	☐
（4）我的健康状况非常好	☐	☐	☐	☐	☐

第三章

香山治未病常用技术与方法

第一节　膏　方

中医膏方是在中医理论指导下，按照中医辨证理论体系，以中药四气五味归经理论和方剂学的组方原则制定的特殊中医方剂剂型。膏方作为一种治病剂型，既可以用来防治疾病，又能用来养生保健，调理亚健康状态，因此膏方不单具有方药的功效，还兼具有养生文化的概念。中医的养生文化来源于《黄帝内经》的"上工治未病"。治未病强调的是居安思危和防微杜渐的思想，这种思想来源于中华民族长期的苦难经历。未病，从字面上理解应是还未进入疾病的状态，处于疾病的萌芽阶段，此时不能使用峻猛的方法，而应使用平和的治疗方法。膏方药味平和，兼顾阴阳，祛邪扶正，符合治未病的治疗原则，是预防保健重要措施之一。

一、定义

膏方，又称膏剂，是中医汤、丸、散、膏、酒、丹等剂型之一。膏方，历史悠久，功能独特，是中医药传统疗法之一。膏作为一种剂型，分为内服和外用两种。外用膏药是中医外科治法中的常用药物剂型，有软膏、硬膏两种。中药的硬膏剂俗称"膏药"，是药物与固体或半固体的黏性基质混合，摊涂于纸、布或兽皮等裱褙材料上，供贴敷于皮肤上的外用制剂。

"黑膏药"是用植物油（麻油、花生油）在高温下提取药材，去渣后再加入红丹炼制，经去除火毒后摊涂于布或纸上，因色泽深黑而得名。硬膏在常温时一般为坚韧固体，无显著的黏性，当贴敷于治疗部位时，人体温度将其软化而有黏性；一般膏药在用前经预热软化而有黏性，软化后再贴上。而橡胶膏药则无须预热，本身有一定的黏性，稍加压力即可紧贴于皮肤上。软膏剂系指药物与适宜基质均匀混合制成的具有一定稠度的半固体外用制剂。常用基质为油脂性、水溶性和乳剂型基质，其中用乳剂基质制成的易于涂布的软膏剂亦称乳膏剂。内服剂型，指的是煎膏，将中药饮片用水煎煮，取煎煮液浓缩，加炼蜜或糖（或转化糖）制成的半流体制剂。膏方有广义概念和狭义概念，广义上的膏方泛指一切膏剂，狭义定义的膏方仅指煎膏，也就是内服剂型。

随着现代社会的发展，各个阶层的人们都面临着巨大的生活、工作和精神压力。长期的压力会导致越来越多的人处于亚健康状态。鉴于膏方在治未病和防治亚健康方面的独特作用，膏方日益受到人们的关注和重视，有必要推广膏方的使用，以达到滋补养生与调治慢性疾病的作用。

二、源流

中医膏方历史悠久，在漫长的历史中发挥重要的作用。《郑韵》和《博雅》中对"膏"的解释是"润泽"的意思。东汉许慎《说文解字》曰："膏，肥也。从肉，高声。"从肉，表示与肉体有关。凝者曰脂，释者曰膏。膏和脂，除了物理性状不同之外，还可以从动物特征上进行区别。《大戴礼记·易本命》载："无角者膏而无前齿，有角者脂无后齿。"膏作为一种剂型的搭配物，取材必须来源于无角动物，猪是最合适的选择，因此后世很多膏剂的主要基质为猪油。膏方等剂型的出现，标志着本草粗加工迈向细加工的伟大进步，大大地扩大中医诊疗范围。

（一）萌芽期

先秦古籍《山海经》上记载"膏"字。《山海经·海内经》曰："爰有膏菽、膏稻、膏黍、膏稷，百谷自生，冬夏播琴。"膏在这里是形容词，指的是十分甘美的意思。《山海经·西山经》中讲到："是有玉膏，其原沸沸汤汤，黄帝是食是飨。"上古把一切滋润的东西统称为膏。玉膏、膏菽、膏稻、膏黍、膏稷吸收天地间的精华，蕴含精气神，具有"和柔刚"的作用，调和理顺人体阴阳之气，使人长生不老。《山海经》虽然是本神话书籍，但体现古代先民对健康的美好期望。

我国现存最早的方书《五十二病方》中关于膏方的命名有䖟膏、方膏、职膏、猪煎膏、久膏等，所治之病大多为创伤外科，也有痉症，如"令伤毋般（瘢），取䖟膏、□衍并治，敷之""金伤者，以方（肪）膏、乌（喙）□□，皆相□煎，（施）之"等。

中医学经典著作《黄帝内经》保存的十三方中有两则关于膏方的记载。第一种膏方是马膏方。马膏方出自《灵枢·经筋》，原文曰："足阳明之筋，……卒口僻，急者目不合，热则筋纵，目不开。颊筋有寒，则急引颊移口；有热，则筋弛纵缓，不胜收，故僻。治之以马膏，膏其急者；以白酒和桂，以涂其缓者，以桑钩钩之，即以生桑灰置之坎中，高下以坐等，以膏熨急颊，且饮美酒，噉美炙肉，不饮酒者，自强也，为之三拊而已。"上文讲的口僻是因为感受寒邪后出现的症状，治疗的原则是"急者缓之"，甘以缓急，故用马膏之甘平以缓其急。张介宾说："马膏，马脂也。其性味甘平柔润，能养筋治痹，故可以膏其急者。"第二种膏方是豕膏。《灵枢·痈疽》曰："黄帝曰：愿尽闻痈疽之形与忌曰名。岐伯曰：痈发于嗌中，名曰猛疽。猛疽不治，化为脓，脓不泻，塞咽，半日死；其化为脓者，泻则含豕膏，无令食，三日而已。"刘衡如云："盖谓含豕膏于口中，无遽食下，令疮口多得滋润被复，易于愈合，于义颇通，窃疑冷为令字之误，则与无食义同。""发于腋下赤坚者，名曰米疽，治之以砭石，欲细而长，疏砭之，涂以豕膏，六日已，勿裹之。"《黄帝内经》成书之前的年代基本是以外用膏为主，没有内服的膏方。

出土于甘肃武威的汉代医简反映汉代这一历史时期中医学水平的原始资料，首次出现了内服的膏方。武威汉代医简上记载的方剂以散剂为主，其中膏剂有 9 例。膏剂分为内服和外用两类，外用膏剂有治人卒雍方等，内服兼外用的有千金膏药方。其中千金膏药方的成分为蜀椒四升、弓穷一升、白芷一升、付子卅果，还加入醋、猪油、鸡子黄，药味虽然简单，但已明确多种内外妇科疾病证明膏方效果良好。

《伤寒论》的理法方药较《五十二病方》有较大的飞跃。《伤寒论》上的膏方有两种：猪膏发煎和大乌头煎。猪膏发煎的成分是猪膏和乱发，二味和膏中煎之，发消药成，治疗诸黄和阴吹。大乌头煎出自《金匮要略·腹满寒疝宿食病脉证治》，制作方法是"乌头大者五枚（熬，去皮，不㕮咀），上以水三升，煮取一升，去滓，内蜜二升，煎令水气尽，取二升，强人服七合，弱人服五合"。《伤寒论》首次使用白蜜同煎浓缩方法，白蜜的作用是制约毒性，另外还可延长药性。

（二）发展期

魏晋南北朝至隋唐时期是膏方的发展阶段，这个阶段膏方的应用逐渐由外治法为主发展到内、外治法并用。魏晋南北朝时期炼丹术盛行，名士服药，多半是丹药，有些是炼丹过程产生的副产品。晋葛洪在《抱朴子内篇》讲到炼丹法："绮里丹法，先飞取五石玉尘，合以丹砂汞，内大铜器中煮之，百日，五色，服之不死。以铅百斤，以药百刀圭，合火之成白银，以雄黄水和而火之，百日成黄金，金或太刚者，以猪膏煮之，或太柔者，以白梅煮之。"上文讲的炼丹法类似膏方的做法。炼丹文化现象影响了膏方的选方用药。在《肘后备急方》中"治百病备急丸散膏诸要方"记载 7 首膏剂，使用雄黄、朱砂、水银等矿石类药物。膏丹混用往往导致放大药物的毒性反应。

至唐代，《千金要方》《千金翼方》《外台秘要》《新修本草》等文献中介绍了一些膏煎。与膏煎相关的方剂如《千金要方》里有杏仁煎、苏子煎、款冬煎等。制作工艺沿用前朝的方法。唐代孙思邈在《千金要方》中引用《肘后备急方》的方法："凡合膏，先以苦酒渍，令淹浃，不用多汁，密覆勿泄。……若是可服之膏，膏滓亦堪酒煮饮之。可摩之膏，膏滓则宜以敷病上，此盖欲兼尽其药力故也。"这时期的内服膏和外用膏使用方法上有细微的区别。

（三）成熟期

宋金元时期膏方逐渐趋于成熟，明清时期制剂工艺更加完善。宋朝方书《太平惠民和剂局方》介绍的膏方有琥珀膏、丹参膏、神效当归膏、腻粉膏、乌蛇膏、神仙太乙膏等。书中详细介绍琥珀膏的制作方法：先用琥珀、丁香、桂心、朱砂、木香五味捣，罗为末，其余药并细锉，以油浸一宿，于铛中以慢火煎，候白芷焦黄滤出；次下松脂末，滤去渣，再澄清油，却安铛中慢火熬，下黄丹一斤，以柳木篦不住手搅，令黑色，滴入水中成珠子不散，看硬软得所，入琥珀等末，搅令匀，于瓷器内盛之。南宋《洪氏集验方》之琼玉膏，用生地黄、人参、茯苓和白沙蜜组成，治虚劳干咳，是一首著名的膏方。叶天士的《临证指南医案》中使用琼玉膏治疗咳嗽，直至今日，仍广为沿用。金刘完素的《黄帝素问宣明论方》记载肉苛证的摩膏。

明清的膏方使用范围更加广泛，膏方的数量大大增加，膏方才真正成为内科治疗的主要手段之一。章次公在《章次公医案》中讲："膏方之制，不见于仲景、思邈之书。即金元四家亦未尝有焉。昉（溯）其所自，实始于明代注重血肉有情之物，为虚羸不足者辟一新途径。"

章次公认为到了明代膏方才真正得到发展。章次公推崇《韩氏医通》，认为《韩氏医通》为用膏方治虚劳之佼佼者。明朝韩懋在《韩氏医通》中讲到："有病者主精血，过此以往，有消无息，是为老人，宜专调气，不可以病例治矣。然自浇漓以来，男尤先涸，故四十、五十，即中寿之年，雅宜补剂。壮年色劳者，惟退热不必补。……而凡病久者，必循行经络，反从其邪，然后对症，此皆病情之肯綮，处方之心印也。"韩懋认为抓住病情的关键，才是处方之心印。

《医宗金鉴》记载很多外科膏方。叶天士在《临证指南医案》中记载四个膏方病案，指出："阴络空隙，厥阳内风掀然鼓动而为厥。……但病根在下深远，汤剂轻浮，焉能填隙？改汤为膏，取药力味重以填实之，亦止厥一法。"使用咸味、介类、猪脊髓、羊骨髓填补真阴。另外三个医案分别为金樱膏丸治疗上实下虚症，参术膏方治疗肾阳虚衰渐及中焦证，和填补真阴治疗倒经。

（四）稳定期

近现代名医章次公、丁甘仁、秦伯未、颜德馨等推广膏方，特别是在慢性病调理上，膏方起到重要的作用。《丁甘仁医案》虚火烁金引起咳嗽病案中，用了梨膏滋少阴之火，火降水生而可自止；在木火刑金案中，使用枇杷叶膏润肺止咳平喘。丁甘仁认为膏方的药味与煎药相仿，可以用膏方善后。书中记载三个膏方医案：①遗精案。大队益气补肾中加入血肉有情之品填益精髓，具体做法是中药饮片煎四次，取浓汁，加龟甲胶四两，清阿胶四两。均用陈酒炖烊，再将鳔胶和入白文冰半斤溶化收成膏。每早晚各服二匙，均用开水化服。②痔漏案。痔漏日久伤阴，阴损及气，气阴不足，虚阳上扰而致不寐。组方上以益气药安神，育阴药涵木，龟甲胶四两、清阿胶四两、鸡子黄填髓。③阳虚留饮案。温肾强脾，和胃降逆兼肃肺。加鹿角胶四两，龟甲胶四两，均用陈酒炖烊，白冰糖半斤，溶化收膏。

现代膏方在前人理论及实践的基础上，延续膏方的使用及扩展其使用范围，从外科到内科、妇科、儿科。现代膏方更加注重专科专病的研究及临床经验的总结，探索适合现代人体质特点的用药，逐渐从传统补益类观点到祛邪扶正的统一。在用药上，延续古代滋阴补肾健脾等补益类药物，适当加入清热、通里、祛风、通络等药物，体现"未病先防，已病防变，瘥后防复"的原则。全国名老中医颜德馨教授认为制膏方时思想须高度集中。首先确定全面治疗意图，而后再就患者的脏腑、气血阴阳等虚实情况扶正纠偏，寒热温凉及攻补之间不容忽视，膏方能促进人体本能的调整，不是单纯的补益。

（五）香山膏

岭南医学是地域色彩浓郁的中医流派之一，除了在内、外、妇、儿等领域发展意义重大外，对膏方的贡献亦大。中山市中医院地处岭南医学的中心，积极传承岭南医学，重视岭南地区多发病的防治，汲取民间经验，充分利用本地药材资源，形成了以科研、治疗、保健为一体的岭南医学亚分支——"香山医学"。其膏方特点如下。

（1）药食同源：岭南地区老百姓有煲凉茶和煲汤的习惯。煲凉茶和煲汤的药材取自岭南地区特有的中草药，如五指毛桃、牛大力等。中医药文化已经渗透到日常生活中，真正做到药食同源，体现未病先防的特点。

（2）健脾化湿：岭南地区物产丰富，饮食多样化，人群爱好生冷海鲜，习惯吃夜宵，这些因素都会造成脾胃功能虚弱、脾阳受损、湿邪内生、寒湿内盛。陈平伯《外感温病篇》曰："东南地卑水湿，湿热之伤人独甚。"薛生白认为："太阴内伤，湿饮停聚，客邪再至，内外相引，故病湿热。"薛生白强调湿热病是先由脾胃内伤而致内湿停聚，又感受外在湿热而发病，即湿热病内外相引的发病特点。其又云："湿热证属阳明太阴经者居多，中气实则病在阳明，中气虚则病在太阴。"处方上注重益气健脾，化湿和胃。

（3）功补兼施：现代人的体质不是单纯的虚证或者实证，往往是虚实夹杂的体质；因虚实夹杂病证有阴阳气血之分，还有水饮、痰浊、瘀血等区别，在辨证上要辨别虚实轻重，平衡阴阳表里，做到祛邪不伤正，扶正不留邪。

三、组方原则

中医膏方是在中医理论指导下，对偏颇体质或疾病的阴阳寒热表里进行综合辨证，确立治疗原则，指导方药的运用。膏方不同于一般方剂，膏方的用量一般比一般方剂大十余倍，达到二三十味药以上，因此一张膏方药味和数量繁杂，看似杂乱无章，其实遵循中医药组方和用药原则。

（一）补益气血，调和阴阳

从膏方源流及历代名家的临床经验上看，膏方兼有治病的功效和中医养生的作用。基于《黄帝内经》的"损有余，益不足"理论，治病的功效主要偏于补益。引起虚证的病因很多，首先是某一脏腑气、血、阴、阳的不足，气血同源同根，阴阳相生相克，气血阴阳相互影响，进而出现气虚不能生血，血虚不能生气，阴损及阳，阳损及阴，一脏受病，累及他脏。《黄帝内经·素问》提出"形不足者温之以气，精不足者补之以味"的总原则。阳为气，阴为味。阴阳互根，同理，气和味也是互根关系。人食地上食物，阴为味，阴养人的百骸。阳化气，阳气温煦皮肤腠理，阳气生人的形骸。形归气，气归形，形体肌肉不足，当补阳气。五脏藏精，人食五味，脾胃吸收精微，精微各归所喜，所以五味以补五脏之精。这是《黄帝内经》确立虚证总的治疗原则。《难经·十四难》曰："损其肺者，益其气。损其心者，调其营卫。损其脾者，调其饮食，适其寒温。损其肝者，缓其中。损其肾者，益其精。"《圣济总录·肺藏门》提出肺虚总的病机为"肺虚生寒，虚寒乏气"，使用了温热的"人参、五味子、干姜、桂枝、生姜"等补益肺气、温通卫阳的药。在杜仲汤方中，针对肺虚寒损，出现"腰背苦痛、难以俯仰、短气唾稠如脓"之症时，当用温中下气之法治疗肺肾不足之证。在厚朴汤方中，因"脾气亏乏，不能生肺，而肺气不足"，导致"多感风邪"时，当用补土生金法。这是

《圣济总录》对"形不足者温之以气"的具体阐述。汪绮石在《理虚元鉴》中提到"治虚有三本，肺、脾、肾是也""阳虚三夺统于脾""阴虚之症统于肺"。阳虚之症有夺精、夺火、夺气之分，但以中焦失调最危险，所以阳虚证首先要顾护中焦，培补后天之本。阴虚日久渐成痨，按肺来治，不管有无骨蒸、劳嗽、吐血，都要清金保肺。

关于补益药的使用，秦伯未认为可分为四类：一为温补类，宜于阳虚之证，如用附子、仙茅、黄芪、党参、当归、白术等；二为清补类，宜于阴虚之证，如用地黄、鳖甲、玉竹、柏子仁、首乌、肉苁蓉等；三为涩补类，宜于滑脱之症，如用补骨脂、莲须、酸枣仁、牡蛎、诃子、山茱萸等；四为平补类，宜于脾胃薄弱，或不耐滋补之证，如用白芍、山药、芡实等。而总纲为补气和补血；补气以四君子汤为主，补血以四物汤为主。

膏方组方要以中医基础理论为依据，兼顾五脏相生相克，才能确立总的治疗方向。

（二）"君臣佐使"，以平为期

"君臣佐使"是方剂配伍最重要的原则之一。现在的"君臣佐使"概念基本参照《方剂学》的解释。①君药：针对主病或主证起主要治疗作用的药物。其药力居方中之首，是方中不可缺少的药物。②臣药：一是辅助君药加强治疗主病或主证的药物；二是针对主要兼病或兼证起治疗作用的药物。其药力小于君药。③佐药：一是佐助药，协助君药、臣药以加强治疗作用，或直接治疗次要症状；二是佐制药，用以消除或减缓君药、臣药的毒性和烈性；三是反佐药，即根据病情的需要，用与君药性味相反而又能在治疗中起相辅相成作用的药物。佐药的药力小于臣药。④使药：一是引经药，即能引方中诸药以达病所的药物；二是调和药，使用最多的是甘草。

"君臣佐使"的概念出自《神农本草经》和《黄帝内经》。《神农本草经》曰："上药一百二十种，为君，主养命以应天。无毒，多服，久服不伤人。欲轻身益气，不老延年者，本上经。中药一百二十种，为臣，主养性以应人。无毒有毒，斟酌其宜。欲遏病，补虚羸者，本中经。下药一百二十五种，为佐使，主治病以应地。多毒，不可久服，欲除寒热邪，破积聚，愈疾者，本下经。"《神农本草经》的"君臣佐使"概念与现在的说法有一定区别：①君药主要是补益类药物，用来延年益寿；②臣药也是补益类药物，用来补虚羸；③佐使药物才是治病的药物。后世"君臣佐使"的概念中，君臣主要针对疾病总的病机调理阴阳平衡，佐使药物治疗兼杂症，与《神农本草经》也有相通之处。七方是《黄帝内经》里所说的一种方剂配伍原则，指七种组成不同的方剂：大方、小方、缓方、急方、奇方、偶方、复方。《素问·至真要大论》曰："君一臣二，制之小也；君一臣三佐五，制之中也；君一臣三佐九，制之大也。""君一臣二，奇之制也；君二臣四，偶之制也；君二臣三，奇之制也；君二臣六，偶之制也。""补上治上制以缓，补下治下制以急，急则气味厚，缓则气味薄。"《黄帝内经》的七方组方理论跟《周易》理论相似，"单一成于三，偶二成于六，君二臣六八卦成"。在《黄帝内经》成书时代毕竟方药较少，没有形成完整的辨证论治体系，组方原则不适合现代临床需求。张从正认为："病有兼证而邪不专，不可以一、二味治者。"成无己在《伤寒明理论》中讲到："多君少臣，多臣少佐，则气力不全。"膏方要兼顾到君臣佐使的平衡，不可以君臣失调。

（三）天人合一，形神合一

天人合一就是人与自然合一。狭义的"天"是自然界及其变化规律，广义的"天"是所有的客观事物及其变化规律，也包括人类社会及其变化规律。人是自然的一分子，与自然界之间存在着协调统一的关系。人体本身也是小的自然界，有自身协调统一的能力。第一，人与自然紧密相关。《素问·宝命全形论》指出："夫人生于地，悬命于天，天地合气，命之曰人。""天覆地载，万物悉备，莫贵于人。人以天地之气生，四时之法成。"老子曰："人法地，地法天，天法道，道法自然。"人生于地，即人法地，人的形体假借万物而成，所以说人生于地。命惟天赋，故悬于天。天地阴阳之气交合，这就产生了人。《周易·系辞下》："天地絪缊，万物化醇，男女构精，万物化生。"人类任何活动都在自然界规定范畴之内，必须遵循自然规律。第二，自然界提供人类生存的物质条件。《素问·六节脏象论》指出："天食人以五气，地食人以五味。五气入鼻，藏于心肺，上使五色修明，音声能彰。五味入口，藏于肠胃，味有所藏，以养五气，气和而生，津液相成，神乃自生。"五气为臊气、焦气、香气、腥气、腐气。天以五气食人者，臊气入肝，焦气入心，香气入脾，腥气入肺，腐气入肾也。地以五味食人者，酸先入肝，苦先入心，甘先入脾，辛先入肺，咸先入肾也。天位居高而包乎地之外，故五气从外窍而入于心肺。地位居于下在天之内，故五味藏于肠胃，以养五脏之气，气得味养，则阴阳合而相生。水谷入于口，五味各归所属，津液各走其道，则五藏之神自生。第三，人顺自然而生。《素问·四气调神大论》曰："春三月，此谓发陈……逆之则伤肝，夏为寒变，奉长者少。夏三月，此谓蕃秀……逆之则伤心，秋为痎疟，奉收者少，冬至重病。秋三月，此谓容平……逆之则伤肺，冬为飧泄，奉藏者少。冬三月，此谓闭藏……逆之则伤肾，春为痿厥，奉生者少。"四气调神的含义是要求人们顺应自然界四时气候的变化，调理精神活动，以便适应自然界生、长、收、藏的规律，从而达到防病养生的目的。四季各有其特点。春为发陈，发育万物，启故从新，处方上要注重调畅气机，收敛阳气，不要让阳气外泄。夏为蕃秀，长夏脾土用事，肝气易逆，脾土受伤，导致华英不秀，处方上要注重顾护中土。秋为容平，万物皆盛实而平定，收敛神气，处方上要肃肺清净，安神定志。冬为闭藏，万物收藏，不可烦扰阳气，处方上顺应闭藏，调和阴阳。

形神合一：形神理论在《黄帝内经》已有详细论述。人体之"形"包括脏腑及其所化生与贮藏的精血、皮肉、筋骨等，既有外在的形态又有内在脏腑的精气血。与人体之"形"相对的"神"，从主宰万物的神，逐渐演变为主宰人体生命活动的"广义之神"和魂、魄、意、志、思、智等精神活动的"狭义之神"。人不仅自身机能平衡、与自然界平衡，还必须在其所处的人类社会变化的心理活动中，求得心态平衡，才能排除心理因素导致的疾病。形与神是互相联系的。《灵枢·邪客》中有云："心伤则神去，神去则死矣。"《素问·上古天真论》亦云："形体不敝，精神不散。"形与神互相依存，精神活动必须以形体状态为基础，才能发挥神的正常作用。精神状态可以统御形体状态，神去则死。刘完素根据"心为君主之官"和"肾为作强之官"理论，提倡"静专内守"以葆养精神，维持心肾之间水火既济的"降心火，益肾水"学说。处方上既要补形，又要补神。

（四）攻补兼施，斡旋中焦

现代人的体质不是单纯的虚证或者实证，往往是虚实夹杂的体质。虚实夹杂病证有阴阳气血之分，还有水饮、痰浊、瘀血等区别，在辨证上要辨别虚实轻重，平衡阴阳表里，做到祛邪不伤正，扶正不留邪。朱丹溪强调"攻击宜详审，正气须保护"。他以浅近易明的邪正治疗大法，贯串于内科杂病诊治的全过程。刘完素生平致力于《黄帝内经》"亢害承制"理论和运气的研究。六气之中存在着相互制约的动态平衡，该平衡一旦被打破，其中一气过于亢盛，摆脱制约，六气变为六淫，则灾害起、大病生。承制之道体现在人体即为"五脏相互制约"，若五脏失其制约则意味着某一脏功能亢进打破人体的阴阳平衡。亢害承制的本质是正邪和虚实的关系，扶正祛邪才能恢复机体的动态平衡。张从正《儒门事亲》所论"三法（汗、吐、下）六门（风、寒、暑、湿、燥、火）"，三法定义较广，"所谓三法可以兼众法者，如引涎、漉涎、嚏气、追泪，凡上行者，皆吐法也。炙、蒸、熏、渫、洗、熨、烙、针刺、砭射、导引，按摩，凡解表者，皆汗法也。催生下乳，磨积逐水，破经泄气，凡下行者，皆下法也"。在整体辨治方面，张从正仍是遵循"虚则补之，实则泻之"的原则，只是在治法上更多地强调攻邪，邪去而正自安，并重视攻下后的饮食调补。

疾病的发生是一个邪正斗争的过程，正虚邪实是疾病发生的关键，邪退正复是疾病趋好的必要条件。要恢复疾病的阴阳平衡，补法和泻法是重要的治疗方法。攻与补是矛盾对立的统一体，攻是攻邪，又称祛邪，是指消除病邪；补是补正，亦称扶正，是指补益或扶助人体正气。如出自《太平惠民和剂局方》的参苓白术散，主治功效为"治脾胃虚弱，饮食不进，多困少力，中满痞噎，心忪气喘，呕吐泄泻及伤寒咳噫。此药中和不热，久服养气育神，醒脾悦色，顺正辟邪"。朱丹溪在《丹溪摘玄·脾胃门》中讲到："寻常理脾助胃之道，当以和平之剂，又须宜时饥饱，不以生冷伤之，不为寒暑所侵，不为七情所伤。如是则气体自然充实，百病不坐。将理失宜，或六淫七情相子，为呕、为泄、为喘、为满，变生诸病。"这是虚实夹杂的病症，既有脾胃虚弱的饮食不进，又有呕、泄、喘、满等邪实表现。治疗当攻补兼施，以益气健脾、渗湿止泻立法。故用人参、白术、茯苓、甘草益气健脾；山药、莲子健脾益气和止泻；白扁豆、薏苡仁以渗利水湿。诸药合用，补其中气，渗其湿浊，行其气滞，恢复脾胃受纳与健运之职，则诸症自除。

李杲的《脾胃论》序言讲到："《黄帝内经》说百病皆由上中下三者，及论形气两虚，即不及天地之邪，乃知脾胃不足为百病之始。"万病之因，不外天之邪气，地之湿气及中之饮食。若论形气不足，形气指的是血气，血气不足，主要是因为脾胃虚弱。补脾胃升脾阳，是李杲治疗脾胃虚弱各种疾患的基本法则，黄芪、党参、白术、炙甘草、柴胡、升麻是其基础方，若阴火上升，则用黄芩、黄连苦寒以泻之，盐水炒黄柏、知母降肝肾离位之相火。

膏方药味较多，偏于滋腻，处方上要固护中焦脾胃，恢复脾胃气机升降之枢纽，防止脾胃受损。

四、组成、功效和分类

（一）组成

膏方的组成可分为三种，即饮片、胶类及糖类。

1. 中药饮片

中药的来源，主要是植物、动物、矿物三大类。无论是哪一类，基本上都是天然产品，都不宜于直接用于调剂和制剂，必须经过一定加工，方可使用。加工后的制品就是中药的"饮片"或"咀片"。中药饮片是将中药材根据中医理论和炮制方法加工而形成的临床制剂。

膏方中的饮片分为补益类饮片和祛邪类饮片。

1）补益类饮片。补益类饮片分为补气药、补血药、补阴药和补阳药。

（1）补气药。本类药物性味多甘温或甘平，能补益脏腑之气，用于治疗气虚证。气虚证主要见于肺气虚和脾气虚。肺主气，肺气虚则少气懒言、动则气喘、易出虚汗。脾主运化，为后天之本，气血生化之源；脾气虚则神疲乏力、食欲不振、脘腹胀满、大便溏泄，甚则浮肿脱肛等。又因血为气之母，气为血之帅，故血虚或因脾不统血而出现的大出血，也当配补气药。因大吐、大泻、大失血、大病所致的元气极虚、脉微欲绝，或汗出肢冷的亡阳厥脱证，也可配其他回阳救逆药来补气固脱，以资急救。常用补气药有人参、党参、西洋参、太子参、黄芪、白术、山药、白扁豆、甘草等。

（2）补血药。本类药物性味多甘温或甘平，用于治疗血虚证。血虚证主要见于心血虚和肝血虚。心血虚常见面色不华、唇舌色淡、心悸怔忡、失眠多梦、记忆力减退或出现结脉、代脉。肝血虚常见面色萎黄、指甲苍白、眩晕耳鸣、视物昏花、月经后期量少色淡，甚则经闭等。《黄帝内经》讲肝肾同源，也就是李中梓讲的乙癸同源，肝肾同源于精血。对一些肾精不足者，也常配用补血药。常用药有当归、熟地黄、何首乌、白芍、阿胶、龙眼肉等。

（3）补阴药。本类药物的药性甘寒（或偏凉）质润，能补阴、滋液、润燥，用以治疗阴虚液亏之证。阴虚证主要见于肺阴虚、胃阴虚、肝阴虚、肾阴虚。肺阴虚多见干咳少痰，或咯痰带血、口干舌燥、咽痛音哑等症。胃阴虚多见舌绛苔剥、咽干口渴、纳呆不饥、胃中嘈杂、呕哕，或大便燥结等。肝阴虚多见两目干涩、视物不清、肢体麻木、眩晕等症。肾阴虚常见腰膝酸软、遗精滑泄、潮热盗汗、手足心热、心烦失眠等。上述证候可选用补阴药治疗。常用药有北沙参、麦冬、天冬、石斛、玉竹、黄精、百合、枸杞子、桑椹、墨旱莲、女贞子、龟甲、鳖甲等。

（4）补阳药。本类药物性味多甘温或咸温或辛热，能温补人体之阳气，用于治疗阳虚证。阳虚证多见于心阳虚、脾阳虚、肾阳虚。肾为先天之本，内寓元阴元阳。元阳是人体阳气的根本，元阳推动和激发脏腑、组织、器官的功能活动，元阳虚弱则诸脏失其温煦生化。肾阳虚可见肢寒畏冷、腰膝酸痛、阳痿早泄、宫冷不孕、白带清稀、遗尿尿频、小便清长等。对于肾不纳气、呼多吸少的肾虚作喘，肾阳虚、气化不利、阳虚水泛的水肿，因肾火衰微而不能温运脾土的五更泄泻等，也须选用补阳药治疗。常用药有鹿茸、鹿角胶、巴戟天、肉苁蓉、仙茅、淫羊藿、胡芦巴、杜仲、续断、狗脊、骨碎补、补骨脂、冬虫夏草、蛤蚧、核桃仁、紫河车、菟丝子、沙苑子、锁阳、海狗肾、韭菜子、阳起石等。

2）祛邪类饮片。六淫之邪是外来之邪，需要祛邪外出。在疾病发展过程中，会产生一些病理产物，这些病理产物主要有水饮、瘀血、痰浊等有形实邪，留置五脏六腑，此时应使用祛邪方法。中医历代治法内容丰富，自成体系。清代医家程钟龄《医学心悟》总结出治疗八法"汗，和，下，消，吐，清，温，补"。除了温补法外，余法都属于祛邪法，吐法容易伤及正气，应少用。

（1）汗法药。凡以发散表邪、解除表证为主要作用的药物，称解表药，具有发汗解表功效。解表药除了发汗解表外，还有祛邪外出、升阳助脾等功效。李杲在《脾胃论》中言："大法云，汗之则愈，下之者死。若用辛甘之药滋胃，当升当浮，使生长之气旺。言其汗者，非正发汗也，为助阳也。"李杲认为升麻、柴胡、葛根、羌活、防风等辛温之药不能理解为发汗，而是取其风燥升阳，使脾胃之气升浮，生长之气旺盛，泄阴火。

（2）和法药。和法的特点就是一个"和"字，不重在祛邪，也不重在扶正，而是重在调和。通过调和作用，使人体正气和外界邪气之间取得制衡，也使人体各个脏腑在功能运转上达到某种和谐。最经典的方剂是小柴胡汤，小柴胡汤的主要药物分为散邪和扶正，如果从方剂延伸含义上讲，只要平衡好祛邪和扶正的比例就是和法。

（3）下法药。凡能引起腹泻，或润滑大肠，促进排便的药物，称为泻下药。张从正认为下法不是单纯的泻下，而是"陈去而肠胃洁，瘕尽而荣卫昌"。《儒门事亲》中讲到具体的用药："所以谓寒药下者，调胃承气汤，泄热之上药也；大、小、桃仁承气，次也；陷胸汤，又其次也；大柴胡，又其次也。以凉药下者，八正散，泄热兼利小溲；洗心散，抽热兼治头目；黄连解毒散，治内外上下蓄热而不泄者；四物汤，凉血而行经者也；神芎丸，解上下蓄热而泄者也。以温药而下者，无忧散，下诸积之上药也；十枣汤，下诸水之上药也。以热药下者，煮黄丸、缠金丸之类也，急则用汤，缓则用丸，或以汤送丸，量病之微甚，中病即止，不必尽剂，过而生愆。"

（4）消法药。消是去壅滞。积聚有气滞、瘀血、积食、痰饮、蓄水等。对现代人来讲，最适合使用消法的疾病是高脂血症，最常用的中药为活血化瘀药、利水渗湿药、清热药、消食药、化痰止咳平喘药和理气药，具体的中药有山楂、泽泻、丹参、茯苓、白术、何首乌、半夏、甘草、陈皮、决明子、川芎、红花等。

（5）清法药。凡以清泄里热为主要作用的药物，称为清热药。清热药的药性寒凉，具有清热泻火、清热燥湿、清热凉血、清热解毒及清透虚热等功效。火有实火和虚火之分。程钟龄把清火法分为几种：①火郁发之：暑热伤气，则补而清之，东垣清暑益气汤。②湿热之火：则或散、或渗、或下而清之，开鬼门、清净府、除陈。③燥热之火：则润而清之，通便。④伤食积热：则消而清之，食去火自平。⑤七情化火：喜、怒、忧、思、悲、恐、惊，互相感触，火从内发，朱丹溪治以越鞠丸，开六郁也。立斋主以逍遥散调肝气。⑥阴虚阳亢：至若真阴不足，而火上炎者，壮水之主以镇阳光。真阳不足，而火上炎者引火归原以导龙入海。

2. 胶类

动物胶类药材是指以动物的皮、鳞甲及骨等用熬胶的方式入药使用的一类中药，如阿胶、黄明胶、龟甲胶等。其在我国已有悠久的应用历史，并积累了丰富的临床经验。胶类药材种类繁多，常用的有如下几种。

（1）阿胶。属皮胶。将马科动物驴的皮漂泡，去毛，切成小块，再漂泡洗净，分次水煎，滤过，合并滤液，用文火浓缩（可分别加入适量的黄酒、冰糖和豆油）至稠膏状，冷凝，切块，阴干。阿胶始载于《神农本草经》，列为上品，称其："主心腹内崩，劳极洒洒如疟状，腰腹痛，四肢酸疼，女子下血，安胎。"阿胶具有润肺止咳、养血补血、滋阴润燥功效。

（2）黄明胶。属皮胶，来源于牛科动物黄牛的皮，又被称为水胶、牛皮胶、明胶等。将干燥的牛皮，铡成小方块，置清水中浸洗 2 日，经常搅拌换水，至牛皮柔软时洗净取出。入铜锅内，加入约 5 倍量的清水，加热使水徐徐沸腾，并随时添水，每 24 小时滤取清液，如此反复 3 次，将全部滤液用明矾沉淀，倾取清汁，再入铜锅内加热浓缩，至滴于滤纸上不化为度，加入黄酒或冰糖等辅料收胶，倒入胶盘内，俟冷，切成小块，晾干。《本草汇言》曰："牛皮胶，龚云公：止诸般失血之药也。梁心如曰：其性黏腻，其味甘涩。入服食药中，固气敛脱，大有神功……与阿胶仿佛通用，但其性平补，宜于虚热者也。如散痈肿，调脓止痛，护膜生肌，则黄明胶又强于阿胶一筹也。"

（3）新阿胶。属皮胶，来源于猪皮，为阿胶的替代品。

（4）鹿角胶。属角胶。来源于鹿科动物马鹿或梅花鹿的角。将鹿角锯成长 6~10 cm 的段，漂泡至水清，分次水煎，过滤，合并滤液（或加入明矾细粉少量），静置，滤取胶液，用文火浓缩（可加适量豆油、冰糖、黄酒）至稠膏状，冷凝，切块，阴干。鹿角胶具有温补肝肾、益精养血的功效。

（5）龟甲胶。属甲胶。来源于龟科动物乌龟的背甲及腹甲。取漂泡后的净龟甲，分次水煎，滤过，合并滤液（可加入少许明矾细粉），静置，滤取胶液，用文火浓缩（可加适量的黄酒）至稠膏状，冷凝，切块，阴干。龟甲胶具有滋阴，养血，止血功效。鳖甲胶也属甲胶，先将鳖甲浸泡 7 天，清水洗刷后，取出下锅煮，与冰糖、黄酒、香油浓缩成胶，凝固后切成长条形小块即得。鳖甲胶具有滋阴补血，润肺消积的功效。

3. 糖和蜜的选用和用量

膏方中含有大量的糖和蜂蜜。糖和蜂蜜混杂有微生物，不经处理就使用会导致成品在贮藏过程中出现长霉、发酵、析出糖的结晶（俗称返砂）等问题。糖和蜜经处理后，可达到去除杂质、杀灭微生物、减少水分、防止返砂等目的。煎膏剂所用的蜂蜜和糖必须经过炼制。

（1）蜂蜜。蜂蜜是膏方主要的辅料之一，富含多种营养成分，具滋补、润肺止咳、润肠通便、解毒、矫味等作用。《神农本草经》上讲石蜜："味甘，平。主心腹邪气，诸惊痉痫，安五脏，诸不足，益气补中，止痛解毒，除众病，和百药。久服，强志、轻身、不饥、不老。"《名医别录》讲蜂蜜色白如膏者良。另外，蜂蜜中含大量还原糖，可防止有效成分氧化。蜂蜜的葡萄糖和果糖含量约75%，另含有少量蔗糖、有机酸、挥发油、维生素（维生素 B_1、B_2、B_6、A、D、E、K、H 等）、酶类（淀粉酶、转化酶、过氧化酶、脂酶等）、乙酰胆碱、无机盐（钙、磷、铁、镁、硫、钾、钠、碘等）等丰富的营养成分。

蜂蜜的品种较多，有洋槐蜜、枣花蜜、荆花蜜、椴树蜜、紫云英蜜、荔枝蜜等。从工艺上划分为三种：①天然蜜。天然蜜是指完全由蜜蜂酿制的蜂蜜，整个生产过程中无任何人工干预且不含任何添加剂，如完全由蜂酿制的土蜂蜜就算得上是天然蜜。②蜂巢蜜。蜂巢蜜是指连巢带蜜一起的蜜，由蜂蜡筑成的蜂巢和花蜜酿成的蜂蜜组成，而且蜂巢蜜还含少量的蜂胶、蜂王浆及蜂花粉等几乎所有的蜂产品。③浓缩蜜。浓缩蜜是指经人工浓缩而成的蜂蜜，生产浓缩蜜的原料是蜜蜂尚未酿制成熟的未成熟蜜，这些未成熟蜜经高温浓缩后可加工成含水量极低的浓缩蜜。

《中国药典》（2020 年版）规定，蜂蜜性状为半透明、带光泽、浓稠的液体，白色至淡黄色或橘黄色至黄褐色，放久或遇冷渐有白色颗粒状结晶析出。气芳香，味极甜。25 ℃时相对密度不得低于 1.349，还原糖不少于 60%，用碘试液检验无淀粉、糊精。

（2）炼蜜。蜂蜜的炼制系指蜂蜜加热炼制的操作，得到的制品称为炼蜜。炼蜜时，先将蜂蜜置锅内，武火加热至沸腾，改用文火，保持微沸，去除上层浮沫和杂质，然后过滤去死蜂、杂质，再倒入锅内继续加热至沸腾，使大部分水分蒸发，颜色变为浅红色，以满锅起鱼眼泡，浮起的泡带有光泽，用手捻之有黏性，两指间无长白丝出现时为度。《备急千金要方》中提到的炼制方法为："凡用蜜，先火煎，掠去沫，令色微黄……"

（3）糖。膏方所用的糖有冰糖、白砂糖、红糖、饴糖等，可根据临床需要灵活选用。一般每料膏方用量为 250～500 g。

冰糖：性味甘平，无毒，具有补中益气、和胃润肺的功效。

白糖：性味甘平，具有润肺生津、和胃补中、舒缓肝气的功效。

红糖：性甘温，具补血、破瘀、疏肝、驱寒的功效。

饴糖：性甘香甜，具补中润燥的功效。

糖用热溶法处理：将糖溶于一定量的沸水或中药浸提液中，继续加热，加入药物并搅拌溶解，滤过，再自滤器上加蒸馏水至规定体积，即得。此法简便，药液易滤过澄清，由于加热可杀灭生长期的微生物，糖中的一些高分子杂质也可因加热凝固而被滤出，成品易于保存。

（二）分类

根据制作过程是否加入蜂蜜，将膏方分为清膏和蜜膏；根据膏方中是否含有动物胶或紫河车等动物药，可将膏方分为素膏和荤膏。

1. 清膏

膏方在制作过程中如果没有加入糖类（如蜂蜜、冰糖、白糖、红糖、饴糖等），称为"清膏"。适合胃肠吸收功能较差、食欲缺乏及糖尿病患者，相当于中药浓煎剂。

2. 荤膏

这是指膏方中除中草药之外，还添加了动物胶（如阿胶、龟板胶等）或动物药（如紫河车、鹿鞭等）辅料而熬制的膏方。

3. 素膏

这是指膏方在加工时用糖或蜂蜜等辅料，不用动物胶而收制的膏方，又有"糖膏""蜜膏"之分。

五、制作、存放和应用

（一）制作

膏方中所选用的道地药材对膏方的疗效固然重要，但规范严格的制作工艺对膏方的疗效更为重要。膏方制作是一个生产管理与质量控制的过程，制作流程包括浸泡、煎煮、浓缩、收膏等几道工序。

1. 浸泡

膏方的饮片包括主料和细料，一般20～35味，3 000～5 000 g。浸泡药材是膏方加工的第一步，在实际操作中十分重要，其主要目的是使药材充分吸水溶胀，使煎煮时能快速溶出有效成分。主料制药前需隔夜浸泡药物一宿。浸泡前要去除药材中的杂质、泥沙等物质。加入适量水，浸没全部药物，并高出10 cm。需浸一夜或12小时以上，以使药物浸透。

细料又称细贵药材，是一些参茸类和其他贵重药物的统称。膏方中的细料分量最轻，但价格高，与主料同煮会导致药物浪费，有效成分丢失，因此一般单独处理。细料包括人参、石斛、红参、太子参、西洋参、鹿茸、珍珠粉、红花、川贝母等。

2. 煎煮

煎煮时间与多次煎煮后合并药液取上清液是煎煮的要点。把浸泡后的主料上火煎煮。先用大火煮沸，再用小火煮1小时左右，转为微火以沸为度，约3小时，此时药汁渐浓，即可用纱布过滤出头道药汁；再加清水浸润原来的药渣后即可上火煎煮，煎法同前，此为二煎；待至第三煎时，气味已淡薄，滤净药汁后即将药渣倒弃（如药汁尚浓时，还可再煎1次）。将所煎得药汁混合一处，静置后再沉淀过滤，药渣越少越佳。有些药物的有效成分难溶于水，如金石、矿物、介壳类药物，一般主张打碎先煎半小时。先煎的药物煎煮到一定程度后，再纳入其他药物同煎。对含有挥发性成分的气味芳香的药物及加热易破坏有效成分的药物，煎煮时间过长易使有效成分挥发或降解而降低药效，故与其他药物同用时，应待其他药物煎煮一定时间后，再放入需要后下的药物同煎，时间宜短。常见的后下药物有薄荷、青蒿、木香、砂仁、沉香、白豆蔻等。为了更好地煎出有效成分，避免药物的浪费，细料需单独另煎2～3小时。

3. 浓缩

浓缩是膏方制作的重要环节，大多是通过蒸发完成。蒸发是指通过加热使部分溶剂气化，从而提高药液浓度的操作过程。将煎煮过滤后的药液，在洁净的锅内浓缩，用广口锅以提高蒸发面积，开始可用武火加热至沸，而后用文火不断加热搅拌蒸发，搅拌能破坏液面的结膜，加快蒸发速度，捞出上层浮沫。加工过程中注意掌握火候，防止药液沸腾溢出和结底。直至浓缩为稠膏，药液滴于干燥的牛皮纸上，以滴膏不扩散凝结呈珠状为度，即得传统的清膏。

4. 收膏

将上述浓缩的清膏，按处方规定，依次兑入备用的药液、各种辅料及胶类等（事先加热炼制或烊化，临用时趁热加入），同时适当调节火候，并继续加热搅拌，以免粘底起焦。搅拌至提起搅拌棒见药汁"挂旗"（指以搅拌棒蘸取药汁并水平提起，药汁沿棒边呈片状垂下或滴下）、"挂丝"或"滴水成珠"（指以搅拌棒蘸取药汁，滴入清水，药滴不会马上散开溶解，短时间内仍保持珠状），膏体加热时呈蜂窝状"翻斗云"，加入辅料，边加入边搅拌，混合均匀，装入容器，冷却。

膏方的等级分类如下：①合格膏方：合格的膏方嗅之无焦味、无异味，没有糖的结晶析出即"返砂"现象。②优质膏方：加工道地、质量上乘的膏方，可见膏体外观细腻、黑润而有光泽，膏体稠厚适中，呈半固体状，并且嗅之有药物的清香。

（二）存放

待收好的膏冷却后，装入清洁干净的瓷质容器内，先不加盖，用干净纱布将容器口遮盖上，放置一夜，待完全冷却后，再加盖，放入阴凉处保存。

（三）应用

根据患者病情需要，并严格掌握膏方的使用方法，即使不在冬令季节，同样可以服用膏方。但服用膏方后消化吸收是关键。对于湿热、痰湿体质，脾胃运化功能较差者，临床表现为精神不济、食欲不振，或有胸胁痞闷症状等，若盲目服用膏方，不但影响对膏方的消化吸收，而且会加重脾胃负担。因此，此类人群在服用膏方之前，需要服用"开路方"（普通方剂）。开路方既可以达到消除宿积、健运脾胃的作用，以利于就诊者对膏方的吸收；也可以作为试探性的调补，为开具膏方做准备。

膏方应用上可以分为以下几种形式：第一种是由经典的名方制成的已获得生产批号的成品膏，如琼玉膏、龟鹿二仙膏、固元膏等；第二种是由现代名中医研发的新的组方制成的已获得生产批号的成品膏；第三种就是膏方门诊开出的临证膏方，主要特点为一人一方，辨证论治，根据体质特点和疾病特征开具处方。

表3-1为中山市中医院研发的香山膏方。

表3-1 香山膏方的组成、功效及主治

膏方名称	处方组成	功效	主治
活血壮骨膏	三七、续断、当归、丹参、杜仲等	活血壮骨，生骨疗伤，养血强筋	用于营血不足、肝肾亏虚、气滞血瘀之证
通痹舒筋膏	白芍、龙眼肉、五指毛桃、牛膝、宽筋藤、鸡血藤等	养血舒筋，祛风通络	适用于肝血亏虚、筋脉失养所致之颈背酸痛，关节不利，手麻肩痛等
气血双养膏	阿胶、当归、熟地黄、红参、黑枣、炙甘草等	补养气血	用于气血两亏、病后虚弱、劳积虚损、体虚无力之证

膏方名称	处方组成	功效	主治
益气健脾膏	党参、白术、茯苓、莲子等	益气健脾，和中养胃	适用于脾胃虚弱而致的胃脘虚冷、纳差、嗳气等慢性胃炎及体虚消化不良者
调补肾气膏	淫羊藿、酒苁蓉、山茱萸、黄芪、骨碎补等	温补肾阳，行气利水	用于肾虚之腰膝酸软、小便不利、畏寒肢冷
健脾祛湿膏	茯苓、白术、白扁豆、五指毛桃、党参等	健脾益气，和胃除湿	适用于脾虚湿困所致腹胀、大便不成形、身体倦怠或四肢困重等症
更年调理膏	龟甲胶、阿胶、柴胡、川芎、炒酸枣仁、白芍、白术、黄芪等	疏肝理气，宁心解郁，调理肝肾	适用于肝肾亏虚，气机不畅致心神不宁、心烦易怒、郁郁不乐，或记忆力减退等症
润肠通便膏	阿胶、酒苁蓉、柏子仁、郁李仁、党参、当归等	润肠通便	适用于慢性便秘，用于阴虚、血虚、气虚、阳虚引起的肠燥及便干者
养血安神膏	炒酸枣仁、熟地黄、合欢花、百合、知母等	柔养肝血，除烦安神	适用于心肝血虚所致浅睡、梦多、闷闷不乐、急躁易怒、疲乏、记忆力减退等症
舒心解忧膏	郁金、香附、龟甲胶、合欢花、百合、丹参等	疏肝除烦，解郁安神	适用于肝郁不舒所致郁闷不乐、动力不足、睡眠不佳等症
固肾健腰膏	鹿角胶、龟甲胶、补骨脂、狗脊、枸杞子、熟地黄、杜仲等	补益脾肾，活血通络止痛	主治虚性腰疼，用于脾肾亏虚、痰瘀互结所致腰膝酸痛乏力、翻身困难、腰肌僵硬者
解郁散结膏	柴胡、白芍、浙贝母、郁金、丹参、四制益母草、橘核等	疏肝解郁，化痰散结，活血化瘀	适用于乳腺腺瘤样增生病、乳腺纤维囊性增生病，多发纤维腺瘤、部分伴有结节性甲状腺肿大、子宫肌瘤等
保产养血膏	当归、黄芪、白芍、黄芩、艾叶、白术等	益气养血，柔肝益肾，疏通经络	适用于阴道分娩产前（妊娠36~40周）气血不足，高龄体弱等

六、注意事项

（一）禁忌

（1）慢性病患者在急性发作阶段不宜服用膏方。

（2）外感急性疾病时不宜服用膏方。

（3）传染病患者在急性期和活动期均不宜服用膏方。

（4）处于经期的女性，以及妊娠者（尤其是前3个月内）不宜服用膏方。

（二）服用前的个体状态调整

（1）心理调节：安定情志，遇事不怒，避免因怒与思虑而损伤肝脾，若遇肝胆失衡，须调治脾肾，配合调泄肝胆，通利水湿。

（2）生理调节：预防感冒，凡遇外感风寒之邪，侵袭人体之后，应先予疏风散寒，调和脾胃。

（3）饮食得当：避免暴饮暴食而大伤脾胃，凡遇有伤食中寒，出现腹胀、腹痛、泄泻等症状，应以散寒消滞、和中化湿之法调整。

（三）服用期间的注意事项

1. 服用方法

冲服：取一汤匙膏方置于杯（碗）中，冲入 90 ℃左右的开水，调匀溶解后服用。少数有特殊需要者，也可按医嘱用温热的黄酒冲服。

调服：用适当的汤药或适量黄酒等，隔水炖热，调和均匀服下。这主要适用于一些胶剂，如阿胶、鹿角胶等的研细末。

含服：将膏滋含在口中慢慢溶化后，咽下膏汁。

2. 服用时段

常规情况下膏方需要连续服用 50 天左右，以冬令膏方为例，是从每年的冬至起，即冬至以后的"一九"开始，到"六九"结束；或服至次年的立春前结束。

3. 服用剂量

膏方每次服用 1 汤匙，10～20 g。

4. 服用时间

常规情况下，膏方宜在餐前服用，每日 1～2 次。若餐前服用因空腹而自觉胃肠不适者，可改在餐后 30～90 分钟服用。对于主要用于补心脾、安心神的膏方，宜在睡前 15～30 分钟服用。

5. 其他要求

在进服膏方期间，可适度运动，但要防止劳倦过度。在进服膏方期间，应避免烟酒过度。

（四）忌口要求

（1）服用膏方的常规忌口要求是避免进食辛辣、肥腻、生冷等不易消化及有特殊刺激性的食物。

（2）服用滋补性膏方不宜饮茶、咖啡、可乐等，人参膏忌萝卜，首乌膏忌猪、羊血及铁。

（3）阴虚体质者，须忌食辛热食品，如狗肉、牛肉、姜、蒜、葱、甜食等，同时也须忌食海鲜之类发物，如黄鱼、带鱼等。

（4）阳虚体质者，须忌食寒性食品，如蟹、柿子、黄瓜等，并忌用或避免过用厚味腻滞之品。

（5）温补肾阳之品切忌滥用，食服鹿鞭、牛鞭、羊肉等要注意观察有无虚火表象，以防助火动血、产生变证。

（五）不良反应及处理

1. 消化滞缓

服用膏方几天后若出现不思饮食、腹胀等胃纳不利状况，应暂停服用膏方，改服1~2周理气和胃消导药后，再恢复少量服用，逐步加量。第2年服用膏方前的开路方，应尽可能祛除湿浊，调整好胃肠功能。

2. 内热过重

服用膏方几天后若出现齿浮口苦、鼻衄、面部升火、低热、大便秘结等状况，可用清热泻火解毒通腑药煎煮取汁，放入膏方中一起服用，以纠偏差；或随时就诊，以汤药调理。

3. 肠道刺激

服用膏方几天后若出现大便溏薄甚至泄泻，应先暂时停服膏方，可用一些理气健脾的药物，配合清淡易于消化的饮食，待脾胃功能恢复后，从少量开始恢复服用，根据自身消化能力，逐步加量。

第二节 艾灸疗法

艾灸是指用艾绒或以艾绒为主要成分制成的灸材，点燃后悬置、铺置或放置于穴位或施灸部位，进行烧灼、温熨，借灸火的热力及药物的作用，达到治病、防病和保健目的的一种外治方法。灸疗法用于防病保健有着悠久的历史，早在《肩鹊心书》中就指出："人于无病时，常灸关元、气海、命门、中脘……虽未得长生，亦可保百余年寿矣。"艾灸的种类一般有督脉灸、任脉灸、脐灸、火龙罐、雷火灸等。

一、督脉灸

（一）定义

督脉灸是在督脉上进行铺灸的疗法，又称"长蛇灸""铺灸"。施灸部位主要以督脉为中心，辐射夹脊穴、膀胱经第一侧线，起于"大椎"而止于"长强"。督脉灸是中医特色外治疗法之一，集经络、中药、艾灸于一体，是"病在骨，淬针药熨"基础上的创新，有着疏通经络、温阳散寒、活血化瘀等功效，并具有治疗时间长、灸量足、透热好、疗效可靠、副作用小等的特点，在临床应用非常广泛。

（二）作用机制

1. 督脉

《庄子·养生》高度概括了督脉的重要性："缘督以为经，可以保身，可以全生，可以养亲，可以尽年。"《难经·二十八难》云："督脉者，起于下极之俞，并于脊里，上至风府，入属于脑。"督脉为"阳脉之海"，诸阳经通过阳维会合于督脉，故督脉有督领一身阳气，统率诸阳经的作用。督脉与任脉、冲脉三者"一源三歧"，同起于胞中，与十四经联系密切，总统诸经。故艾灸督脉可以调理冲任，调和气血阴阳，扶正祛邪。督脉上行入脑，大脑对人体神经系统起着统率作用，故督脉对人体功能活动也起到一定的调节作用。

督脉别络"挟脊抵腰中，入循膂，络肾"，可见督脉与肾的关系尤为密切。肾为"先天之本""命门之所"，与元阳密切相关，是生命活动之本。肾阳充足，上温脾阳，脾阳充盛，则机体运化正常。故督脉灸可通过温补肾阳调节机体功能。

综上所述，督脉灸可调和气血，扶正祛邪，改善精神状态，促进机体正常运化。

2. 艾绒、药粉、姜泥作用

生姜性温、味辛，《本草纲目》载"生用发散，熟用中和"，以姜泥作为督脉灸的介质可增强督脉灸温阳散寒、行气祛湿、活血散瘀之功效。督脉灸中艾绒燃烧之时，火的热传导将艾的药性渗透到体内，透达经脉和腧穴深部，起到温经通络的功效。《本草纲目》载："艾叶生则微苦太辛……灸之则透诸经，而治百种病邪，起沉疴之人为康泰，其功亦大矣。"

督脉灸操作还可以加一些药粉，如附子、肉桂、丁香等中药，诸药均有祛寒温阳、柔筋止痛、温阳散寒、补肾助阳之效。

（三）操作方法

1. 施灸部位

取督脉的大椎穴至腰俞穴及双侧膀胱经腧穴区域作为督脉灸的施灸部位。采用折叠防烫伤式督灸盒（长度可伸缩至 50～75 cm，宽度 12 cm，高度 10 cm），结合中山市中医院中医预防保健科治未病中心督脉灸临床运用经验进行操作（图3-1）。

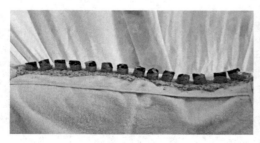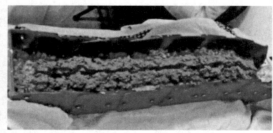

图3-1 督脉灸操作

2. 具体操作方法

（1）令患者更衣，裸背俯卧于床上，铺治疗巾，于后背脊柱自上而下，架设折叠防烫伤式督灸盒。

（2）取约 2 kg 生姜，用搅碎机搅成生姜绒，用微波炉加热至 50 ℃左右。

（3）在灸盒中均匀地铺设加热过的生姜绒，直至铺满整个灸盒底部并压实，厚度约 2 cm，其间询问患者是否有灼痛，防止烫伤。

（4）在铺平的生姜绒上从中间向两侧均匀地铺设艾绒 30 g，并压实成高度约 1 cm、宽度约 2 cm 的等腰三角体，铺设时注意不要紧贴灸盒，防止燃烧灸盒。

（5）用 10 mL 注射器抽取约 8 mL 95% 酒精，沿铺设好的艾绒中线自上而下均匀地喷洒酒精。

（6）用防风打火机点燃酒精，燃烧约 1 分钟，待明火熄灭盖上灸盒。

（7）至上一壮即将燃灭但仍有余温时，用以上方法连续更换 3 壮，之后移去姜泥。

（8）为减少艾烟，在灸具外再铺一层治疗巾，并运用科室排烟设备排烟。

3. 治疗疗程

每周 1 次，每次 75 分钟。

（四）适用范围

督脉灸疗法主要是利用其通督益肾、温阳通脉、散寒止痛的作用机理治疗各类疾病，在临床上使用率较高，主治范围也逐渐扩大。其广泛用于骨关节、呼吸、消化等系统及领域；尤其擅长于治疗督脉诸证及慢性、虚寒性疾病，如阳虚体质、强直性脊柱炎、腰脊痛、颈项痛、风湿性关节炎、哮喘、脾胃虚寒型消化性溃疡；也用于脑卒中后认知障碍，癫、狂、痫等神志病方面。

（五）注意事项

（1）若施灸过程中患者出现任何不良情况，立即停止施灸。

（2）操作过程中，若患者感觉太烫，可在督脉灸器下方垫一条纯棉浴巾。

（3）若出现过敏反应，停止艾灸后移至通风处，予抗敏膏药外涂。

（4）若出现晕灸反应，停止施灸后，嘱患者平卧，口服糖水，必要时予急救措施。

（5）若出现烫伤，停灸后，移至通风处，安抚患者。依据烫伤程度，轻者予烫伤膏药，重者就诊于相关科室。

（6）治疗结束后，嘱咐患者注意局部保暖，忌食辛辣刺激及寒凉之品。

二、任脉灸

（一）定义

任脉为奇经八脉之一。《素问·骨空论》曰："任脉者，起于中极之下……上颐循面入目。"指出任脉循行于人体前正中线上，起于会阴穴，止于承浆穴。任脉为"阴脉之海"，能统领人体诸阴经脉气，凡精、血、津、液等阴液皆归任脉总司。

任脉灸是近几年新兴的一项治疗技术，是中医灸法治疗的延展和补充。其通过艾灸患者任脉节段，综合任脉经穴、中药、艾灸、生姜，直接作用于患处，有较好的透皮作用和足够的施灸范围，能在一定时间内让灸感刺激任脉经络循行和邻近穴位，使机体产生相应反应，可以起到温通经脉、调补虚损的效果。

（二）作用机制

1. 任脉

任脉为阴经之海，人体内气血的运行与任脉密切相关。《中西汇通医经精义》载："冲任本属肝经，然其标在阳明，而其根则在于肾。"冲任蓄涵十二经气血，冲任调和，肝气调达，肾气旺盛，脾气健运。虽气、血、精、神皆受之于五脏，但总由土气所化生，若脾气虚弱，无以运化水谷精微，不能化生气血，脾胃失养，不荣则痛；若脾阳虚衰，寒气内生，温煦功能减弱，寒邪凝滞胃脘而痛；若脾阳不升、浊阴不降、中焦阻滞，气机失调，可致腹胀纳呆、便溏等，任脉具有调节局部和全身气机的双重作用，可与脾胃共同调节气机的升降出入。

2. 生姜的作用

生姜性温，味辛，归肺、脾、胃经。《珍珠囊》记载生姜"益脾胃，散风寒"，其具有温中散寒、燥湿化痰、温通经脉等作用，可治疗脾胃虚寒之腹痛、泄泻、呕吐。《本经逢原》指出"生姜捣汁，则大走经络"，任脉灸过程中以生姜为隔衬物，直接作用皮肤，有较强的刺激作用，增加对皮肤的渗透力，温通调补的效果更加强烈。

（三）操作方法

1. 区段性任脉药物铺灸操作

施灸部位：采用折叠防烫伤式任灸盒（长度可伸缩至50～75 cm，宽度12 cm，高度10 cm），结合中医预防保健科治未病中心任脉灸临床运用经验。

2. 具体操作方法

（1）患者取仰卧位，充分暴露腹部。

（2）选穴：取任脉的中脘穴至关元穴及左右两边的脾经，胃经区域作为施灸部位。

（3）取约2 kg生姜用搅碎机搅成生姜绒，用微波炉加热至50 ℃左右。

（4）在灸盒中均匀地铺设加热过的生姜绒，直至铺满整个灸盒底部并压实，厚度约为2 cm，其间询问患者是否有灼痛，防止烫伤。

（5）在铺平的生姜绒上从中间向两侧均匀地铺设艾绒30 g，并压实成高度约1 cm，宽度约2 cm的等腰三角体，铺设时注意不要紧贴灸盒，防止燃烧。

（6）取10 mL注射器抽取约8 mL 95%酒精，沿铺设好的艾绒中线自上而下均匀地喷洒酒精。

（7）用防风打火机点燃酒精，燃烧约1分钟，待明火熄灭盖上灸盒。

（8）至上一壮即将燃灭，仍有余温时，用以上方法连续更换3壮后，移去姜泥。

（9）为减少艾烟，在灸具外再铺一层治疗巾，并运用科室排烟设备排烟。

（10）用温毛巾擦去药粉，患者覆盖下腹。

以上铺灸每7天1次，每次75分钟。

（四）适用范围

根据"经络所过，主治所及"治疗原则，可见任脉主治咽喉、生殖器官、下腹部等部位的疾病，且精、津、液、血均属任脉所主。《素问·骨空论》曰："任脉为病，男子内结七疝，女子带下瘕聚。"可见任脉与男科、妇科疾病相关。任脉灸主导调节阴经气血，调和脏腑功能，促进生殖、生长、发育，调和阴阳及气机升降。临床上广泛运用于治疗咳逆、气短、咯血、胸闷、肺痛、哮喘等呼吸系统疾病，便秘、腹胀痞满、腹痛肠鸣、呕逆、霍乱吐泻等消化系统疾病，不孕不育、崩漏带下、难产、经闭、遗精、早泄等生殖系统疾病；阴痒、阴茎肿痛、癃闭、疝气、产后恶露不止等泌尿生殖系统疾病，四肢逆冷、身痛难忍、阴囊挛缩、口唇青紫等阴寒病症，郁症等情志疾病。

（五）注意事项

（1）施灸过程中患者出现任何不良情况，立即停止施灸。

（2）操作过程中，若患者感觉太烫，可在任脉灸器下方垫一条纯棉浴巾。

（3）若出现过敏反应，停止艾灸后移至通风处，予抗敏膏药外涂。

（4）若出现晕灸反应，停止施灸后，嘱患者平卧，口服糖水，必要时予急救措施。

（5）若出现烫伤，停灸后，移至通风处，安抚患者；依据烫伤程度轻者予烫伤膏药，重者就诊于相应科室。

（6）每次铺灸治疗后，平躺休息15分钟，并观察有无不良反应。当次治疗结束后嘱患者适量温饮、合理饮食，治疗期间嘱患者饮食规律，忌辛辣生冷食物，注意休息。

三、脐灸

（一）定义

脐灸是隔药灸脐法的简称，它是在中医基础理论指导下，通过辨证论治，先将药物研成粉后填脐，再将艾炷置其上，进行施灸的方法，属于隔物灸法中的一种外治方法。该法将穴、药、灸三者有效结合，舒适度较高，患者心理接受和认可度高，便于操作，较为安全，副作用少，疗效显著，在临床上较为广泛应用。

（二）作用机制

从解剖学看，脐下为肠道，脐下静脉网直接与入肝的门静脉联结，脐又与肾是前后对应关系。脐是人体腹部一个独特的生理结构。胎儿时期，脐为胎儿与母体的连接部，是胎儿获取母体营养与进行呼吸与排泄等代谢的基础，故古代中医学家对脐有"命蒂""生之根"之称，认为脐汇聚先天真元之气。胎儿出生断脐后，脐部重新构建形成新结构，脐部表皮角质层最薄、敏感度最高，且脐下脂肪与筋膜、腹膜直接相连，周围有丰富的神经丛及动静脉分支，有利于药物的渗透吸收，常作为外治法用药的重要靶点。

从中医角度看，神阙穴位于脐中，为中医经络体系中任脉上重要腧穴，有"脐中""气舍""环谷""维会""气合""命蒂"等别称，神阙之名首见于《外台秘要》。《会元针灸学》中详解道："神阙者，神之所舍其中也。上则天部，下则地部，中为人部，两旁有气穴、肓俞，上有水分、下脘，下有胞门、横户，脐居正中，如门之阙，神通先天。父母相交而成胎时，先生脐带形如荷茎，系于母之命门。天一生水生肾，状如未放莲花，顺五行以相生，赖母气以相转，十月胎满，则神注于脐中而成人，故名神阙。"神阙穴介于中焦之间，可斡旋周身之气，为气机升降之枢，也是人体阴阳气化的枢纽，秉承先天精元为先天结蒂，是道家凝神练气之所，为后天之气舍，是调节机体功能的重要腧穴。

脐与奇经八脉中的任脉、督脉、冲脉、带脉直接相连。脐（神阙）本为任脉穴位，《针灸甲乙经》载"足三阴经与任脉会于关元、中极"。此外，带脉"横绕腰腹周围，前平脐，后平十四椎"，能约束纵行诸经。《灵枢·经别》又写到"足少阴之正……至肾，当十四椎出属带脉"，脐通过任脉、带脉加强了与足厥阴肝经、足太阴脾经、足少阴肾经的联系。《素问·骨空论》言："冲脉者，起于气街，并少阴之经，侠脐上行。"《难经·二十八难》载："冲脉者，起于气冲，并足阳明之经，夹脐上行。"脐通过冲脉加强了与足阳明胃经、足少阴肾经的联系，又因脾经与胃经为表里经，且脾经之公孙穴通于冲脉，脐通过冲脉间接加强了与足太阴脾经的联系。因而脐疗可通过奇经八脉进一步加强对肝、脾、肾三脏的调节，改善肝、脾、肾三脏功能。又因任脉为"阴脉之海"、督脉为"阳脉之海"，冲脉为"十二经脉之海"，脐通过任督冲三脉总揽全身阴经与阳经经气。

隔药物灸时，除了艾的作用，也有所隔药物的作用。研究指出，隔物灸产生的红外辐射光谱与传统艾条灸相比，更接近人体穴位的红外辐射光谱。根据匹配吸收原理，穴位的红外辐射越接近机体辐射时，穴位就越容易产生最佳辐射共振吸收，作用也就越强，使能量能穿透皮肤至深层组织，增加各分子间的平均动能。因而脐灸能速开脐部腠理，加速脐部血液循环，使药力加速进入人体，调整肝脾肾三脏，行气活血，开脏腑经络之瘀滞，达到疏经活络、活血化瘀、温经散寒、补虚固元、消肿散结、防病益寿的功效。

（三）操作方法

（1）令患者仰卧于床上，暴露腹部，在腹部铺防烫伤垫。

（2）将约130 g脐灸粉做成厚约2.5 cm、直径10 cm的圆形面饼，面饼中间留出一个空洞（约一元硬币大小）用来填药粉，面饼用微波炉加热至45 ℃左右。

（3）将面饼放在本院自制的脐灸盒里（为空心竹筒，底端用纱布包裹），在面饼中间填入药粉，药粉上置一个艾塔，然后平铺上艾绒，点燃。

（4）在患者的神阙穴上填满药粉，将点燃的脐灸盒放在神阙穴上，然后罩上脐灸专用罩子。

（5）其间询问患者是否有灼痛，防止烫伤。

（6）为减少艾烟，运用科室排烟设备排烟。

（四）适用范围

脐灸具有扶助阳气、调理脾胃、固本培元、祛邪、以热治热等作用。在消化系统疾病，免疫系统疾病，内分泌疾病，心血管疾病，肾脏疾病，呼吸系统疾病及妇科、骨科、儿科疾病和肿瘤等诸多疑难杂症的临床应用中，其疗效均得到反复印证。

以下摘录部分经典中的脐疗方法供参考。

1. 《千金翼方》

养小儿第一·千金汤：口聚唾，腹起热者，当灸脐中，不过二七壮。

针灸中·肝病第一：腹胀转筋，灸脐是一寸二七壮口。

治霍乱法：凡霍乱，灸之或虽未即瘥，终无死忧，不可逆灸，或但先腹痛，或先下后吐，当随病状灸之。纳盐脐中灸二七壮，并主胀满。

2. 《肘后备急方》

救卒中恶死方第一：灸脐中，百壮也。

治卒腹痛方第九：令人骑其腹，溺脐中。

治卒霍乱诸急方第十二：以盐纳脐中上，灸二七壮。

3. 《针灸甲乙经》

脾胃大肠受病发腹胀满肠中鸣短气第七：肠中常鸣，时上冲心，灸脐中。

妇人杂病第十：绝子灸脐中，令有子。

脐疝绕脐痛，冲胸不得息，灸脐中、石门、天枢主之。

4. 《产乳集》

治产后小便不通，腹胀如鼓，闷乱不醒。盖缘未产之前，内积冷气，遂致产时尿胞运动不顺。用盐于产脐中填，可与脐平。却用葱白剥去粗皮、十余根作一缚，切作一指厚，安盐上，用大艾炷满，葱饼子大小，以火灸之。觉热气直入腹内，即时便通，神验不可具述。

5. 《医心方》

治气淋方第六：《广利方》理气淋下切痛方——以盐和少醋填脐中，盐上灸二七壮，立瘥。

6. 《千金宝要》

喉痹金疮第七：内盐脐中灸之。

疫瘴渴淋第十五：脐中着盐，灸三壮。

痔第十七：因寒冷脱肛，灸脐中，随年壮。

7. 《扁鹊心书》

窦材灸法：一肠癖下血，久不止，此饮食冷物损大肠气也，灸神阙穴三百壮。一虚劳人及老人与病后大便不通，难服利药，灸神阙一百壮自通。一老人滑肠困重，乃阳气虚脱，小便不禁，灸神阙三百壮。

8. 《丹溪手镜》

小便淋闭（二十七）：甘遂和蒜捣饼，安脐孔，合实，着艾灸三十壮，治小便不通或加葵子。

9. 《世医得效方》

破块丸：治受瘴结成气块腹中，不能消散……脐孔中二七壮……

暴泻：灸法——泄利不止，灸脐中名神阙穴五壮或七壮，艾炷如小箸头大……

救急：救魇寐一切卒死，及诸暴绝证……脐中灸百壮，亦效。

10.《丹溪心法》

淋四十三：胞转证脐下急痛，小便不通。若脐下胀满，更加琥珀末一钱，甚效。附子（去皮脐）滑石（各半两）瞿麦木通（七钱半）半夏上锉散。用食盐，不以多少，炒热，放温，填脐中，却以艾灸七壮，即通。

（五）注意事项

（1）施灸过程中患者出现任何不良情况，立即停止施灸。

（2）操作过程中，若患者感觉太烫，可在脐灸器下方垫一条纯棉浴巾。

（3）若出现过敏反应，停止艾灸后移至通风处，予抗敏膏药外涂。

（4）若出现晕灸反应，停止施灸后，嘱患者平卧，口服糖水，必要时予急救措施。

（5）若出现烫伤，停灸后，移至通风处，安抚患者，依据烫伤程度轻者予烫伤膏药，重者就诊于相应科室。

（6）每次施灸40分钟，治疗后嘱患者平躺休息15分钟，并观察有无不良反应。当次治疗结束后嘱患者适量温饮、合理饮食，治疗期间嘱患者饮食规律，忌辛辣生冷食物，注意防止腹部受凉。

四、火龙罐

（一）定义

火龙罐又称艾灸罐，是刘伟承老师总结自己30多年临床经验而设计出的一种全新中医临床实用工具。它不同于传统的拔火罐，龙壶壶身用黑石和紫砂混合烧成设计尺寸，罐口呈不规则花瓣状，艾炷点燃后可以变成一个火罐。它是集艾灸、推拿、刮痧于一体的中医特色治疗技术，具有通、调、温、补的作用，其中"通"为通经活络，"调"为调节神经机能，"温"为祛寒、散滞，"补"为补益强身，激活免疫系统功能，且能够祛邪外出，增加血液循环，扩张毛细血管，改善微循环，促进炎症吸收，以达到舒筋活络、化瘀止痛的作用。

火龙罐简化了传统灸法的操作步骤，使用过程中不漏明火、不掉灸灰，在避免传统灸法在皮肤上直接燃烧而造成恐惧的同时，保留了艾灸原有的治疗效果；同时摒除了传统火罐造成的血瘀栓塞及负压走罐的疼痛感。火龙罐是一种兼具治疗性和舒适性且副作用小的新疗法，操作简便安全，临床运用非常广泛。

（二）作用机制

根据中医理论，推拿可行气活血、疏经通络、开泄腠理、祛瘀生新；艾灸以温热之力将湿邪祛出体外，散寒除湿，活血化瘀；刮痧具有开腠理、行气血、通经络、散毒邪、调脏腑等作用。火龙罐综合上述作用，运用火性炎上、善行数变、化积破坚、温阳、祛风散寒的特性，可以生发纯阳之性，能够迅速补充阳气，充分发挥阳气温煦、气化作用，温煦人体，温经通络。

从西医方面考虑火龙罐的机制为负压作用使罐体边缘牵拉机体局部组织，使局部组织充血、水肿，增强组织毛细血管通透性与组织气体交换，进而毛细血管破裂发生瘀血，破坏红细胞后释出大量的血红蛋白导致自身溶血现象的发生。溶血释放出的神经递质、5-羟色胺及组胺等，随体内微循环流至全身，刺激并增强各个器官的功能活动，提高机体的免疫抵抗能力，调节血管的通透性及收缩舒张功能，从而改善局部血液循环，促进脏腑功能的恢复。

（三）操作方法

1. 膝关节火龙罐操作方法

安置患者于仰卧位，暴露双侧膝关节，涂适量精油。待艾炷燃烧均匀，罐口温度适宜后，操作者双手捧罐，在患者膝部皮肤上操作。

（1）推法：操作强度由轻到重，手掌的小鱼际先接触皮肤，然后再落罐，罐口抬起15°，在膝关节周围软组织处走圈运罐，补泻同施，运罐过程中运用点、拨、推、闪等不同手法正旋、反旋、摇拨、摇振罐体，松解筋膜和肌肉组织，刺激血海穴、阳陵泉、内膝眼、太溪及阴谷等穴位。

（2）刮法：用罐口内侧来回推刮、回旋刮肌肉和筋膜。

（3）灸法：用摇骰子的方式不断煽风加旺火，达到透热灸。操作过程中要经常询问患者感受，观察皮肤情况，防止烫伤。操作约30分钟，以皮肤微微发红发热为宜。

2. 腰部火龙罐操作方法

（1）选取大号火龙罐，检查罐口有无破损，把配套的大号蕲艾炷置于罐内，点燃艾炷，用手掌感受温度。

（2）患者取俯卧位，充分暴露腰骶部皮肤，涂上介质（如橄榄油、茶油等）。

（3）轻轻滑动罐体以放松腰背部表皮及浅层肌筋膜，待患者适应后微微加大力度，使用罐内侧在腰背部来回推动、旋罐及刮擦腰背部肌筋膜，待腰骶部肌群整体放松后，再分别采用罐齿弹拨腰部肌肉中紧张的条索样病变部位和加压点按结节样痛点。最后用火龙罐罐底熨烫整个腰背部肌群。过程中的滑动刮擦、弹拨、点按、熨烫等几类手法可交替操作。

（4）过程中控制火力及热量，随时与患者沟通温度感觉，注意罐内艾炷边缘的纸皮脱落情况，大概操作30分钟，直到腰部皮肤表面有温热感、皮肤红润出汗甚至出现"痧"样改变为度。

3. 腹部火龙罐操作方法

（1）施罐时，嘱患者取仰卧位，充分暴露腹部，在腹部均匀涂上适量的蕲艾精油。

（2）施罐者检查罐口有无破损，将蕲艾炷置于罐体内充分点燃，待罐口温度适宜。

（3）施罐者单手持罐，手掌小鱼际先接触皮肤后落罐于关元穴处，留罐约3分钟，然后自关元穴至耻骨联合处行揉罐法，即手持火龙罐回旋打圈，并施加适度压力，缓慢走罐至耻骨联合上缘后随即改变方向，自耻骨联合上缘至关元穴处行推刮法，操作时将罐口抬起15°，利用罐口花瓣状结构内侧缘推刮脐下营皮肤至关元穴处，是为"走营"1次，随即在关元穴处继续留罐约3分钟，是为"守关"1次，以此类推，循环往复，总计守关、走营5次，时间约20分钟。行"走营"法时亦可根据情况交替使用火龙罐点、震、扣、碾、推、按、拨、揉、熨、烫等不同手法。

（4）操作过程中注意询问患者感受，以皮肤红润、出现瘀点为度。随后擦拭患者皮肤表面残留蕲艾精油，嘱患者避风寒。

（四）适用范围

火龙罐主要用于治疗临床常见的各种疼痛性疾病、虚寒性疾病等。

（1）妇科诸疾：月经病、带下病、不孕症等。
（2）脾胃虚寒性疾病：腹泻、胃痛、腹痛等。
（3）骨科疾病：腰痛、颈椎痛、颈肩综合征、膝关节炎、腕管综合征。
（4）其他：心肾不交型失眠、虚秘、湿疹、眩晕、面瘫、风寒型咳嗽等。

（五）注意事项

（1）施罐过程中患者出现任何不良情况，立即停止施罐。
（2）若出现晕灸反应，停止施罐后，嘱患者平卧，口服糖水，必要时予急救措施。
（3）每次施罐40分钟。操作结束后，嘱患者喝一杯温开水；交代患者出门避风，回家后6小时内不能洗凉水澡，禁食生冷、油腻、刺激食物。

五、雷火灸

（一）定义

雷火灸源于明代，属于热敏灸的一种，目前临床上运用最多的是赵氏雷火灸（简称雷火灸），是重庆赵氏雷火灸传统医药研究所所长赵时碧主任医师在几十年的行医经验中总结创立的，他在中医火热灸的实按灸——"雷火神针灸"的基础上，将其改为"悬灸"疗法。该法同时创立了一系列的雷火灸灸具和独特的手法，使其达到使用安全、操作简便、无创的特点。

赵氏雷火灸采用艾绒配伍温阳通络的中药（如防风、苍耳子、木香、沉香、黄芪、乌梅、甘草）等制成的粗艾条，直径在3 cm以上，相较于普通艾灸，雷火灸具有独特的优势：①在燃烧温度方面，雷火灸燃烧温度可达到240 ℃，热力更高、渗透性更强；②在治疗区域方面，雷火灸燃烧时可形成"人体面（病灶周围）—位（病灶位）—穴"的高浓药治疗区域，灸疗区域更为广泛。通过辨证选穴施灸，雷火灸具有温通散寒、祛风通络、活血化瘀、扶正祛邪等功效。但是临床上独立应用雷火灸的较少，以雷火灸结合中药、电针、普通针刺等其他疗法居多，且效果更好。

（二）作用机制

现代医学研究表明，雷火灸的特点是燃烧时产生强大的火热力及红外辐射力，在用灸区域形成高浓药区，可持续作用于局部病灶和穴位，有循经感传和调节微循环的作用，不仅具有生物传热学特性、电学特性和红外热辐射效应等物理作用机理，还具有抗炎、镇痛、促进伤口愈合、扩张血管改善微循环等化学作用机理，能够达到祛风通络、活血止痛的效果。

（三）操作方法

1. 摆阵操作方法（以肾阳虚腰痛为例）

（1）准备雷火灸艾条（长度 15 cm），以及单孔雷火灸盒（10 cm×10 cm）、双孔雷火灸盒（10 cm×20 cm）、三孔雷火灸盒（10 cm×30 cm）各 1 个。

（2）选穴：肾俞、命门、腰阳关、关元、气海穴。

（3）方法：采用仰卧位、俯卧位交替治疗的方法。第 1、3、5、7 次为仰卧位，用 2 cm 长的雷火灸条 2 段，用酒精灯点燃后放入双孔的雷火灸盒内，置于受试者腹部关元、气海穴处，并用浴巾覆盖；20 分钟后，撤除雷火灸，嘱受试者饮温水 200 mL。第 2、4、6、8 次为俯卧位，用 2 cm 长的雷火灸条 4 段，用酒精灯点燃后放入 1 个三孔及 1 个单孔的雷火灸盒内，将三孔的灸盒置于肾俞、命门穴处，单孔的灸盒置于受试者腰阳关穴处，并用浴巾覆盖；20 分钟后，撤除雷火灸，嘱受试者饮温水 200 mL。

2. 手法操作（以过敏性鼻炎为例）

（1）选取穴位：主穴选取印堂、迎香、大椎。配穴：肺气虚寒型加肺俞、足三里，脾气虚弱型加脾俞、关元，肾阳不足型加命门、肾俞等。

（2）准备雷火灸艾条：直径 4 cm，长度 15 cm。

（3）操作方法：将点燃的雷火灸艾条对准相应的穴位，距离皮肤 2～3 cm，施以回旋灸法，灸至局部皮肤微红，深部组织发热为止，随时吹掉药灰，保持红火状态。过程中注意观察患者的情况，随时询问患者灸感，每个穴位持续熏灸 3 分钟，完成全部过程约 20 分钟。

（四）适用范围

雷火灸疗法临床应用比较广泛，主要应用于寒、凝、滞、瘀、湿、虚、涩等证型疾病的治疗，其中在神经系统疾病、胃肠道系统疾病、骨伤科疾病、妇科疾病等方面效果较为突出。

（1）眼部疾病：干眼症、青少年近视、眼肌痉挛。

（2）耳鼻咽喉疾病：过敏性鼻炎、神经性耳鸣。

（3）皮肤疾病：慢性荨麻疹（风寒型）、带状疱疹、黄褐斑。

（4）胃肠道疾病：慢性非萎缩性胃炎、脾胃虚寒型胃脘痛。

（5）神经系统疾病：带状疱疹后遗神经痛、急性周围性面瘫、脑卒中后肩手综合征。

（6）骨伤科疾病：神经根型颈椎病、腰椎间盘突出症、寒湿痹阻型退行性膝关节炎。

（7）小儿疾病：小儿慢性咳嗽、小儿反复呼吸道感染、小儿肠系膜淋巴结炎。

（8）妇科疾病：原发性痛经、慢性盆腔炎、子宫内膜异位症、产后宫缩痛。

（9）化疗后患者的恢复、慢性疲劳综合征、心肾不交型失眠。

（五）注意事项

（1）施灸过程中患者出现任何不良情况，立即停止施灸。

（2）若出现晕灸反应，停止施灸后，嘱患者平卧，口服糖水，必要时予急救措施。

（3）灸40分钟。操作结束后，嘱患者喝一杯温开水。交代患者出门避风，回家后6小时内不能洗凉水澡，禁食生冷、油腻、刺激食物。

（4）灸的火力很猛，施灸时，与皮肤的距离较一般艾灸的应稍远，为3~5 cm。若出现烫伤，停灸后，移至通风处，安抚患者，依据烫伤程度轻者予烫伤膏药，重者就诊于相应科室。

第三节　穴位贴敷疗法

一、定义

穴位贴敷疗法是以中医基础理论的指导，在中医辨证论治的基础下开具中药，将中药研成细末，与各种不同的辅料一起制成以丸、膏、糊、饼剂为主的药物剂型，在针灸学基础上选取穴位贴敷，通过经络对机体的调整作用，以达到预防及治疗疾病目的的一种中医外治法。穴位贴敷疗法以其独特的安全、有效、无毒副作用等优点被广泛应用于临床疾病的治疗，并取得了一定疗效。

（一）贴敷疗法安全可靠

相比内服药物，穴位贴敷是一种外治法。在体外用药，药物通过透皮吸收及刺激经络腧穴发挥作用，避免了药从口入对消化道的伤害，特别是肠胃功能不好的患者，使其免受不必要的伤害，且无不良反应。

（二）穴位贴敷疗法费用低廉

相比中药方剂，穴位贴敷所需药量少，且外敷所用之药较容易买到。

（三）贴敷疗法简单易行

穴位贴敷要求掌握穴位，药物贴上即可，不需要专业手法，且不受时间、地点限制，随时可用。

二、作用机制

穴位贴敷疗法具有药物治疗及刺激经络腧穴对人体的调节的双重作用，较单纯用药及针灸均有一定的优势。

（一）药物透皮吸收的直接作用

每种中药都有各自属性，包括四气五味、升降沉浮、作用归经、寒热属性等。这些属性、气场与人的经络、五脏六腑是相通的，都有"同气相求"的特性，通过这一特性以祛除病邪，消除病因，使人体达到阴平阳秘，脏腑功能得以恢复而发挥治疗作用。

穴位贴敷是在中医理论的指导下，根据药物的属性，辨证用药，通过贴敷于穴位，使药物通过皮肤、腧穴，进入经脉，随着气血运行，输布于五脏六腑、四肢九窍，从而发挥药物的治疗作用。药物通过腧穴、肌肤、孔窍等处吸收，达到贯通经脉而作用于全身的目的。

（二）常用介质的"药引子"作用

药引子涉及配伍、增效、引经、毒性等不同的理论领域。在穴位贴敷操作过程中，中药粉碎后，常以醋、姜汁等不同的介质调糊，不同的介质各具不同的作用。醋，又称苦酒，酸苦，温，入肝、胃经，常作为引经药，此外，醋本身具有挥发性，能够使药物很好地透皮吸收。姜汁即生姜取汁，性温、味辛，入肺、脾、胃三经，具有解表散寒、温中止呕、温肺止咳的功效，常作为引经药、佐使药，一方面增强药物的温中散寒功效，一方面又有助于药物的透皮吸收。

（三）穴位刺激的间接作用

穴位又称腧穴，是人体经气在经脉中行走时经过的空隙洞穴在体表的反应点。《黄帝内经》中认为"穴"有"洞""孔"的意思。经络是人体气血运行的通道，经络畅通，则人体五脏调和，阴阳平衡；经络不通，则脏腑失和，病邪入侵。防病保健的根本在于保持机体经络畅通，而穴位就是构成经络的要素，如果这条经脉发生了异常变化，通过刺激这条经脉的穴位，可调整经脉、脏腑气血，以达到治愈疾病的目的。因此，不同的穴位具有不同的保健治疗作用。

穴位贴敷除通过药物经过皮肤由表入内发挥治疗作用之外，还能通过刺激穴位，激发经络之气以发挥经络系统的整体调节作用，达到调和阴阳、扶正祛邪而治疗疾病的目的。

三、操作方法

穴位贴敷疗法操作方法简单。首先，在中医辨证论治的基础上选取方药，将药物按照比例研成细末后，以醋、蜂蜜、姜汁或水调为糊状；其次，将调好的糊剂涂于穴位贴上，根据辨证取穴的原则选取穴位；最后，将穴位贴贴敷于穴位上，通常贴敷时间以4～8小时为宜。药物应在使用当日制备或置于冰箱冷藏备用。

四、注意事项

（一）禁忌

应注意怀孕期的女性及急性病或疾病发作期的患者，原则上可以进行穴位贴敷，但应向医生告知，慎重选择贴敷药物。而有严重皮肤病的患者，尤其是皮肤有破损或皮炎瘙痒者，以及过敏体质者、皮肤易过敏或对药物过敏者应禁用贴敷疗法。

（二）注意事项

（1）凡是用溶剂调敷的药物，须随调配随贴，以防挥发。

（2）贴敷部位有创伤、溃疡、感染或皮肤破损时禁用贴敷。

（3）贴敷后若出现范围较大、程度较重的皮肤红斑、水疱、瘙痒现象，应立即停止贴敷，进行对症处理。

（4）有一定刺激性的药物（如白芥子、大蒜），贴敷时间不宜过长。

（5）贴敷药物后注意局部防水。

五、常用穴位贴敷处方

以下穴位贴敷处方在中山市中医院具有多年使用历史，临床实践证明疗效可靠。其方药组成及剂量如下。

（一）失眠 1 号贴

方药：吴茱萸 3 g。

功效：调节阴阳，安神定志。

适用疾病：失眠。

穴位：涌泉、内关、三阴交、神阙。

机理：吴茱萸，辛、苦、热，归肝、脾、胃、肾经。《黄帝内经》有云："肾出于涌泉，涌泉者足心也。"吴茱萸入足少阴肾经和手厥阴心包经，具有安神定志之功。吴茱萸贴敷涌泉穴能够刺激穴位经络之气，引心热下行，心肾相交，水火既济，故而能入睡。常用于配合贴敷涌泉穴，以治疗心肾不交所致的失眠。

（二）失眠 2 号贴

方药：黄连 3 g，肉桂 1 g。

功效：引火归元。

适用疾病：失眠。

穴位：涌泉、内关、三阴交、神阙。

机理：黄连，苦、寒，归心、脾、胃、肝、胆、大肠经。肉桂，辛、甘、大热，归肾、脾、心、肝经。明代《韩氏医通》首次记载，以黄连为君药，佐以官桂，可以使心肾相交。交泰丸方名在清代王世雄所著的《四科简要方》中记载："生川连五钱，肉桂心五分……治心肾不交，怔忡无寐，名交泰丸。"不仅提出了方名、药味用量，还明确提到可用于治疗心肾不交的失眠病。常用于配合贴敷涌泉穴，以治疗心火亢盛、肾阳亏虚之心肾不交型失眠。

（三）健脾消食贴

方药：炒神曲 3 g，炒麦芽 3 g，焦山楂 3 g，炒莱菔子 3 g，炒鸡内金 3 g。

功效：健脾消食。

适用疾病：小儿疳积、胃肠功能减退。

穴位：足三里、天枢、脾俞。

机理：炒神曲，甘、辛、温，归脾、胃经，具有消食化积之功。炒麦芽，甘、平，归脾、胃经，尤善促进淀粉性食物的消化。焦山楂，酸、甘、微温，归脾、胃、肝经，最善于消化油腻肉食积滞。炒莱菔子，辛、甘、平，归脾、胃、肺经，尤善行气消胀。炒鸡内金，甘、平，归脾、胃、小肠、膀胱经，广泛用于米面薯芋乳肉等各种食积证。《备急千金要方》《丹溪心法》《简便方》等多本著作中提到此贴治疗食积证引起的饮食停滞、脘腹胀痛等症，以加强消食化积之功。

（四）温胃贴

方药：附子 4 g，干姜 4 g，白芷 6 g。

功效：温胃散寒。

适用疾病：用于呕吐、泄泻、腹痛、胃痛等寒性疾病。

穴位：足三里、内关、天枢、中脘。

机理：附子，辛、甘、大热、有毒，归心、肾、脾经，具有中温脾阳之功。干姜，辛、热，归脾、胃、肾、心、肺经，主入脾胃而长于温中散寒、健运脾阳，"治感寒腹痛"，为温暖中焦之主药。白芷，辛、温，归脾、胃、大肠经，具有祛风除湿、通窍止痛之功；其气味香窜，无孔不入，可以促进附子和干姜通过穴位、皮肤毛孔进入人体体内，加强温胃散寒之功。《伤寒论》《伤寒六书》《景岳全书》中以附子、干姜为主药组方，治疗寒邪入里、阳气衰微所致的四肢厥冷、吐泻腹痛等症。

（五）止晕止痛贴

方药：丹参 5 g，延胡索 5 g，川芎 5 g，桂枝 5 g，冰片 0.5 g。

功效：行气活血，化瘀止痛。

适用疾病：高血压，颈椎病、前庭性疾病引起的头晕、头痛。

穴位：太阳、涌泉、太冲。

机理：丹参，苦、微寒，归心、肝经，具有活血祛瘀、通经止痛、清心除烦、凉血消痈之功。桂枝，辛、甘、温，归心、肺、膀胱经，具有发汗解肌、温通经脉、助阳化气、平冲降逆之功。冰片，辛、苦、微寒，归心、脾、肺经，具有开窍醒神、清热止痛之功。诸药合用，治疗病机为气滞血瘀的高血压，颈椎病，前庭性疾病引起的头晕、头痛。

105

（六）活血化瘀止痛贴

方药：延胡索 4 g，桃仁 4 g，丹参 4 g，三七 2 g，赤芍 4 g，川芎 4 g。

功效：活血化瘀，通络止痛。

适用疾病：关节痛、腰痛、腹痛、妇科痛症、脑梗死等属于血瘀疼痛、瘀阻经络者。

穴位：膝关节痛——内膝眼、外膝眼、阿是穴，踝关节痛——解溪、昆仑、阿是穴，腰痛——腰俞、大肠俞、委中，背痛——天宗、条口、阿是穴，腹痛——梁丘、足三里、天枢，脑梗死——手三里、曲池、足三里、委中、阳陵泉。

机理：延胡索，辛、苦、温，归肝、脾、心经，具有活血、行气、止痛之功。桃仁，苦、甘、平，归心、肝、大肠经，具有活血祛瘀之功。丹参，苦、微寒，归心、肝经，具有活血化瘀、通经止痛之功。三七、赤芍、川芎，辛、温，归肝、胆、心包经，用于气滞血瘀，跌扑肿痛等症。《医林改错》的血府逐瘀汤、《医学心悟》的蠲痹汤、《济阴纲目》的延胡索散，常以延胡索、桃仁、赤芍、川芎等为主药组方，治疗气滞血瘀所致的疼痛性疾病。

第四节　刮痧疗法

一、定义

刮痧是一项千古传承的中医外治法，传统刮痧疗法是以中医经络腧穴理论为指导，通过特制的刮痧器具和相应的手法，蘸取一定的介质，在体表进行反复刮动、摩擦，使皮肤局部出现红色粟粒状，或暗红色出血点等"出痧"变化，从而达到活血透痧的作用。目前治未病用的是虎符铜砭刮痧法，其是由李道政先生在传统刮痧疗法的基础上所创立的一套独特的刮痧方法。虎符铜砭由黄铜所制，使用特制的刮痧油，刮痧时较传统刮痧更易与人体产生共振频率，它以调气为首，调动人体的气血运动，所刮之处造气、调气、催气、候气、得气、守气、辨气，引邪出表，疾患由里走表，通过自身溶痧，调动自愈力。"气至而有效"，可以治疗各类疾患。

中医六法之一的砭法——虎符铜砭刮痧技术是一种具有开腠理、行气血、通经络、散毒邪、调脏腑等作用的中医外治法，以经济、安全、操作方便、疗效快等优势成为临床推荐治疗方法。

二、虎符铜砭刮痧的作用机制

虎符铜砭刮痧疗法与传统刮痧疗法原理近似，都从中医整体观念出发，通过综合辨证来进行治疗。普通刮痧疗法的刮痧板材质多为瓷器、牛角或玉石等，苎麻或铜币等也有使用，但虎符铜砭刮痧疗法则是利用金属材料黄铜所制的刮痧板进行操作。其利用黄铜导热速度快、与人体产生的共振频率强、更有利于引痧于表的特点，达到《灵枢·官针》中所谓"无针伤肉，如拔毛状，以取皮气"的效果。虎符铜砭刮痧疗法的作用原理主要以调气为主，通过黄铜所制的虎符铜砭刺激体表相应腧穴，旋转刮摩皮肤使邪气出于皮肤之上，从而发挥其疏经通络、调达气血的作用，即现代医学所说的毒素通过毛孔发散出来。这也更有利于化解脉内瘀结，将气通达至更远更深处，直至到达脏腑。由于普通刮痧疗法的操作范围多仅限于患病部位，因而操作时间也较短，但虎符铜砭刮痧疗法采用中医整体观的思维，在扩大原有操作范围的基础上配合选取的特定经络腧穴，采用较普通刮痧疗法更为柔和的操作手法，根据不同的穴位经络特点施以点刮、线刮或磨刮，以刮透为标准，进而对全身皮肤进行施治，最终达到疏经通络、改善脏腑功能、未病先防、已病防变的治疗目的。

三、操作方法

（1）核对医嘱，评估患者，遵照医嘱确定刮痧部位，排空大小便，做好解释。

（2）检查刮具边缘有无缺损，备齐用物，携至床旁。

（3）协助患者取合理体位，暴露刮痧部位，注意保护隐私及保暖。

（4）用刮痧板蘸取适量介质涂抹于刮痧部位。

（5）单手握板，将刮痧板放置于掌心，用拇指和示指、中指夹住刮痧板，无名指、小指紧贴刮痧板边角，从三个角度固定刮痧板。刮痧时利用指力和腕力调整刮痧板角度，使刮痧板与皮肤之间夹角约为45°，以肘关节为轴心，前臂做有规律的移动。

（6）刮痧顺序一般为先头面后手足，先腰背后胸腹，先上肢后下肢，先内侧后外侧，按顺序逐步刮痧。

（7）刮痧时用力要均匀，由轻到重，以患者能耐受为度，单一方向，不要来回刮。一般刮至皮肤出现红紫为度，或出现粟粒状、丘疹样斑点，或条索状斑块等形态变化，并伴有局部热感或轻微疼痛，即可停止。对一些不易出痧或出痧较少的患者，不可强求出痧。

四、适用范围

虎符铜砭刮痧疗法的适应范围十分广泛，适用于：①外感性疾病所致的不适，如高热头痛、恶心呕吐、腹痛腹泻等；②各类骨关节病引起的疼痛，如腰腿痛、肩关节疼痛等症状；③慢性阻塞性肺疾病、高血压病、阿尔茨海默病、乳腺癌、乳腺增生、失眠、便秘、肛肠术后尿潴留、肝硬化胁痛、糖尿病周围神经病变等。

五、注意事项

（1）操作前应了解病情，特别注意有以下疾病的患者不宜进行刮痧：严重心血管疾病、肝肾功能不全、出血倾向疾病、感染性疾病、极度虚弱、皮肤疖肿包块、皮肤过敏。

（2）空腹及饱食后不宜进行刮痧术。

（3）急性扭挫伤、皮肤出现肿胀破溃者不宜进行刮痧术。

（4）刮痧不配合者（如醉酒、精神分裂症、抽搐者）不宜进行刮痧术。

（5）孕妇的腹部、腰骶部不宜进行刮痧术。

（6）刮痧过程中若出现头晕、目眩、心慌、出冷汗、面色苍白、恶心欲吐，甚至神昏、扑倒等晕刮现象，应立即停止刮痧，取平卧位，及时通知医生，配合处理。

第五节　针刺疗法

一、定义

针刺疗法是指运用毫针施以提、插、捻、转、迎、随、补、泻等不同手法，以刺激特定的腧穴或疾病反应点，激发人体经气，从而达到疏通经络、调畅气血、补虚泻实、调养脏腑、调和营卫、却病益寿目的的一种调治方法。针刺疗法，历史悠久，早在《灵枢·逆顺》中就有"上工刺其未生者也，其次刺其未盛者也，其次刺其已衰者也……上工治未病，不治已病。此之谓也"的记载。古代医家所说的"上工"为高水平的医生，"上工治未病"则说明高水平的医生是预防疾病发生，而针刺疗法就是中医防治疾病与养生保健的方法之一。

二、操作方法

（一）进针方法

1. 单手进针法

单手进针法是术者以拇指、示指夹持针柄，中指端抵住腧穴，指腹紧靠针身下段。当拇、示指向下用力按压时，中指随之屈曲，将针刺入皮肤，直至所要求的深度。

2. 双手进针法

双手进针法是术者左右双手配合，协同进针。

（1）指切进针法：以左手拇指或示指指甲切压在穴位上，右手持针，紧靠指甲缘将针刺入皮肤，直至所要求的深度。

（2）夹持进针法：用左手拇、示两指夹持棉球，裹住针尖，直对腧穴，当左手两指下按时右手顺势将针刺入皮肤，直至所要求的深度。

（3）舒张进针法：用左手拇、示指将穴区皮肤撑开绷紧，右手持针从两指间刺入皮肤，直至所要求的深度。

（4）提捏进针法：用左手拇、示指将穴区皮肤捏起，右手持针从捏起部侧面或上端刺入皮肤，直至所要求的深度。

3. 管针进针法

选平柄毫针装入针管，上端露出针柄 2～3 分，然后快速将针拍入穴位内，再将针管抽去，将针刺入直至所要求的深度。

（二）补泻操作

当针刺入到一定深度后，根据需要施行提插法和捻转法，以使之得气。得气后，视患者需要进行补泻手法操作。

1. 捻转补泻

针下得气后，捻转角度小，手法轻，频率慢，操作时间短者为补；进针时疾速刺入、多捻转，徐徐出针为泻。

2. 提插补泻

针下得气后，先浅后深，重插轻提，提插幅度小，频率慢，操作时间短为补法；先深后浅，轻插重提，提插幅度大，频率快，操作时间长为泻法。

3. 迎随补泻

进针时针尖随经脉循行去的方向刺入为补法，针尖迎着经脉循行来的方向刺入为泻。

4. 呼吸补泻

患者呼气时进针，吸气时出针为补；吸气时进针，呼气时出针为泻。

5. 开阖补泻

出针后迅速按揉针孔为补，出针时摇大针孔而不立即揉按为泻。

6. 平补平泻

进针得气后均匀地提插捻转后，即可出针。

三、选穴原则及常用穴位

（一）头面部

1. 印堂

位置：在额部，当两眉头的中间。

主治：①眩晕、头痛、鼻渊等头面五官病证；②失眠，小儿惊风。

2. 太阳

位置：在颞部，当眉梢与目外眦之间，向后约一横指的凹陷处。

主治：①目赤肿痛，视物不清，迎风流泪；②头痛；③口眼㖞斜。

3. 睛明

位置：目内眦角稍上方凹陷处。

主治：①目眩、目赤肿痛等目系病证；②心悸；③急性腰扭伤。

4. 攒竹

位置：在面部，当眉头陷中，眶上切迹处。

主治：①眉棱骨痛，头痛；②口眼㖞斜、眼睑瞤动、目赤肿痛等目系病证；

③呃逆。

5. 四白
位置：在面部瞳孔直下，当眶下孔凹陷处。

主治：①口眼㖞斜、面肌痉挛等头面部病证；②眼睑瞤动等目系病证；③胆道蛔虫症。

6. 鱼腰
位置：在额部，瞳孔直上，眉毛中的凹陷处。

主治：①三叉神经痛，面神经麻痹；②目翳、眼睑下垂等目系病证。

7. 丝竹空
位置：当眉梢外侧凹陷处。

主治：①头痛，齿痛；②癫痫；③眼睑瞤动，目赤肿痛。

8. 瞳子髎
位置：在面部，目外眦旁，当眶外侧缘处。

主治：①头痛，三叉神经痛；②目翳、目赤肿痛等目系病证。

9. 迎香
位置：鼻翼外缘中点旁，当鼻唇沟中。

主治：①口㖞、鼽衄等局部病证；②胆道蛔虫症。

10. 颊车
位置：在面颊部，下颌角前上方约一横指（中指），当咀嚼时咬肌隆起，按之凹陷处。

主治：牙关不利、口眼㖞斜、齿痛等局部病证。

11. 地仓
位置：在面部口角外侧，上直瞳孔。

主治：口眼㖞斜、流涎、三叉神经痛等局部病证。

12. 人中
位置：嘴唇沟的上 1/3 与下 2/3 交点处。

主治：①中暑、昏迷等急危重病证，急救要穴；②癫痫等神志病证；③口㖞，面瘫；④腰背强痛。

13. 百会
位置：在头部，当前发际正中直上 5 寸，或两耳尖连线的中点处。

主治：①头痛、眩晕等肝阳上亢证；②健忘、痴呆、不寐等心脑病证；③中风，癫痫；④脱肛、子宫下垂等中气下陷证。

14. 四神聪
位置：在头顶部，当百会前后左右各 1 寸，共四穴。

主治：失眠、健忘、头痛等神志病证。

15. 翳风
位置：耳垂后方，当乳突与下颌角之间的凹陷处。

主治：①头痛，眩晕；②暴喑，舌强不语；③癫痫。

（二）项背部

1. 哑门

位置：在项部，当后发际正中直上 0.5 寸，第 1 颈椎下。

主治：①头项强痛；②癫痫，癔症；③失声。

2. 风池

位置：在项部，枕骨之下，与风府相平，当胸锁乳突肌与斜方肌上端之间的凹陷处。

主治：①头痛、眩晕等头面五官病证；②不寐、癫痫等神志病证；③感冒，颈项强痛；④视神经萎缩。

3. 风府

位置：在颈部，当后发际正中直上 1 寸。

主治：①中风、癫狂、痴呆等脑部病证；②项强、头痛、眩晕等头项病证；③咽喉肿痛。

4. 天突

位置：在颈部，当前正中线上，胸骨上窝中央。

主治：①支气管哮喘、咽喉炎、支气管炎等肺系病证；②梅核气；③胸痛，咯血。

5. 肩井

位置：在肩上，前直乳中，当大椎与肩峰端连线的中点。

主治：①肩背不适、上肢不遂、颈项强痛等上肢病证；②瘰疬；③乳痈、乳癖、乳汁不下；④难产，胞衣不下。

6. 大椎

位置：在后正中线上，第 7 颈椎棘突下凹陷中。

主治：①感冒、咳嗽等外感病证；②小儿惊风、癫狂等神志病证；③风疹、痤疮等皮肤病证；④头项强痛；⑤疟疾。

7. 大杼

位置：在背部，第 1 胸椎棘突下，旁开 1.5 寸。

主治：①项背强痛；②咳嗽。

8. 肺俞

位置：在背部，第 3 胸椎棘突下，旁开 1.5 寸。

主治：①咳嗽、气喘等肺部病证；②潮热、盗汗等阴虚之证。

9. 心俞

位置：在背部，第 5 胸椎棘突下，旁开 1.5 寸。

主治：①心痛、失眠等心系与神志病证；②咳嗽；③遗精，盗汗。

10. 膈俞

位置：在背部，当第 7 胸椎棘突下，旁开 1.5 寸。

主治：①呃逆、呕吐等上逆之证；②贫血；③潮热，盗汗；④瘾疹；⑤血瘀诸证。

11. 肝俞

位置：在背部，第 9 胸椎棘突下，旁开 1.5 寸。

主治：①胁痛、黄疸等肝胆病证；②目赤肿痛、迎风流泪等目系病证；③背脊痛。

12. 胆俞

位置：在背部，第 10 胸椎棘突下，旁开 1.5 寸。

主治：①肺痨，潮热；②胁痛、黄疸等肝胆病证。

13. 脾俞

位置：在背部，第 11 胸椎棘突下，旁开 1.5 寸。

主治：①纳呆、腹胀、腹泻、便血等脾胃肠腑病证；②背痛等局部病证。

14. 胃俞

位置：在背部，第 12 胸椎棘突下，旁开 1.5 寸。

主治：①胃痛、腹胀、肠鸣等胃肠病证；②背痛等局部病证；③失眠，糖尿病。

（三）胸腹部

1. 中府

位置：位于胸部，横平第 1 肋间隙，锁骨下窝外侧，前正中线旁开 6 寸。

主治：①咳嗽、胸痛、胸闷等肺部病证；②肩背痛。

2. 乳根

位置：乳头直下，乳房根部，当第 5 肋间隙，距前正中线 4 寸。

主治：①乳痈、乳少、乳癖等乳房病证；②咳嗽、气喘等肺部病证。

3. 期门

位置：乳头直下，第 6 肋间隙，前正中线旁开 4 寸。

主治：①癃闭，遗尿，肾炎；②乳痈；③胸胁胀痛；④腹胀、呃逆等脾胃病证。

4. 日月

位置：乳头直下，第 7 肋间隙，前正中线旁开 4 寸。

主治：①呕吐、呃逆、黄疸等肝胆病证；②胃脘痛。

5. 章门

位置：侧腹部，当第 11 肋游离端的下方。

主治：①黄疸、胁肋疼痛等肝胆病证；②腹胀、呕吐等脾胃病证。

6. 带脉

位置：在侧腹部，当第 11 肋骨游离端下方垂线与脐水平线的交点上，章门穴下 1.8 寸处。

主治：①月经不调、闭经、带下等妇科病证；②膀胱炎；③腰腿疼，下肢无力。

7. 膻中

位置：前正中线上，平第 4 肋间，两乳头连线的中点。

主治：①胸痛、咳嗽、气喘、心悸等心肺部病证；②乳少、乳痈等胸乳病证；③呃逆、呕吐。

8. 中脘

位置：在上腹部，脐中上 4 寸，前正中线上。

主治：①胃痛、腹胀、泄泻等脾胃病证；②脏躁，癫狂。

9. 神阙

位置：在腹中部，脐中央。

主治：①中风脱证、虚脱等元阳暴脱证；②腹痛、腹胀、腹泻、便秘、痢疾等肠腑病证；③水肿、小便不利等肾系病证。

10. 气海

位置：在下腹部，脐中下 1.5 寸，前正中线上。

主治：①虚脱、羸瘦、脏器衰惫乏力等气虚病证；②水谷不化、绕脐腹痛等肠腑病证；③小便不利、遗尿等泌尿系病证；④阳痿，疝气；⑤月经不调、崩漏、带下、胞衣不下、产后恶露不止等妇科病证。

11. 关元

位置：在下腹部，脐中下 3 寸，前正中线上。

主治：①中风脱证、虚劳无力等元气虚损病证；②少腹疼痛，疝气；③腹泻、痢疾、脱肛、便血等肠腑病证；④尿血、尿频等泌尿系病证；⑤遗精、阳痿、早泄、白浊等男科病证；⑥月经不调、痛经、崩漏、恶露不尽等妇科病证。

12. 中极

位置：在下腹部，脐中下 4 寸，前正中线上。

主治：①遗尿、小便不利、癃闭等泌尿系病证；②遗精、阳痿、不育等男科症证；③月经不调、崩漏、阴挺、阴痒、不孕、产后恶露不尽、带下等妇科病证。

13. 天枢

位置：在腹中部，横平脐中，旁开 2 寸。

主治：①腹痛、腹胀、便秘、腹泻、痢疾等胃肠病证；②月经不调、痛经等妇科病证。

（四）腰骶部

1. 命门

位置：在腰部，当第 2 腰椎棘突下凹陷中。

主治：①腰骶疼痛，下肢痿痹；②尿频，遗尿；③阳痿、早泄等男科病证；④月经不调、赤白带下等妇科病证；⑤泄泻，小腹冷痛。

2. 腰阳关

位置：在腰部，当第 4 腰椎棘突下凹陷中。

主治：①遗精、阳痿等男科病证；②月经不调等妇科病证；③耳聋，耳鸣；④腰痛。

3. 肾俞

位置：在腰部，当第 2 腰椎棘突下，旁开 1.5 寸。

主治：①遗尿、遗精、不育等泌尿生殖系病证；②月经不调、带下等妇科病证；③耳鸣、耳聋等肾虚病证。

4. 大肠俞

位置：在腰部，当第 4 腰椎棘突下，旁开 1.5 寸。

主治：①阳痿、遗精等男科病证；②月经不调、赤白带下等妇科病证；③尿频、遗尿等泌尿系病证；④下肢痿痹；⑤小腹冷痛。

5. 腰眼

位置：在腰部，当第 4 腰椎棘突下，旁开约 3.5 寸凹陷中。

主治：①腰痛；②月经不调，带下；③遗尿，尿频。

6. 八髎

位置：上、次、中、下，左右共八穴，合称八髎。①上髎：当髂后上棘与后正中线之间，适对第 1 骶后孔；②次髎：当髂后上棘内下方，适对第 2 骶后孔处；③中髎：当次髎内方，适对第 3 骶后孔处；④下髎：当中髎下内方，适对第 4 骶后孔处。

主治：腰骶部疾病，小便不利，月经不调，下肢痿痹。

7. 长强

位置：在尾骨端下，当尾骨端与肛门连线的中点处。

主治：①痔疾、便秘、脱肛等肠腑病证；②腰骶部疼痛。

8. 夹脊

位置：第 1 胸椎至第 5 腰椎棘突下旁开 0.5 寸，一侧 17 个穴，左右共 34 穴。

主治：①上胸部穴位治疗上肢及心肺病证；②下胸部穴位治疗胃肠病证；③腰部穴位治疗腰腹及下肢病证。

（五）上肢部

1. 肩髃

位置：在肩部，三角肌上，臂外展或向前平伸时，当肩峰前下方凹陷处。

主治：①肩臂挛痛等上肢病证；②瘾疹。

2. 肩髎

位置：在肩部，肩髃后方，当臂外展时，于肩峰后下方凹陷处。

主治：①肩重不能举，臂痛；②胁痛。

3. 尺泽

位置：在肘横纹中，当肱二头肌腱的桡侧凹陷处。

主治：①咽喉肿痛、咳嗽、气喘等肺系病证；②急性吐泻，小儿惊风；③小便失禁；④肘臂挛痛。

4. 曲池

位置：在肘横纹外侧端，屈肘，当尺泽与肱骨外上髁连线的中点。

主治：①上肢不遂、手臂痹痛等上肢病证；②咽痛、齿痛等五官热性病证；③腹痛、呕吐泄泻等胃肠病证；④热病；⑤高血压；⑥湿疹、瘾疹、瘰疬等皮肤外科病证。

5. 外关

位置：在前臂背侧，当阳池与肘尖的连线上，腕背横纹上 2 寸，尺骨与桡骨之间。

主治：①手指屈伸不利；②头痛、目赤肿痛等头面五官病证；③瘰疬；④热病；⑤胁痛，上肢痿痹不遂。

6. 阳溪

位置：在腕背横纹桡侧，手拇指向上翘起时，当拇短伸肌腱与拇长伸肌腱之间的凹陷中。

主治：①手腕痛；②癫痫；③目赤肿痛、耳聋、头痛等面部五官病证。

7. 合谷

位置：在手背，第1、2掌骨间，约当第2掌骨桡侧的中点处。

主治：①头痛、目赤肿痛、齿痛、口眼㖞斜、鼻衄等头面五官病证；②恶寒、发热等外感病证；③经闭、滞产等妇科病证；④落枕，腰扭伤；⑤热病，无汗或多汗。

8. 内关

位置：在前臂掌侧，当曲泽与大陵的连线上，腕横纹上2寸，掌长肌腱与桡侧腕屈肌腱之间。

主治：①心悸、心胸痛等心胸病证；②胃痛、呃逆、呕吐等脾胃病证；③失眠、癫狂等神志病证；④手指麻木等局部病证。

9. 大陵

位置：腕掌横纹的中点处，当掌长肌腱与桡侧腕屈肌腱之间。

主治：①心悸、胸痛等心胸病证；②胃痛，呕吐；③癫狂，痫证；④咽炎。

10. 劳宫

位置：在掌心，当第2、3掌骨之间偏于第3掌骨，握拳屈指时中指尖处。

主治：①中暑、中风昏迷等急性病证；②口疮，口臭；③心痛、癫狂等神志病证；④鹅掌风。

11. 神门

位置：在腕部，腕掌侧横纹尺侧端，尺侧腕屈肌腱的桡侧凹陷处。

主治：①心悸、怔忡、健忘等心与神志病证；②胸胁疼痛；③高血压病。

12. 鱼际

位置：在手拇指本节（第一掌指关节）后凹陷处，约当第1掌骨中点桡侧，赤白肉际处。

主治：①小儿疳积；②咳嗽，咽喉肿痛，口舌干燥；③手指肿痛；④多汗症。

13. 少商

位置：拇指末端桡侧，距指甲角约0.1寸处。

主治：①咽喉肿痛；②癫狂；③高热，神昏。

14. 落枕穴

位置：在手背侧，当第2、3掌骨之间，掌指关节后0.5寸（指寸）处。

主治：①落枕；②手指麻木、屈伸不利；③手背肿痛。

15. 腰痛点

位置：在手背侧，在第2、3掌骨及第4、5掌骨之间，当腕横纹与掌指关节中点处，一侧2穴，左右共4穴。

主治：急性腰扭伤，耳鸣，眩晕。

（六）下肢部

1. 环跳

位置：在股外侧部，侧卧屈股，当股骨大转子最凸点与骶管裂孔连线的外1/3与中

1/3 交点处。

主治：下肢痿痹，腰骶疼痛。

2. 梁丘

位置：屈膝，在大腿前面，当髂前上棘与髌底外侧端的连线上，髌底上 2 寸。

主治：①急性胃痛，腹痛，腹泻；②下肢不遂等下肢病证；③乳痈、乳癖等乳疾。

3. 犊鼻

位置：屈膝，在膝部髌骨与髌韧带外侧凹陷中。

主治：膝痛、下肢麻痹、屈伸不利等下肢病证。

4. 足三里

位置：在小腿前外侧，当犊鼻下 3 寸，距胫骨前缘 1 横指（中指）。

主治：①诸劳虚证，为强壮保健要穴；②胃痛、呕吐、痢疾、便秘等胃肠病证；③失眠、心悸等心脑病证；④肠痈，乳痈。

5. 丰隆

位置：在小腿前外侧，当外踝尖上 8 寸，条口穴外，距胫骨前缘 2 横指。

主治：①咳嗽痰多等痰饮病证；②眩晕，头痛；③便秘，阑尾炎；④下肢痿痹；⑤高血压病。

6. 阳陵泉

位置：在小腿外侧，当腓骨头前下方凹陷处。

主治：①下肢痿痹、膝痛等下肢疾患；②口苦、胁肋疼痛、黄疸等肝胆病证。

7. 悬钟

位置：在小腿外侧，当外踝尖上 3 寸，腓骨前缘。

主治：①胁痛，颈项强痛；②中风，痴呆；③高血压。

8. 委中

位置：腘横纹中点，当股二头肌腱与半腱肌肌腱的中间。

主治：①遗尿、小便不利等泌尿系病证；②腰腿痛、下肢痿痹等下肢病证；③急性腹泻，腹痛；④丹毒。

9. 血海

位置：屈膝，在大腿内侧，髌骨内侧端上 2 寸，当股四头肌内侧头的隆起处。

主治：①闭经、痛经等妇科病证；②丹毒、瘾疹等皮肤病证；③贫血，膝关节炎。

10. 阴陵泉

位置：在小腿内侧，当胫骨内侧髁后下方凹陷处。

主治：①下肢痹痛等腰腿病证；②小便不利、腹泻、腹胀、黄疸等脾不运化病证；③失眠。

11. 三阴交

位置：在小腿内侧，当足内踝尖上 3 寸，胫骨内侧缘后方凹陷处。

主治：①月经不调、崩漏、痛经、难产、不孕等妇科病证；②遗精、阳痿等男科病证；③腹胀、泄泻等胃肠病证；④湿疹，荨麻疹。

12. 太溪

位置：在足内侧，内踝后方，当内踝尖与跟腱之间的凹陷处。

主治：①失眠、健忘等肾精不足病证；②头痛、齿痛、耳聋、耳鸣等肾虚病证；③女子月经不调、男子遗精等肾虚性泌尿生殖系疾患；④胸痛、气喘等肺部病证。

13. 内庭

位置：在足背当第2、3趾间，趾蹼缘后方赤白肉际处。

主治：①腹泻、痢疾等胃肠病证；②足背肿痛；③齿痛、鼻衄等面部五官热性病证；④三叉神经痛。

14. 太冲

位置：在足背侧，当第1跖骨间隙的后方凹陷处。

主治：①中风、癫狂痫、口眼㖞斜、目赤肿痛、小儿惊风等肝经风热病证；②黄疸、呃逆、呕吐等肝胃病证；③癃闭，遗尿；④下肢痿痹，足跗肿痛；⑤月经不调、崩漏、经闭等妇科病证。

15. 涌泉

位置：在足底部，蜷足时足前部凹陷处，约当足底2、3趾趾缝纹头端与跟腱连线的前1/3与中1/3交点。

主治：①小儿惊风等急性病证；②中暑、昏厥等神志病证；③小便不利，便秘，遗尿；④咽喉肿痛；⑤子宫下垂，风疹，心肌炎。

四、适用范围

针刺调治的适宜人群非常广泛，对于某些急性病症、疼痛性病症及功能失调性疾病，可视为首选疗法。也可用于内、外、妇、儿等各科疾病的预防，还可用于多种慢性病的康复，如中风、高血压病、风湿痹痛、月经不调、痛经、小儿疳积等。

五、注意事项

（1）过饱、过饥、大惊、大怒、醉酒及劳累过度等情况，不宜立即针刺。孕妇慎用针刺。体质虚弱者，不宜强刺激针刺。

（2）小儿囟门未合时，头顶部的腧穴不宜针刺。

（3）皮肤有溃疡、感染、瘢痕或肿瘤部位，不宜针刺。伴有自发性出血或损伤后出血不止的患者，不宜针刺。

（4）对胸、胁、背部等脏腑所在之处的穴位，不宜直刺、深刺。

（5）针刺时应严格进行无菌操作，以防感染。

（6）针刺过程中，密切观察受术者，防止或及时发现晕针情况。若出现晕针现象，应立即停止针刺，让患者平卧，头部放低，注意保暖，给予热茶或温开水饮之，或掐人中、内关及涌泉等穴。必要时按急症处理。

第六节　耳穴压豆疗法

一、定义

耳穴是耳郭上与人体经络、五脏六腑、四肢百骸相互沟通的部位，是脉气所发及转输之处。《黄帝内经》载："耳者宗脉之所聚也。"人体任何部位发生病变，都可通过经络反映到耳郭上相关的耳穴。耳穴压豆法是采用王不留行籽耳穴贴刺激耳郭上的相应穴位或反应点，配合按揉，通过经络传导作用，调整脏腑经络，达到防治疾病目的的一种方法。

二、操作方法

（1）材料准备：一次性王不留行籽耳穴贴、75%酒精、棉签、耳穴探压棒、镊子。

（2）寻找敏感点：用耳穴探压棒在选穴区内寻找敏感点，找到后用探棒按压片刻，以做标记。

（3）消毒及压籽：以75%酒精棉签消毒耳郭表面，后用干棉签擦干，以左手轻轻提拉耳郭，右手持镊子取耳穴贴对准穴位贴紧，用指腹按压或轻揉3～5下，使患者耳郭局部产生酸、痛、热、胀等感觉。每次取3～5穴，留籽3天后更换，左右耳交替。嘱患者每日按上述方法自行按压5次，每次3分钟。

（4）按压手法：可用拇指、食指指腹于耳郭正面、背面相对按压；或用指尖一松一紧间断按压贴籽处耳穴；亦可用指腹在贴压处轻轻按揉，以局部出现酸、痛、麻、胀、热为度。

三、适用范围及选穴

耳穴压豆法安全有效，疼痛较少，患者易于接受，临床上广泛适用于痛症、内分泌紊乱、月经不调、绝经前后诸证、睡眠障碍、过敏性疾病、胃肠功能紊乱、体质调养、焦虑状态、抑郁状态等。现将临床常见病耳穴压豆处方总结如下。

1. 高血压病

取穴：肝、降压沟、结节、交感、神门、心。

注意：血压过高还可以在降压沟和耳尖点刺出血。

2. 胃炎

取穴：胃、脾、交感、肺。

配穴：肾、肝、胰胆、神门、皮质下、三焦。

3. 便秘

取穴：大肠、直肠、交感。

配穴：皮质下、脾、肺、腹、艇中。

4. 单纯型肥胖

取穴：胃、口、神门、三焦。

配穴：内分泌、肾上腺、缘中、肺、小肠、肾。

5. 更年期综合征

取穴：肾、内生殖器、内分泌。

配穴：情绪激动、失眠加神门、心、皮质下，心悸加心、小肠，潮红烘热、多汗加交感、肺、颊，头晕目眩加肝、枕。

6. 神经衰弱、失眠

取穴：神门、心、肾、皮质下、垂前。

配穴：心脾两虚加脾、小肠，心肾不交加肝、肾，肝郁气滞加肝、三焦。

7. 戒断综合征

取穴：神门、皮质下、肺、内分泌。

配穴：肝、胃、心、肾上腺。

8. 荨麻疹

取穴：相应部位，肺、心、内分泌、风溪。

配穴：风热加耳尖、肾上腺，风寒加肾，胃肠湿热加大肠、胃，气血两虚加肾、脾。

9. 睑腺炎

取穴：眼、肝、屏间前、屏间后。

配穴：神门、耳尖、皮质下、肾、胃、肾上腺。

10. 急性扁桃体炎

取穴：耳轮穴，两侧共 8 个穴点，每次取一侧耳郭的 3 个点；耳尖、咽喉、扁桃体；肺、胃、肾上腺。

11. 月经不调

取穴：内生殖器、内分泌、肾、肝、脾。

配穴：缘中，血热加耳尖。

12. 痛经

取穴：内生殖器、内分泌、神门、艇角。

配穴：交感、肝、肾、皮质下。

四、注意事项

（1）埋籽处疼痛可能影响睡眠，可适当移动胶布位置或更换穴位。

（2）每次按压前应清洗双手，按压手法应轻巧，力度适中，以免皮肤破损。

（3）埋籽局部不宜淋湿，以免胶布脱落，夏季一般埋籽 3 天，以防感染。

（4）若患者对胶布过敏，贴压局部出现瘙痒、疼痛，应将胶布取下，间隔 3 天再贴。

（5）局部有皮损炎症者不宜贴压。

（6）耳穴压豆法一般无禁忌证，但孕妇、习惯性流产者应慎用。

第七节 放血疗法

一、定义

放血疗法古又称"刺络法""刺血疗法""刺络放血疗法"。放血疗法采用三棱针或一次性注射针头浅刺机体皮肤、穴位、患处或病变血络，放出适量血液，使得邪有出路，从而达到调和气血、疏通经络以治疗疾病的目的。即《黄帝内经》所谓"菀陈则除之者，出恶血也""见血络，必刺之，无问其病，以平为期""视其血络，尽出其血""结者，脉结血不和，决之乃行"等。故放血疗法的治病机理就是通过祛除恶血，来调理气血、疏通经络，祛邪以复正。

二、常用部位、取穴原则

1. 循经取穴放血
循经取穴放血即一般取病变本经络穴位放血，如咽喉疼痛属肺经疾患，循手太阴肺经取少商点刺出血。

2. 远道取穴放血
《黄帝内经》所论"病在上者下取之，病在下者高取之，痛在头者取之足，痛在腰者取之腘"，应用"经脉所过，主治所及"的规律，可循经选取病变远端穴位，如风热上壅头面之眉棱骨疼痛，循经取内庭穴；少阳头痛取侠溪穴；肩周炎取对侧阳陵泉。

3. 局部取穴放血
局部取穴放血即在病变局部或邻近部位放血，多用于局部症状较明显的病证，如踝关节扭伤、太阳穴头痛、带状疱疹、斑秃等。

4. 经验取穴放血
经验取穴放血如高血压在耳背沟放血、小儿食积取四缝挑刺。

三、操作步骤

放血疗法具体操作的描述主要见于《灵枢·官针》，记载的方法有络刺、毛刺、豹文刺、赞刺、大泻刺。依据其特点、刺激强度及出血量多少分为三类，具体步骤如下。

1. 针刺前准备
（1）体位：根据患者放血部位确定体位，如耳尖、少商放血取坐位，委中放血取俯卧位，内庭放血取仰卧位。
（2）消毒：所用针具均为一次性使用，无须消毒，如一次性注射针头、梅花针；医者操作前先用七步洗手法清洁双手，戴无菌手套方可持针操作；放血部位皮肤用安尔碘从放血部位中心点向外绕圈消毒。

2. 持针操作
第一类：在浅表小络脉或四肢末端处点刺放血，进针深度较浅，出血量较少。操作时，右手持一次性注射针头，快速点刺一次即可，随即轻轻挤压针孔周围，使出血数滴，然后以消毒干棉球按压针孔片刻。

第二类：多针直刺体表上浅静脉或者痛点，进针较深，出血量相对较多。操作时，右手持一次性注射针头，连续垂直于皮肤点刺 10～20 针，从病变中心向周围环形点刺，使得局部出血。可用软柄梅花针，操作时拇指居针柄上方，余指呈微握拳状固定针柄末端，在病变部位行扣刺法，注意要用腕力，快速扣刺在皮肤上随即迅速弹起，如此反复进行，直至局部皮肤出血。此法必要时可配合拔罐，以达祛热逐瘀之效。

第三类：在肿痛或脓肿部位，刺破排出脓血。操作时，以手术刀切割穴位皮肤、黏膜或小静脉，放出适量血液。此法容易造成感染，临床现已少用。

四、疗程

放血疗法一般不作为常规、长期治疗方法，急症可隔天 1 次，一般 1 周 1～3 次，治疗 3～5 次仍不显效者，应考虑换用其他方法，或同时使用其他疗法，以免延误治疗时机。

五、适用范围

放血疗法属于泻法，因此一般应用于实热证。《针灸大成》中的《卷三·肘后歌》云："刚柔二痉最乖张，口噤眼合面红妆，热血流入心肺腑，须要金针刺少商。"《灵枢·厥病》载："头痛甚，耳前后脉涌有热，泻出其血。"诸多记载均提示实热证、邪气有余、瘀热等可用放血疗法进行治疗。临床中放血疗法较常用于咽喉肿痛、睑腺炎、痤疮、斑秃、带状疱疹、腰痛、肩周炎、头痛、失眠、抑郁、焦虑、痹症、扭挫伤等。

此外，虚实夹杂病证亦可采用放血疗法，如小儿疳积常出现腹胀、大便干、发热、烦躁、啼哭等，可点刺大椎、胃俞、四缝穴，达清泻胃火、健脾消积之效。《黄帝内经》中亦有相关记载，如"短气，息短不属……去血络也"，患者因气虚无力推动血脉，血郁阻络导致短气者，证属本虚标实，此时亦可采用放血疗法。故临证时当细心辨证，方可信手拈来。

六、注意事项

（一）禁忌

（1）体虚久病、久泻、伤血日久、汗出过多、贫血、血压过低、低血糖者慎刺或禁刺。

（2）孕妇、产后、习惯性流产者禁用，月经期尽量不用。

（3）凡属正气极度虚弱、气血亏虚、阴阳俱损的患者应慎用。

（4）皮肤有感染、溃疡、瘢痕、血管瘤处禁用。

（5）严重传染病及心肝肾功能损害的患者禁用。

（二）注意事项

《素问·刺禁论》有云："针刺无中大脉，刺中大脉者，血出不止可死。"此论亦适用于放血疗法，在临床应用时应以患者安全为第一要务，在遵循放血疗法应用原则的同时还应该注意针刺部位可能带来的危害。应注意以下几点。

（1）放血前应向患者做好充分解释工作，消除患者恐惧感和紧张感。

（2）空腹、极度疲劳、高度紧张的患者不宜行放血疗法。

（3）操作前应选好合适的体位，以防晕针及刺络拔罐的罐口松动。

（4）医者点刺、散刺放血时，手法应轻柔快速，尽量用腕力，切记用力过猛，损伤其他组织。

（5）出血量要适度，切忌一次放血过多，否则容易引起晕针。

（6）行点刺法时，针尖深度不宜过深，以免损伤深部大动脉或导致瘀血内流、血肿等；若常规操作后发生血肿，可用干棉球压迫止血。

（7）放血疗法整个过程中，要随时注意患者的反应，避免发生意外。若出现晕针，应立刻停针止血，让患者平卧休息，适当饮温开水，严重者可艾灸百会、神阙穴或针刺人中、合谷、涌泉穴。

（8）放血部位应隔3～5小时方可沾水，嘱咐患者当天不宜游泳，以防感染。

第八节　蜂针疗法

一、定义

蜂针疗法是由民间蜂螫治病的经验与针灸医术相结合发展而成的疗法，是将蜂的尾针螫刺入人体穴位后排出蜂针液，使机体发生反应，以达到防治疾病的目的。因蜂针疗法临床效果好、费用低，是一种典型的自然疗法。

二、作用机制

（一）蜂针具有"针"的作用

蜂针与毛刺具有相似性，针刺皮肤浅层痹证，刺皮而不伤肉；与浮刺相似，治肌急而寒者也；与扬刺相似，用浅刺的方法在痛点中央刺1针，然后围绕痛点四周各刺1针，共刺5针；与输刺相似，直入直出，发针快而刺入较浅；与浮刺相似，采用浅刺、斜刺肌表的方法，以治肌肉挛急而属寒的病证。

（二）蜂针具有"药"的作用

蜂针的"药"的作用指藏于工蜂尾部螫针中的蜂毒，当蜜蜂螫刺时伴随着蜂毒的注入。现代药理研究表明蜂毒主要由蛋白质、多肽、生物活性物质、糖、磷脂及易挥发物质等组成。蜂毒的药性，是这些物质的协同作用的结果。

（三）蜂针具有"灸"的作用

蜂针螫刺后，局部皮温升高，毛细血管扩张，出现红肿热痛，有类似温灸效应，起到温经通络作用。

三、操作方法

（一）蜂针直刺法

蜂针直刺法又称为活蜂螫刺法，它的特点在于刺激量大、痛感明显。操作方法为持镊从蜂盒中取出一只蜂，注意夹其腰部，让蜜蜂尾部与已消毒穴位或痛点碰触，蜜蜂受到刺激便弯曲腹部伸出有倒钩的螫针刺入皮肤，将蜜蜂移开，可看到螫针有节律的收缩，此时螫针不断深入皮肤且伴随蜂毒注入，螫完后取出蜂刺。

（二）蜂针散刺法

蜂针散刺法有拔针散刺法和蜂体散刺法。

（1）拔针散刺法：为一种浅刺激刺法，特点为力度轻、针刺浅、刺多点，患者少有痛苦，易于接受。操作方法为：先用镊子夹住蜜蜂的腰部，观察蜜蜂尾部，它因受刺激会将蜂刺时时探出，若不探出，可用镊子轻轻刺激其尾部让蜂刺探出；当探出时，用另一只镊子夹住蜂针刺部将蜂螫针从活蜂尾部拔出。夹持着蜂针，在患部或与疾病相关的经脉、腧穴点刺即出，要求针不离镊，随刺随拔。1 只蜂针可刺 3～5 点，多至十几点。

（2）蜂体散刺法：与拔针散刺法同属蜂针散刺法，特点与拔针散刺法相似，都是针不离镊的散刺，特点为力度轻、针刺浅、刺多点，不同点在于第一次进针方式。此法是将蜜蜂从蜂盒中取出后，从蜂体中截出腹尾，夹住腹尾，将尾尖对准要针刺的部位，螫针刺入后随即拔出，然后针不离镊，每隔 2 mm 轻轻呈带状垂直散刺，随刺随拔，可散刺 2～8 点。

（三）蜂体点刺法

蜂体点刺法有挤毒囊点刺法和多位点刺法。

（1）挤毒囊点刺法：挤毒囊点刺法是蜂针点刺法中的一种，特点在于减轻痛感。此法可用于试针法操作。先如直刺法操作，当蜂刺进入皮肤后，立即将毒囊挤扁并即刻拔出蜂刺。

（2）多位点刺法：与挤毒囊点刺法同属蜂体点刺法，其特点在于将 1 只蜜蜂的毒分散注入多个点，且各个点的留针时间可不等，进入机体的蜂毒量也不同，是用直刺法与散刺法相结合的方法。该针法与散刺法相似，但留针时间较散刺法的长，开始如同直刺法，将蜂针刺入穴位后即用镊子将它从机体上拔出，继而将它针入机体其他痛点或穴位。1 只蜂针刺 1 个点或穴位后，继而刺入第 2、第 3 点。此法能针 3～8 点，蜂针时镊可离针，每点可留针 1 秒至 1 分钟。

（四）减毒蜂刺法

减毒蜂刺法有速刺速拔针法，移针蜂刺法，拔刺减毒法。

（1）速刺速拔针法：此法特点在于"点刺即出"，以达到减毒的目的，因蜂针直刺法常使患者有强烈的剧痛感，且蜂针早期容易产生不良反应，故使患者不能坚持或拒绝蜂疗；但用散刺法对技术的要求较高，特别是将蜂刺从蜂体拔出难度较大，因此，此法是达到减毒目的的常用针法。一手夹蜂，当蜜蜂放出蜂针后，另一手拿镊立即将蜂针拔出。

（2）移针蜂刺法：此法特点在于将蜂毒散失部分后再刺入机体，以达到减毒目的。用绷带包木板，表面再用胶布固定，或只用胶布、尼龙布、棉花、胶手套等能使蜜蜂放螫针的物品均可，先让蜜蜂点刺在以上物品上，后持镊子从物品上取蜂针，注意夹其蜂针的中部，然后针不离镊，散刺或点刺在痛点部位。特别是意大利蜂蜂毒量大，可用此法达到减毒的目的。

（3）拔刺减毒法：与速刺速拔针法相似但又有所不同，特点在于减毒，拔针为第一次减毒，将拔出的蜂针放在物品上停留片刻为第二次减毒。将蜂体拔出，然后先在其他物品上让蜂针液衰减一些再行刺法。

（五）蜂针丛集刺法

蜂针丛集刺法有散点刺丛集刺法和直刺丛集刺法。

（1）散点刺丛集刺法：与直刺丛集刺法均在一个穴位，或小区域集中刺激，又叫片针法，也是无痛蜂针法中的一种。在拔出针散刺与点刺的基础上，集中刺激一个小点及小区域。特点在于刺激量浅、痛感弱，但能对病邪形成围攻之势。

（2）直刺丛集刺法：与散点刺丛集刺法不同点在于蜂针进行的第 1 针，此法刺激量较散点丛集刺法刺激量强。用活蜂直刺法，在一个小区域或一个腧穴用多只活蜂针刺激，少则 2～3 针，多则 20～30 针。

四、蜂针疗法的选穴原则

民间很多养蜂人取穴采取的是患者哪里痛就螫哪里，"以痛为腧"虽是取穴的一种方法，起到急则治其标的作用，但若想得到更好的疗效，蜂针疗法也要遵循中医理论，必须对疾病进行辨证论治，要在辨证论治的基础上遵循理、法、方、穴的治疗原则，做到标本兼治。蜂针处方原则是局部选穴、远部选穴、辨证选穴、辨时选穴等相结合。只有在中医基本理论的指导下，因人、因时、因病进行辨证施治，才能更好地治愈疾病，中国传统医学的脏腑、经络学说和针灸理论以及对蜂针液成分和活性的研究，为蜂针疗法的发展提供了很好的理论基础。

五、注意事项

在蜂针治疗的过程中，尤其注意严重不良反应的发生。要求我们必须严格掌握蜂针疗法技术，控制好蜂毒量，掌握蜂针疗法的禁忌证。有人认为蜜蜂是大自然产物，属自然疗法，而对它所产生的不良反应放松警惕，甚至有人认为反应越大效果越好，其后果影响严重，甚至危及生命。此外，个人切不可盲目用蜂针施治，必须去正规蜂疗机构进行治疗，以免产生不可挽回的后果。

（一）禁忌证

心肺功能衰竭者，严重过敏反应患者，体虚难以接受者，有高血压危象者，淋巴结持续肿大、疼痛者，蜂针处减量或停针也难以消肿者，严重肝肾功能衰竭者等应禁用。严重动脉硬化、月经期、妊娠期、手术后慎用。过饥、过劳、大汗、重病体虚、大失血、低血糖等情况的患者，也要慎用蜂针。

（二）不良反应的处理

实施蜂针疗法过程中，若发现患者反应强烈，应赶紧拔掉蜂刺，操作时要避免挤压蜂针毒囊，要及时停止蜂针液的继续注入，然后补液以中和毒液。皮肤红肿者，可用碱性肥皂水、5%～10%碳酸氢钠溶液等局部洗敷，因蜂针液多呈酸性，碱性肥皂水、碳酸氢钠溶液可以中和毒液，也可用皮炎平、皮康霜外搽；风疹者，可服苯海拉明、氯苯那敏等抗组胺药；发热者，多喝温开水或蜜糖水，适当服用解热镇痛药如阿司匹林等；晕针者，拔蜂针，帮助患者去枕平卧，放松全身衣领扣带，给患者喝蜜糖水，消除患者的紧张心理，针刺或指压人中、内关、足三里等穴，艾灸百会、关元、气海等穴，也可服氯苯那敏、氯雷他定等抗组胺药成泼尼松、地塞米松等糖皮质激素类抗过敏药。若出现过敏性休克应迅速送医院处理。

第九节　按摩推拿疗法

一、定义

推拿调治是指在中医理论指导下，通过推拿作用于人体以调整机体状态，放松肌肉，消除疲劳，促进气血运行，防止积劳成疾，从而达到调治未病目的的方法与技术。推拿手法是推拿调治疾病的核心，即运用推、拿、按、揉、擦、拍等形式多样的手法，作用于机体，以期达到调整阴阳、补虚泻实、疏经通络、行气活血、理筋整复、调理脏腑的作用，不仅有较好的治疗效果，更具有预防疾病、祛病延年的功效，在治未病领域独具优势。

二、操作方法及作用机制

1. 按法

用指或掌在治疗部位进行由轻到重，再由重到轻，均匀而有节律的反复性按压的手法，称为按法。操作时要按"轻—重—轻"的节奏进行操作，切忌暴力按压。按法可分为指按法和掌按法。如点按足三里可健脾助运，点按头面部经穴可防治头痛、失眠、目赤肿痛，掌按腰部可缓解腰部疲劳，预防腰肌劳损、腰椎间盘突出症等疾病。

2. 揉法

用掌、指或肢体其他部位着力于治疗部位，轻柔灵活地上下、左右或环旋揉动，带动治疗部位皮肤及皮下组织一起运动的手法，称为揉法。操作时肩、肘、腕关节放松，缓和而有节律地进行环形揉动，主要包括指揉法、掌揉法、前臂揉法和肘揉法。如揉太阳穴可防治头痛、失眠，全掌揉于脘腹部可防治便秘、腹泻，掌根揉于腰臀部可防治腰肌劳损、臀部软组织损伤，大鱼际揉于面部、胸胁部可聪耳明目、疏肝理气。

3. 摩法

以指腹或掌面在体表做环形或直线往返摩动的手法，称为摩法。操作时肩、肘、腕关节放松，前臂带动腕关节进行被动环形摩动。摩法可分为指摩法和掌摩法。如摩胸胁可宽胸理气，防治胁肋胀痛；摩腹部可防治胃痛、食积胀满、腹泻、便秘等。

4. 㨰法

以第 5 掌指关节背侧吸附于治疗部位上，通过前臂旋转摆动和腕关节的屈伸运动使得小鱼际和手背尺侧部分在治疗部位上进行滚动性压力刺激的一种手法，称为㨰法。操作时以肘部为支点，前臂旋前旋后推动手腕，前滚和回滚轻重比为 3∶1。如㨰颈项部可防治颈椎病、落枕、头痛、眩晕、失眠，㨰肩背部可防治肩周炎、项背部筋膜炎，㨰腰部可防治腰肌劳损、腰椎间盘突出、下背部软组织损伤等。

5. 一指禅推法

手握空拳，拇指伸直盖住拳眼，腕关节屈曲，以拇指指端吸定于体表施术部位和穴位上，操作时沉肩垂肘悬腕，以肘部为支点，前臂有规律地主动摆动，称为一指禅推法。如一指禅推印堂穴可防治感冒、失眠、近视，一指禅推百会穴可防治健忘、痴呆、头痛，一指禅推中脘穴可防治腹胀、腹泻、便秘、胃痛等。

6. 擦法

用指或掌着力于治疗部位，做较快速的直线往返运动，使指或掌着力面与体表肌肤反复摩擦产生热效应的手法，称为擦法。操作时压力应适中，不可过大或过小，以透热为度，包括指擦法和掌擦法两种。如指擦额部可用于防治健忘、失眠、感冒、头痛，指擦背部可防治胸闷、气短、咳嗽、背肌劳损，掌擦命门穴可防治腰肌劳损、月经不调、痛经、阳痿、早泄等。

7. 扳法

用双手向同一方向或相反方向用力，使关节伸展、屈曲或旋转的手法，称为扳法。术者要一手固定住患者关节的近端，另一手作用于关节的远端，然后双手朝相反方向或同一方向相互用力，使关节慢慢被动活动至有阻力时，再做一短促的、稍增大幅度的、有控制的、突发性的扳动。如颈项扳法可以纠正颈椎错缝，扩大椎间孔，减轻颈神经根压迫与刺激；肩部扳法可应用于肩周炎后期关节周围组织粘连的恢复。

8. 拿法

用拇指与其他四指相对用力，提捏肢体肌筋，称为拿法。施术时用力缓慢柔和而均匀，由轻到重，再由重到轻，揉捏动作连贯。拿法刺激量较强，常与其他手法配合应用于颈项部、肩背部及四肢部的肌肉酸痛等症。如拿肩井穴可以防治颈椎病、落枕、眩晕、失眠、肩臂不举等病症。

9. 推法

用指掌或其他部位着力于人体一定部位或穴位上，做单方向直线或弧线移动，称为推法。操作时需用一定的压力，且用力要平稳，推进速度要缓慢。如拳推法推腰背部及四肢部，对于腰背部及四肢部的劳损、宿伤及风湿痹痛具有防治作用；肘推法推腰背脊柱两侧及两下肢大腿后侧，对于脊柱强直或感觉迟钝患者具有防治作用。

10. 搓法

用双手掌面夹住躯干或肢体一定部位，相对用力交替或往返快速搓动，称为搓法。操作时两掌协调用力，搓动要快速均匀，移动要缓慢。施力深沉，紧贴治疗部位，动作连续。如搓肩、上肢，对肩周炎、上肢痹痛具有防治作用；搓胁肋部，对胸胁损伤、肝气郁结具有防治作用；搓下肢，对下肢痹痛具有防治作用。

11. 其他手法

除以上手法外，复合类手法也常用于疾病的防治，即由两种或两种以上的单式手法结合而成的手法，如按揉法、点揉法、推摩法等。几种手法相结合时，手法作用层次更加丰富，手法愈加细腻、精准，操作更加柔和深透，具有较好的改善局部血液循环、加速代谢、缓解疲劳的功效。

三、适用范围

推拿保健手法是用手、肘或其他部位，按照特定的操作刺激机体的经络、穴位及特殊部位，以无创、安全的优势，临床被广泛应用于内、妇、儿、骨伤等科的治疗及预防。按法、揉法、拿法、推法等作用于头面、腹背部可防治内科疾病，如感冒、咳嗽、腹痛、便秘；按揉、拔伸、拿法、摇法等可治疗外科病，如各种关节置换术后、腹部术后肠粘连后；摩法、拿法、点按法、一指禅推法、擦法等作用于腰腹部可防治妇科疾病，如月经不调、痛经、带下病；推法、揉法、摩法、拿法、运法等作用于幼儿可防治儿科疾病，如咳嗽、发热、脑瘫；一指禅、擦法、按揉、弹拨等作用于骨关节处可防治骨伤科疾病，如颈椎病、腰椎间盘突出症、膝关节炎等。故而推拿作为一种高效、绿色的预防保健手段，可广泛应用于健康人和处于亚健康状态的人群。

四、注意事项

（1）有急性损伤史，患有关节活动功能障碍、肢体异常活动或非关节部位出现异常活动时，应先进行 X 线、CT 等检查明确诊断，排除骨折、关节脱位后，方能考虑进行推拿操作。

（2）骨关节或软组织肿瘤的患者、骨结核患者不能行推拿治疗。

（3）溃疡性或化脓性皮肤病、烫伤、烧伤等各种皮肤破损患者，不宜在病损部位及其周围进行推拿治疗。

（4）有严重的心、脑、肝、肾、肺等脏器病症及有血液病或出血倾向的患者，不宜行推拿治疗。

（5）过度疲劳、精神高度紧张、过度饥饿、饱食后不宜进行推拿操作。女性在月经期及孕期不宜在腹、腰、骶等部位进行推拿操作。严重骨质疏松、年老体弱者不宜行推拿治疗，尤其是重手法操作。

第十节　中医情志疗法

一、五音疗法

音乐通过特有的旋律、节奏、和声等因素影响人的情感和认知，从而发挥心理调节作用。早在两千年前，中医就提出了"五音疗疾"的理论。

《黄帝内经》作为中国传统医学四大经典之一，最早把五音引入医学领域，"五脏之象，可以类推，五脏相音，可以意识"，指出了五音和五脏有特定的联系，五脏可以影响五音，五音可以调节五脏，各脏如有病变其发声常出现与之相应的音阶，各音阶又会侧重影响与之相应的脏腑，即宫通脾、商通肺、角通肝、徵通心、羽通肾。

五音疗法是以五行学说为核心，将宫、商、角、徵、羽五音分别与五行、五脏、五志相对应以调节身心的音乐疗法。

"宫为脾之音，大而和也，叹者也，过思伤脾，可用宫音之亢奋使之愤怒，以治过思。"宫调式音乐属土，其性冲和，具有敦厚、庄重的特点，可调节脾胃的升降功能，促进全身气机的稳定。

"商为肺之音，轻而劲也，哀者也，过忧伤肺，可用商音之欢快使之高兴，以治过忧。"商调式音乐属金，其性清肃，具有优美、高亢、悲切等特点，可调节肺的宣发肃降功能，促进人体气机的内收。

"角为肝之音，调而直也，叫呼也，过怒伤肝，可用角音悲凉使之哀伤，以治过怒。"角调式音乐属木，其性条达，具有柔和舒畅的特点，可调节肝胆的疏泄功能，促进人体气机的升发、条畅。

"徵为心之音，和而美也，喜也，过喜而伤心，可用徵音之火热使之惊恐，以治过喜。"徵调式音乐属火，其性火热，具有兴奋、活泼、欢快等特点，可助养心气，促进气机的上升。

"羽为肾之音，深而沉也，吟者也，过恐伤肾，可用羽音之思索冥想，以治过恐。"羽调式音乐属水，其性如流水，具有奔放、哀怨的特点，可助养肾气，促进人体气机的下降。

过多的负面情绪容易伤神，时间长久则伤心亦伤身，这时就可以有选择地用欢愉的音乐来舒缓情绪，调理身心，从而达到治疗疾病的目的。

二、情志相胜疗法

根据中医五行相生相克的理论，人的各种情志之间具有相互滋生和相互制约的动态关系。《素问·阴阳应象大论》提出："怒伤肝，悲胜怒；喜伤心，恐胜喜；思伤脾，怒胜思；忧伤肺，喜胜忧；恐伤肾，思胜恐。"

当某种情绪过甚而导致五脏发病时，可以用另一种"相胜"的情志来"转移""制约"或"平衡"过甚的情志，使过度的情绪得到调和，机体恢复平衡，从而达到治愈疾病的目的。

《儒林外传·范进中举》中记述，书生范进科举高中后喜极而疯，被平日里惧怕的岳父打了一巴掌后就恢复了清醒，可谓是"喜伤心，恐胜喜"的情景演绎。

中医情志相胜疗法不仅把人的情志分成五种状态，并根据不同的情志特点提出了五个基本程序，而且个体差异性的特点还表现在针对相同的症状时，根据患者的实际情况采用不同的治疗手段。

金元医家张从正在《儒门事亲》中记述："悲可以治怒，以怆恻苦楚之言感之；喜可以治悲，以谑浪亵狎之言娱之；恐可以治喜，以恐惧之言怖之；怒可以治思，以污辱欺罔之言触之；思可以治恐，以虑彼忘此之言夺之。此五者，必诡诈谲怪无所不至，然后可以动人耳目，易人视听。"

当然，以情胜情，并不是简单机械、千篇一律地按图照搬，从《素问·阴阳应象大论》的理论来看，是以五行生克作为立论基础的，但也不能拘泥。五志相胜实际上是一种整体调整气机的疗法，只要掌握情志对气机运行的影响，即可采用此法。

三、移情易性疗法

《续名医类案》记述："失志不遂之病，非排遣性情不可，虑投其所好以移之，则病自愈。"因情志抑郁而致神志失常的疾病，可以通过排遣情思、改易心志的方式，得到治愈，这就是中医移情易性法。

"移情"即通过分散对某种心理痛苦或疾病的注意力，使思想焦点从病所转移于他处；或改变周围环境，减少与不良刺激因素接触；或改变患者内心焦虑的指向性，使其从某种情感转移于另外的事物上。

"易性"即通过学习、工作或娱乐等活动，减少对杂念的注意力；或改变患者错误的认识与情绪；或改变其不良的生活习惯与思想意识。

移情易性的具体方法很多，应根据患者的不同病情、不同心理和不同的环境条件等而采用不同的措施。例如，改变工作、学习、生活环境，经常开展文娱活动如弹琴、下棋、看书、画画、旅游、垂钓等，以达到转移意念、陶冶性情，从而促使心理健康。

四、暗示疗法

暗示疗法，是采用语言或某种刺激物以含蓄、间接的方式对患者的心理状况施加影响，诱导患者接受某种信念，重建自信心，或改变其情绪和行为，使其情绪和行为朝向特定的方式反应，适合用于因疑心、误解、猜测、幻觉所导致的心理障碍和与文化因素相关的精神疾病情况。

暗示治法的效果与患者对医生的信任程度成正相关，应取得患者的充分信任，理解患者的感受与想法，而不是嘲笑和否定患者的想法，然后再根据患者的具体情况设计并选择合适的暗示程序与方法。

《古今医案按》中记载：有一人疑醉后饮了内有小红虫的不洁之水而郁郁不散，心中如有蛆物，胃脘顿觉闭塞，日想月疑，渐成痿膈，遍医不愈。后医生知其病生于疑，便用红线剪断当蛆，用巴豆两粒同饭捣烂，入红线，作成小丸，嘱患者在暗室内服下，患者欲泻时，令患者坐盆，盆内先放清水少许，当患者泻出前物，红线在水中荡漾如蛆时，便叫患者开窗亲视之，其疑病从此便解。

五、精神内守法

《黄帝内经》载："悲哀忧愁则心动，心动则五脏六腑皆摇。"《素问·上古天真论》载："恬淡虚无，真气从之，精神内守，病安从来。是以志闲而少欲，心安而不惧，形劳而不倦，气从以顺，各从其欲，皆得所愿。"中医认为，心为五脏六腑之主，心动则五脏六腑皆摇。肯定了心理因素对机体各脏器生理状况和过程的重要影响，"静则神藏，躁则消亡。"相反，《素问·汤液醪醴论》认为："精神不进，志意不治，故病不可愈。"现代精神—神经—内分泌学说及其相关研究表明，个性、情绪等心理因素也是高血压病、冠心病、消化性溃疡、内源性哮喘、过敏性结肠炎等疾病的促发条件，因此，保持心理的平衡和对环境的适应性是减少疾病和加快身体康复的基本健康策略。

如何才能做到"精神内守"呢？中医认为其要点首先是，"法于阴阳，和于术数，食饮有节，起居有常，不妄作劳，故能形与神俱。"这就是说，首先，要顺应季节变化的自然规律，起居有常，建立一种有规律的生活节奏，不能只求开心尽欲，沉溺于酗酒、好色或贪睡。其次，"不见可欲，使心不乱"，使"嗜欲不能劳其目，淫邪不能惑其心。"也就是说，要通过减少接触那些可能引起内心不安和骚动的外界刺激来保持内心的平静。志闲少欲，祛除各种私心杂念，不为情思所累，不为官爵厚禄所惑，不与人争强好胜。再次，人生活在社会中不可能没有情志变化，关键是要保持中庸，即喜怒哀悲皆勿太过，尤其在大病施治后更应"净神不乱思"。孙思邈在《千金翼方·养性禁忌》中提出的方法是："众人大言而我小语，众人多繁而我小记，众人悖暴而我不怒，不以事累意，不临时俗之仪，淡然无为，神气自满，以此为不死之药。"最后，人当然不可能完全没有任何欲望，关键是像《老子》中说的那样，"知足不辱，知止不殆，可以长久"，这就是说，人只要不贪、不纵欲，心便易满足。在今天这样一个物质文明较发达、充满各种诱惑和感官刺激的时代，精神内守显得尤为难能可贵和重要。只有保持内心的安宁，才能气血和顺，正气内存，疾病就无从发生了。

　　精神内守的关键在于"虚心"二字。心要无所牵挂，不为财物、名利、荣辱、情感等所累，让人的心性回复到婴儿般的质朴状况；而不是叫人不劳作，专事闲居静养，那是不现实的，也是无益的。精神内守是一种精神的状况或意识的指向，而不必太讲究实现它的外表形式。《素问·上古天真论》认为："恬淡虚无，真气从之，精神内守，病安从来。是以志闲而少欲，心安而不惧，形劳而不倦，气从以顺，各从其欲，皆得所愿。"

第四章

香山治未病常见病辨证思路

第一节 九种体质的调养思路及疾病预防

一、九种体质的调养

中医养生主张因人、因时、因地制宜，总的原则是协调阴阳、顺应自然、谨慎起居、和调脏腑、通畅经络、形神共养。具体包括精神调摄、运动调养、饮食调养、起居调护等措施。

（一）平和质调养

（1）精神调摄：宜保持平和心态，适应四时阴阳变化规律。春季阳气生发，应多进行户外活动，心胸开阔，情绪乐观；夏季天气炎热，应保持心情平稳，避免急躁焦虑；秋季容易忧思，需多交流沟通，保持乐观豁达；冬季天气寒冷，万物收藏，精神宜安定清静。

（2）运动调养：形成良好的运动习惯。根据自身爱好及四季寒热温凉不同，选择合适的运动项目，如郊游、游泳、登高等。还可选择健身功法，如八段锦、太极拳、五禽戏等。

（3）饮食调养：膳食平衡，食物多样化，注意气味调和，因时施膳。饮食宜粗细合理搭配，多吃五谷杂粮、蔬菜水果，少进食肥甘厚味、寒凉辛辣，饱饥适宜，戒烟戒酒。

（4）起居调护：规律起居。春季夏季夜卧早起，秋季早卧早起，冬季早卧晚起，保持睡眠充足。

（5）日常保健：穴位按摩。选穴涌泉、足三里，此二穴为人体养生保健要穴，具有滋补肝肾、益气健脾之功效。

（二）气虚质调养

（1）精神调摄：保持积极乐观。气虚质者性格偏内向，应培养豁达乐观态度，减少过度劳神。

（2）运动调养：运动宜柔缓。尽量选择低强度运动，避免高强度剧烈运动、大量出汗，以免耗气伤津。可选择如八段锦、太极拳、五禽戏等运动，稍稍出汗，循序渐进。

（3）饮食调养：选用偏温食物，以益气健脾，如山药、茯苓、党参等药食同源食物；不宜进食生冷苦寒、煎炸刺激食物；也不可过分滋补，妨碍脾胃运化。

（4）起居调护：劳逸结合，避免过劳；居处环境宜明亮宽敞；平素加强调护，注意保暖，避免寒凉，汗出受风等。

（5）日常保健：穴位按摩，选穴气海、关元，具有补中益气、益肾固元等功效；可配合艾灸，加强疗效。

（三）阳虚质调养

（1）精神调摄：保持阳光心态。阳虚质者性格内向、沉稳，应保持乐观积极向上心态，减少不良情绪。

（2）运动调养：运动避寒冷。尽量选择阳光充足的环境进行锻炼，多进行户外活动，晒太阳，补充身体阳气。

（3）饮食调养：选用偏温食物，以温补脾肾。避免生冷、苦寒食物损伤脾胃，可多进食性温味甘之品，如羊肉、生姜、韭菜等。

（4）起居调护：注意保暖，避寒就温。冬季注意多添加衣物，保护阳气。居处环境宜温暖敞亮。

（5）日常保健：穴位按摩、针灸、温和灸，选穴百会、肾俞、气海、关元、足三里，具有益气升阳、培元固本等功效。

（四）阴虚质调养

（1）精神调摄：心态淡泊宁静。加强自我情绪疏导，避免过激、紧张、焦虑等不良情绪。培养自我爱好，修身养性，陶冶情操。

（2）运动调养：运动适度。尽量选择湿度适宜的环境进行锻炼，宜小强度、多次锻炼。及时补充身体水分，避免大量汗出。

（3）饮食调养：宜选用甘凉滋润食物，以滋养津液，如鸭肉、海参、百合、蜂蜜等。避免进食辛辣燥热、过咸重盐食物。

（4）起居调护：充分休息，少熬夜；避免在炎热环境生活，居处环境温度、湿度适宜。

（5）日常保健：穴位按摩，选穴太溪、三阴交，具有滋阴补肾等功效。

（五）痰湿质调养

（1）精神调摄：心态应阳光积极。可通过多参加社会活动，培养兴趣爱好，增加机体活动以振奋阳气。

（2）运动调养：运动强度适宜，重在坚持。通过运动增加机体新陈代谢，因人制宜，选择适度的体育锻炼活动，持之以恒，充分锻炼。

（3）饮食调养：宜选择益气健脾、化痰祛湿的食物。少进食肥甘厚味，高热量、高糖分的食物，少寒凉，戒烟戒酒。

（4）起居调护：避免潮湿，选择干燥适宜的居处环境；多进行户外活动，以舒展阳气，调达气机。

（5）日常保健：穴位按摩，选穴足三里、丰隆，以益气健脾、化痰祛湿。可配合艾灸，提高疗效。

（六）湿热质调养

（1）精神调摄：保持情绪稳定。避免忧伤、悲愤等情绪。

（2）运动调养：运动强度等适宜，避免大量出汗，以防耗伤阴津。

（3）饮食调养：选择甘凉食物，少进食辛辣、烧烤等肥甘厚味燥热之品；戒烟戒酒。

（4）起居调护：避免湿热。宜干燥通风宽敞。

（5）日常保健：穴位按摩，选穴支沟、阴陵泉，以清热利湿。可配合拔罐、刮痧提高疗效。

（七）血瘀质调养

（1）精神调摄：避免烦躁，保持心情舒畅，培养兴趣爱好，乐观豁达。

（2）运动调养：选择运动量适宜的运动项目，持之以恒，促进机体气血运行，不宜进行高强度锻炼。

（3）饮食调养：选择促进气血运行的食物，避免收涩、寒凉等食物；避免高热量、油腻食物。

（4）起居调护：避免风寒，劳逸结合；宜在阳光充足的环境生活，温暖适宜，避免久坐、不运动。

（5）日常保健：穴位按摩，选穴期门、血海、膈俞，以活血化瘀。可配合艾灸、温针灸，提高疗效。

（八）气郁质调养

（1）精神调摄：保持心情开朗，减少抑郁、焦虑、忧伤等不良情绪；培养兴趣爱好，多与他人沟通，保持乐观豁达心态。

（2）运动调养：选择适度锻炼活动，促进气血运行。可登高、散步、游泳等，调畅情志。

（3）饮食调养：选择具有疏肝理气作用的食物。避免寒凉、收涩食物。

（4）起居调护：选择温暖适宜环境居住，欣赏花鸟鱼虫、花草果蔬等，增加生活乐趣。

（5）日常保健：穴位按摩，选穴太冲、合谷、期门，以疏肝理气解郁。可配合艾灸、刮痧，提高疗效。

（九）特禀质调养

（1）精神调摄：从容和缓。避免精神紧张、焦虑等情绪。

（2）运动调养：运动适宜。根据个体体质进行合适的运动，宜进行慢跑、散步等低强度运动，避免风寒，循序渐进。

（3）饮食调养：均衡饮食，荤素粗细搭配适宜，膳食平衡，避免偏食。减少进食辛辣、刺激等食物。

（4）起居调护：避免变应原，春季户外多花粉刺激，避免过多户外接触；增强多环境的适应能力，规律起居，保持充分的睡眠；居处通风宽敞，多日晒。

（5）日常保健：穴位按摩，选穴神阙、曲池、足三里，以培本固元、补益脾胃；可配合艾灸、温针灸，提高疗效。

二、体质三级预防

中医体质学提出体质可分、体病相关、体质可调三大关键科学问题。其中，体质的个体差异性和群体趋同性，是体质可分论的基础；不同体质类型与疾病发生有密切内在联系，并影响着证候的类型和演变，是体病相关论的基础；基于体质偏颇状态及动态可变性特征，从体质入手，调整人体脏腑功能，恢复阴阳平衡，是体质可调论的基础。

王琦教授提出"体质三级预防"概念体系，为中医治未病开辟新领域，从调体拒邪、调体防病、调体防变三个层次，针对不同健康状态人群制定相应的预防保健措施，建立中医体质三级预防体系，实践中医治未病的未病先防、欲病救萌、已病防变、瘥后防复，为从人群角度预防疾病提供中医学的方法和途径。

（一）一级预防

一级预防，即病因预防，属于针对致病因素的预防措施。疾病产生的病因与体质相关。中医发病学认为，外因主要是机体内外的各种致病因子的综合；内因主要是机体本身的因素，即机体体质所决定的抗邪能力及遗传特性。机体发病时，内因对疾病的产生、发展起着主导作用，影响疾病的性质、转归、预后等。另外，体质与发病倾向相关。不同体质对致病因子的易感性不同，发病的倾向也不同。体质差异性导致人体对某些致病因子存在易感性，或对某些疾病存在易罹性，成为某些、某类疾病发生的背景或基础。因此，对于具有体质偏颇而未发病的人群，采取相应的措施，积极改善体质偏颇，恢复机体阴阳平衡，增强机体的正气，避免致病因子侵袭人体，从而实现对偏颇体质的人群的病因预防，防止相关疾病的发生。

疾病发生与否，是正气和邪气斗争的结果。而正气的强弱与个体体质密切相关。正气能胜外邪，则不发病；正气不能抗邪，则发病。因而机体发病与否，主要取决于正气的盛衰，增强体质，提高机体的抗病邪能力至关重要，正"正气存内，邪不可干"。

饮食有节：做到"三节"。一是节制，即不偏食、不嗜食、不多食；二是节律，按时适量饮食；三是节忌，避免辛辣刺激、肥甘厚味、生冷寒凉等，合理搭配，荤素适宜。

起居有常：规律休息，保持充足睡眠。春季夏季夜卧早起，秋季早卧早起，冬季早卧晚起，顺应四时规律。

精神调摄：保持平和乐观积极心态，顺应四时阴阳变化规律。《素问·上古天真论》曰："外不劳形于事，内无思想之患，以恬愉为务，以自得为功，形体不敝，精神不散，亦可以百数。"

运动适宜：形成良好的运动习惯。持之以恒，增强体质。

劳逸结合：保养精气。避免过劳伤气、房劳伤肾、劳神伤脾。保持精充气足，邪不可犯。

改善体质偏颇，恢复阴阳平衡：针对不同偏颇体质，选择适合的调体方药，积极改善体质偏颇，防病于未然。

（二）二级预防

二级预防，即临床前期预防，是指在疾病的临床前期，做到早期发现、早期诊断、早期治疗的"三早"预防措施。早期发现的具体方法包括普查（筛检）、定期健康检查、高危人群重点项目检查等。中医体质学说为疾病的二级预防提供了简便的筛检措施和确立高危人群的方法。

筛检是早期发现患者的一种方法，通过快速的试验和其他检查措施，在健康人群中去发现那些未被识别的患者和有缺陷的人。通过第一步筛查，区分健康人群、患病人群和可疑患病人群；再通过更为完善的诊断方法，区分患病人群和可疑患病（实际无病）人群。针对患病人群，争取早期治疗，避免病情深入发展。对无患病但有体质偏颇的人群，通过体质调养，积极改善体质偏颇，预防疾病发生。

（三）三级预防

三级预防即临床预防，是指对已患病者及时治疗，防止疾病进展恶化。在发病学上，中医认为机体正气是发病的内在基础，起决定性作用；邪气是外在条件，是影响发病的重要因素，两者相互作用、相互斗争，共同决定发病与否。体质既反映了正气在不同个体中的群体性特征，又体现了正气在个体层面的差异性。疾病发生发展，症候演变与否，虽与感受的邪气相关，但人体正气最为重要，起决定性作用；而体质与人体正气密切相关，故体质因素是疾病预后的重要依据，对判断疾病预后善恶起重要作用。因而在治疗疾病时，要兼顾辨体论治，改善体质偏颇，可以从根本上改善证候，有利于疾病治疗。同时，调体还有提高临床疗效、预防疾病复发等作用。

临床应用辨体—辨病—辨证诊疗模式进行诊治，甄别体质、疾病、证候三者的关系，即辨体论治是根本，积极改善体质偏颇，消除证候发生的基础，增强机体正气，提高抗邪能力，从根本上预防疾病的复发。

三、辨体质病证论治

王琦教授指出，辨体—辨病—辨证诊疗模式的关键是辨体论治，主要内容包括辨体质类型论治和辨体质状态论治。

（一）辨体质类型论治

中医基本体质类型主要分为平和质、气虚质、阳虚质、阴虚质、痰湿质、湿热质、血瘀质、气郁质、特禀质9种。体质可调是辨体论治的基础。辨体质类型论治，就是以不同体质类型为对象，用中医中药改善体质偏颇，达到未病先防和治病求本的目的。

1. 辨平和质病证并治

成因：先天禀赋良好，后天调养得当。

体质特征：强健壮实的体质状态，表现为体态适中，面色红润，精力充沛状态；体形匀称健壮；面色、肤色润泽，头发稠密有光泽，目光有神，鼻色明润，嗅觉通利，口和唇色红润；不易疲劳，精力充沛，耐受寒热，睡眠良好，胃纳佳，二便正常。舌色淡红，苔薄白，脉和有神。

发病倾向：平素患病较少，对自然环境和社会环境适应能力较强。

调体法则：注意摄生保养，饮食有节，起居有常，恬淡虚无，适度锻炼，劳逸结合。

调体方药：重在维护健康。平素以保养为主，可适当使用扶正之品，不宜过于强调进补，少用药物为宜。若患疾病时，以辨病、辨证论治为主，重在及时治病，防止因疾病导致体质偏颇。

调体要点：根据个体生长发育规律，在生命过程的各个阶段适当调养。①小儿期。小儿脏腑娇嫩，形气未充；生机蓬勃，发育迅速；发病容易，传变迅速；脏气清灵，易趋康复。在这个阶段，应顺应生理病理特点，食谱多样化，富有营养以满足生长发育需要；积极预防并治疗各类疾病，避免迁延不愈，防止因病导致体质偏颇。②更年期。在此阶段，由于天癸竭，肾气渐衰，冲任亏虚，精血不足，出现脏腑功能衰退，体质随之转变。根据阴阳偏颇，可酌情服用补益肾阴肾阳之品，如八味肾气丸、六味地黄丸等，改善体质偏颇。同时应调畅情志，注意养生保健。③老年期。五脏渐衰，人体精气血津液不足，脏腑功能逐渐下降，容易出现体质偏颇。应适当调补，促进机体新陈代谢，延缓衰老。宜以平补为主，酌情使用补益脾肾之品，以助气血化生，如四君子汤、八珍汤、肾气丸等。

2. 辨气虚质病证并治

成因：先天本弱，后天失养或病后气亏。

体质特征：元气不足，以气息低弱、机体、脏腑功能状态低下为主要特征；肌肉松软不实；平素语音低怯，气短懒言，肢体容易疲乏，精神不振，易出汗。舌淡红，舌体胖大、边有齿痕，脉象虚缓。

发病倾向：平素体质虚弱，卫表不固，易患感冒；或病后抗病能力弱，易迁延不愈；易患内脏下垂、虚劳等病。不耐受寒邪、风邪、暑邪。

调体法则：培补元气，补气健脾。

调体方药：代表方为四君子汤、补中益气汤等。四君子汤功效为补气健脾，重在补益脾胃之虚，兼以苦燥淡渗以祛湿浊。补中益气汤功效为补中益气，升阳举陷，重用黄芪、炙甘草及人参、白术补中益气，配升麻、柴胡升阳举陷，主治脾胃气虚、中气下陷及气虚发热之证。

临证加减：人体气血以流通为顺，虚者往往气血运行不畅，且补益之品多有壅滞之弊，故补益剂中宜少佐行气、活血、消导之品，使其补而不滞。加焦山楂、神曲、麦芽以消食化滞，加木香、砂仁以醒脾理气，加当归、川芎以补养营血等。

调体要点：①把握剂量，不可峻补。②辨别气血阴阳之虚。③辨别虚实真假，真虚假实，不可误用攻伐之剂；真实假虚，不可误用补益之品。④虚实夹杂者，可扶正祛邪兼顾。

3. 辨阳虚质病证并治

成因： 先天不足，或病后阳亏。

体质特征： 阳气不足，以虚寒现象为主要特征；多形体白胖，肌肉不壮；平素畏冷，手足不温，喜热饮食，精神不振，睡眠偏多。舌淡胖嫩、边有齿痕，苔润，脉象沉迟而弱。

发病倾向： 发病多为寒证，或易从寒化，易病痰饮、肿胀、泄泻、阳痿。不耐受寒邪，耐夏不耐冬；易感湿邪。

调体法则： 补肾温阳，益火之源。

调体方药： 代表方为金匮肾气丸、右归丸等。金匮肾气丸功效为补肾助阳，主治肾之阳气不足证，全方阴阳并补，偏于补阳；右归丸功效为温补肾阳，填精益髓，主治肾阳不足、命门火衰证。

临证加减： 阳衰气虚者，加人参、黄芪以补气而助阳；阳虚滑精或便溏者，加补骨脂、五味子以温肾涩精止泻；若阳痿不举者，加巴戟天、肉苁蓉以助阳起痿。

调体要点： ①阴阳互根，补阳可适当配伍补阴之品，则阳得阴助而生化无穷。②辨别心、脾、肾等脏腑不同及兼杂症状的差别，酌情加减配伍，兼顾脾胃。

4. 辨阴虚质病证并治

成因： 先天不足，或久病失血，纵欲耗精，积劳伤阴。

体质特征： 体内津液精血等阴液亏少，以阴虚内热为主要特征；体形瘦长；手足心热，平素易口燥咽干，鼻微干，口渴喜冷饮，大便干燥。舌红，少津，少苔。

发病倾向： 平素易患有阴亏燥热的病变，或病后易表现为阴亏症状。平素不耐热邪，耐冬不耐夏；不耐受燥邪。

调体法则： 滋补肾阴，壮水制火。

调体方药： 代表方为六味地黄丸、大补阴丸等。六味地黄丸功效为滋补肾阴，主治肾阴不足证，本方"三补"配合"三泻"，肝、脾、肾三阴并补，以滋补肾阴为主；大补阴丸功效为滋阴降火，主治阴虚火旺证，本方滋阴与降火相伍，培本清源，标本兼顾，但以滋阴培本为主。

临证加减： 肝肾阴虚重者，加枸杞子、龟板胶以滋阴；骨蒸潮热盗汗明显者，加玄参、龟板、龙骨、牡蛎以益阴潜阳；遗精者，加金樱子、山茱萸、沙苑子以补肾涩精。

调体要点： ①阴阳互生，补阴同时，可少佐补阳之品，以阳中求阴。②阴虚易化火，可配伍知母、黄柏等清虚热之品。③补阴之剂多滋腻碍脾，常佐理气之品，使补而不滞。

5. 辨痰湿质病证并治

成因： 先天遗传，或后天过食肥甘。

体质特征： 水液内停而痰湿凝聚，以黏滞重浊为主要特征；体形肥胖、腹部肥满松软；面部皮肤油脂较多，多汗且黏，胸闷，痰多；面色淡黄而暗，眼胞微浮，容易困倦；身重不爽，脉滑，喜食肥甘甜黏；大便正常或不实，小便不多或微浊。舌体胖大，舌苔白腻，口黏腻或甜。

发病倾向： 易患消渴、中风、胸痹等病症。对梅雨季节及湿环境适应能力差。

调体法则：健脾利湿，化痰泄浊。

调体方药：代表方为化痰祛湿方（王琦经验方）、参苓白术散等。化痰祛湿方（王琦经验方）由白术、苍术、黄芪、防己、泽泻、橘红、生蒲黄、生大黄、鸡内金组成，功效为健脾益气消脂、化痰除湿祛瘀。可用于痰湿阻滞所致的胸痹、肥胖、眩晕等病症。参苓白术散功效为益气健脾、渗湿止泻，主治脾虚夹湿证。

临证加减：过食肥甘厚味，腹胀纳呆、食滞不化者，加山楂、莱菔子、麦芽以消食导滞化浊；痰浊黏重者，加竹茹、胆南星、枇杷叶以清热化痰；兼有里寒者，加干姜、肉桂以温中祛寒。

调体要点：①湿为阴邪，重浊黏腻，最易阻碍气机，而气机阻滞，使得湿邪不得运化，故祛湿剂中常配伍理气之品，以求气化则湿化。②脾主运化，脾失健运则水湿停滞，故祛湿剂中常配伍健脾之品，以健脾祛湿。③湿为阴邪，宜温化通阳以利水祛湿。

6. 辨湿热质病证并治

成因：先天禀赋，或久居湿地、善食肥甘，或长期饮酒，火热内蕴。

体质特征：以湿热内蕴为主要特征。形体偏胖或苍瘦。平素面垢油光，易生痤疮、粉刺；舌质偏红，苔黄腻，容易口苦口干；身重困倦。

发病倾向：易患疮疖、黄疸、火热等病症。对湿环境或气温偏高，尤其夏末秋初时湿热交蒸的气候，较难适应。

调体法则：分消湿浊，清泄伏火。

调体方药：代表方为泻黄散、龙胆泻肝丸、甘露消毒丹等。泻黄散功效为泻脾胃伏火，主治脾胃伏火证。龙胆泻肝丸功效为清泻肝胆实火、清利肝经湿热，主治肝胆实火上炎证、肝经湿热下注证。甘露消毒丹功效为利湿化浊、清热解毒，主治湿温时疫、邪在气分、湿热并重证。

临证加减：肝胆实火较盛者，加黄连、黄芩以清热泻火；风火上攻所致头痛眩晕、目赤易怒者，加夏枯草、钩藤、菊花以清肝息风；肝胆湿热蕴结者，加茵陈蒿、虎杖以清热祛湿。

调体要点：①热盛最易伤阴，故常配伍养阴之品，以养阴生津，滋水制火。②邪热入血，迫血妄行者，常配伍寒凉活血之品，以散瘀凉血。③邪热壅聚，宜配伍攻下药，以荡热于中，以泻代清。④火郁发之，可配伍宣透化湿之品，以清化散热。⑤渗湿于热下，可配伍通利化湿之剂，以热从下泻。

7. 辨血瘀质病证并治

成因：先天禀赋，或后天损伤，忧郁气滞，久病入络。

体质特征：体内有血液运行不畅的潜在倾向或瘀血内阻的病理基础，并表现出一系列外在征象。瘦人居多。平素面色晦暗，皮肤偏暗或色素沉着，容易出现瘀斑，易患疼痛，口唇暗淡或紫，舌质暗有点片状瘀斑，舌下静脉曲张，脉象细涩或结代。

心理特征：性格心情易烦，急躁健忘。

发病倾向：易患出血、癥瘕、中风、胸痹等病症。不耐受风邪、寒邪。

调体法则：活血祛瘀，疏利通络。

调体方药：代表方为桃红四物汤、大黄䗪虫丸等。桃红四物汤功效为养血活血，主治血虚兼血瘀证。大黄䗪虫丸功效为活血消癥，祛瘀生新，主治瘀血内停之干血痨；本方破血逐瘀力强，补虚扶正，寓补于攻，破血而不伤血。

临证加减：血虚重者，加鹿角胶、阿胶以增强补血之力，亦可适当配伍人参、黄芪等补气之品，以补气生血。

调体要点：①逐瘀不可过猛或久用逐瘀，容易耗血伤正，故常配伍养血益气之品，以祛瘀不伤正，且峻猛逐瘀之剂，不可久服，中病即止。②津血同源，津枯血燥，故可配伍养阴之品，以养阴活血；气滞则血瘀，气行则血行，故可配伍理气之品，以行气活血。

8. 辨气郁质病证并治

成因：先天遗传，或因精神刺激，暴受惊恐，所欲不遂，忧郁思虑等。

体质特征：由于长期情志不畅、气机郁滞形成性格内向不稳定、忧郁脆弱、敏感多疑；形体瘦者为多；性格内向不稳定、忧郁脆弱、敏感多疑，对精神刺激适应能力较差，平素忧郁面貌，神情多烦闷不乐。胸胁胀满，或走窜疼痛，多伴善太息，或嗳气呃逆，或咽间有异物感，或乳房胀痛，睡眠较差，食欲减退，惊悸怔忡，健忘，痰多，大便多干，小便正常。舌淡红，苔薄白，脉象弦细。

发病倾向：易患郁症、脏躁、百合病、不寐、梅核气、惊恐等病症。对精神刺激适应能力较差。不喜欢阴雨天气。

调体法则：疏肝行气，解郁散结。

调体方药：代表方为逍遥散、柴胡疏肝散等。逍遥散功效为疏肝解郁、养血健脾，主治肝郁血虚脾弱证；本方肝脾同调，以疏肝为主，气血兼顾。柴胡疏肝散功效为疏肝解郁、行气止痛，主治肝气郁结证；本方疏肝与养血柔肝相配伍，既养肝之体，又利肝之用。

临证加减：肝郁气滞较重者，加香附、郁金、川楝子以疏肝解郁；血虚甚者，加熟地黄以养血；肝郁化火者，加牡丹皮、栀子以清热凉血。

调体要点：①理气之品不宜过燥，以防伤阴，故常配伍养阴之品；理气之剂易于伤气伤正，或气滞兼夹气虚者，宜配伍益气药，以补气行气。②重视精神调节，开其郁结，可采用情志相胜、移情易性等方法。

9. 辨特禀质病证并治

成因：先天因素、遗传因素，或环境因素、药物因素等。

体质特征：属特异性体质，多指由于先天性和遗传因素造成的一种体质缺陷，包括先天性、遗传性的生理缺陷，先天性、遗传性疾病，过敏反应，原发性免疫缺陷等。形体特征无特殊，或有畸形，或有先天生理缺陷。遗传性疾病有垂直遗传，先天性、家族性特征；胎传性疾病为母体影响胎儿个体生长发育及相关疾病特征。

发病倾向：过敏体质者易药物过敏、易患花粉症等；遗传疾病如血友病、先天愚型等；胎传疾病如"五迟"、"五软"、"解颅"、胎寒、胎热、胎赤、胎惊、胎肥、胎痫、胎弱等。适应能力差，如过敏体质者对过敏季节适应能力差，易引发宿疾。

调体法则：临床对于先天性、遗传性疾病，或生理缺陷，一般无特殊调治方法，或从亲代调治，防止疾病遗传。过敏质者或益气固表，或凉血消风，总以纠正过敏体质为法。

调体方药：代表方为玉屏风散、消风散、过敏煎等。玉屏风散功效为益气固表止汗，主治表虚自汗。消风散功效为疏风除湿，清热养血，主治瘾疹、湿疹、疥疮之风湿夹热证。过敏煎功效为益气固表、凉血消风，主治过敏性疾病，是王琦教授针对过敏体质拟定的调体方，由黄芪、百合、乌梅、牡丹皮、黄芩组成。

临证加减：过敏性疾病的症状表现各不相同，临证加减主要在于对症治疗。过敏性鼻炎者，可选用玉屏风散加麻杏石甘汤加细辛、黄芩、百合等，以清肺消风。若皮肤风疹，可选用消风散加徐长卿、紫草、赤芍等。

调体要点：①注意养生保健，饮食有节，起居有常，适当锻炼，顺应四时变化。②明确过敏原，尽量避免接触。

（二）辨体质状态论治

中医体质状态包括：先天质禀，形、色、气、脉，阴阳虚实，男女之别，少长，奉养居处，地域差异等。辨体质状态论治，就是根据个体所处的体质状态不同，分别进行病证分析和临床用药。

1. 辨先天质禀论治

临床辨体施治需要充分考虑个体先天禀赋的差异，详细了解父母的体质状态，或孕育及生产时的情况，以便于诊断时借鉴，提供用药的参考依据。

先天质禀包括遗传和胎传。治疗遗传性疾病，首先应从调整亲代体质开始，预防疾病遗传；对胎传性疾病，应在孕产时注意防范。先天禀赋薄弱者，用药时注意补养脾肾，谨慎使用峻猛耗竭之品；先天禀赋厚强者，治疗当以祛邪为主，用药宜峻猛，反之不能奏效。

2. 辨形、色、气、脉论治

形、色、气、脉是判断体质进而指导治疗的重要依据。辨形、色、气、脉论治，是根据不同体质状态的外在表现进行疾病诊治。

形瘦面苍、中气不足而脉多弦者，每病多火，须用滋阴降火；形体丰厚，脉盛皮粗，食啖倍多者，平时少病，每病多重，须用重药，以邪蓄深久，药轻反不能奏效；体丰色白，皮嫩肌松，脉大而松，食啖虽多，每生痰涎，气弱无精彩者，每病虽有热邪，用药不可过寒，防止阳虚伤正。

3. 辨体质阴阳虚实论治

临床诊治，需要审察人体阴阳虚实，因人、因病、因证施治。《疡医大全·论阴阳法》曰："凡诊视痈疽，施治必须先审阴阳，乃医道之纲领。阴阳无谬，治焉有差。医道虽繁，而可以一言蔽之者，曰阴阳而已。"阐明了阴阳辨证的重要性。湿邪为患，素体阳性者易致湿停为饮，湿热体质者则易煎熬为痰，故所治之法不同，用药各异；食积所伤，阴虚之体易从火化，阳虚之体则易寒化。相同病因，由于体质强弱不同，脏腑阴阳偏盛不同，发病不同，治法各异。

4. 辨男女之别论治

中医阴阳学说中，男子属阳，女子属阴，气属阳，血属阴。男子以气为主，女子以血为主。男子脏腑功能较强，代谢旺盛，属阳旺之体，慎用大辛大热之品，以免助阳生火；女子脏腑功能较弱，代谢偏低，属阴盛之体，少用寒凉之剂，以免阴盛虚寒。男子用药一般较重，且多峻猛；女子用药一般较轻，不宜峻烈。

女子有胞宫，生理上有经、孕、产、乳等特点，与肾、肝、脾三脏及冲、任、督、带脉有密切联系。在病理上以月经失调、血崩、经闭、痛经、阴挺、乳癖、带下、癥瘕等为主要病症，治疗当以疏肝健脾，调理气血为主。男子有精室，主生精分泌精液，在生殖功能病变中以阳痿、阳强、遗精、早泄、淋浊、房劳、子痈、疝痛为主要病症，治疗当以补肾益精，调达宗筋为主。

5. 辨年之少长论治

小儿脏腑娇嫩，形气未充；生机蓬勃，发育迅速。发病容易，传变迅速；脏气清灵，易趋康复，小儿"稚阴稚阳"之体，立法遣方尤为注意。小儿患病，病情易于传变，易于伤阴，当以存阴为第一要义，避免辛燥升散、温燥苦涩消导之品，以免耗伤阴液，肝风内动。小儿稚阳未充，忌用苦寒之剂，以免苦寒伤正、化燥伤阴。

老人为阳盛之体，注意补阴清火，不宜温补，当以补阴为主；老人气血不畅，外感宜当逐邪。

6. 辨体质奉养居处不同论治

膏粱厚味、养尊处优与饮食粗粝、居处艰苦之人所易罹疾病与治疗方法不同。饮食粗粝、居处艰苦之人，皮毛厚密，偶感风寒，卒不易病，而病则必重，所谓表实；外感经病，发表宜重宜猛，不可用轻清之品；治内伤病，慎用消导攻伐之品，宜用补法。膏粱厚味、养尊处优之人，外感经病，宜用轻清解表，不可用峻猛之剂；治内伤病，脏腑柔脆，不可投峻猛之品，宜寓清扫之法。

7. 辨地域体质论治

辨地域体质论治，即因地、因人制宜，采取不同的治疗方法。人们生活地域不同，有着不同的水土特性、生活习惯等，形成不同的体质特征。西北之人，形体多壮实，腠理致密，外感经病，须用麻黄、羌活、荆芥之类，方可发汗；南方之人，体质柔弱，腠理疏松，同患外感病，用紫苏叶、薄荷之品即可发汗。因而地域不同，体质各异，治法亦不同。

第二节　常见亚健康状态的中医辨治思路

一、疲劳

疲劳是指人们由于连续不断地学习或工作所造成的学习或工作效率下降的一种身心状态。疲劳的表现可体现在躯体方面，如无力继续工作；也可体现在精神方面，如表现为对活动（体力或脑力）的厌恶感；在行为学上表现为工作效率的下降。疲劳既可出现全身不适表现，又可出现局部不适表现。疲劳是亚健康的常见临床表现之一。

1．诊断要点

（1）反复发作，以慢性疲劳为主要表现，且该疲劳是近患，不是持续用力的结果。

（2）经休息后不能明显缓解。

（3）导致工作、教育、社会或个人日常活动水平较前有明显的下降。

（4）可伴有下述症状：①短期记忆力或集中注意力明显下降；②咽痛；③颈部或腋下淋巴结肿大、触痛；④肌肉痛；⑤没有红肿的多关节疼痛；⑥不能解乏的睡眠；⑦运动后的疲劳持续超过24小时。

（5）除外器质性疾病导致的疲劳症状。

2．辨证调治

（1）脾虚湿困。

症状：神疲乏力，四肢困重，酸痛不适，头重如蒙，困倦多寐，胸脘痞闷或疼痛，饮食减少或不思饮食，口中黏腻，便溏，面色萎黄晦暗，甚者肢体浮肿，妇女白带增多。舌胖，苔白腻，脉濡。

治法：健脾燥湿。

方药：四君子汤合平胃散。

（2）肝郁脾虚。

症状：神疲乏力，四肢倦怠，不耐劳作，郁郁寡欢，腹胀，胸胁胀满疼痛，食纳不佳，情绪不宁，善太息，大便不调。舌胖苔白，脉弦缓无力。

治法：健脾益气，调肝解郁。

方药：逍遥散加减。

（3）肺脾气虚。

症状：疲劳乏力，咳喘气短，声低神疲，腹胀便溏，肢体困重，面肿足肿，自汗畏风，久咳不止，咳痰清稀，食欲不佳，面白无华，容易感冒。舌淡，苔白，脉缓无力。

治法：补脾益肺。

方药：补肺汤合参苓白术散加减。

（4）心肝血虚。

症状：倦怠乏力，心悸怔忡，失眠多梦，面色苍白，唇淡爪枯，易健忘，头晕眼花、目眩，两胁隐痛；女子可见月经量少、色淡，甚至经闭。舌淡，苔白，脉细弦。

治法：补血养心。

方药：四物汤合养心汤加减。

（5）气虚血瘀。

症状：身倦乏力，气短懒言，身体疼痛如刺、痛处固定不移，面色淡白而晦暗。舌淡紫或有紫斑，苔薄、白，脉沉涩。

治法：益气活血。

方药：补阳还五汤加减。

（6）气阴两虚。

症状：神疲乏力，气短懒言，自汗盗汗，口渴咽干，午后潮热，心悸少寐，头晕目眩，食少纳呆，干咳少痰，尿少便结，面色少华。舌淡红，少苔，脉细无力。

治法：益气养阴。

方药：生脉饮加减。

（7）气血亏虚。

症状：精神疲倦，四肢无力，劳则加重，心悸健忘，面色无华，胸闷气短，多梦易醒，食欲不振，腹胀便溏。舌质淡，脉细弱。

治法：养心血，健脾气。

方药：归脾汤加减。

3. 中医特色技术

1）推拿调治。

（1）四肢部：疏经点穴。

（2）背部：经络整脊法。

2）导引调治。

（1）五禽戏：虎戏、鹿戏、熊戏、猿戏、鸟戏。

（2）八段锦：两手托天理三焦，左右开弓似射雕，调理脾胃单举手，五劳七伤往后瞧，摇头摆尾去心火，两手攀足固肾腰，攒拳怒目增气力，背后七颠百病消。

（3）穴位贴敷。人参、丹参、苦参、紫草、败酱草各 30 g，黄芪 20 g，当归、生地黄、熟地黄、郁金、茯苓、白术各 15 g，陈皮 10 g，混合调成糊状，填满神阙。肝气郁结加柴胡、香附各 10 g；痰湿加法半夏、白芥子各 10 g，泽泻 15 g。

4. 调摄养护

1）食疗药膳。

（1）脾虚湿困：①苍术厚朴炖猪肚（原料：苍术 15 g，厚朴 10 g，陈皮 10 g，生姜 10 g，葱 10 g，大枣 15 g，甘草 5 g，猪肚 1 个，料酒 15 g，盐适量）。功效为健脾胃，除湿气。②草豆蔻鲫鱼汤（原料：草豆蔻 6 g，鲫鱼 500 g，陈皮、胡椒各 3 g，生姜 15 g，盐适量）。功效为化湿健脾。

（2）肝郁脾虚：柴郁莲子粥（原料：柴胡、郁金各 10 g，莲子 15 g，粳米 100 g，白糖适量）。功效为疏肝解郁，健脾和胃。

（3）肺脾气虚：山药蒸排骨（原料：山药 20 g，排骨 500 g，料酒 15 g，盐 5 g，姜 5 g，葱 15 g，味精 3 g，酱油 15 g，白糖 10 g）。功效为健脾补肺，益气养阴。

（4）心肝血虚：酸枣仁米粥（原料：粳米 100 g，酸枣仁 15 g，冰糖 10 g）。功效为滋养肝血，宁心安神。

（5）气虚血瘀：川芎黄芪粥（原料：川芎 30 g，黄芪 30 g，粳米 100 g，冰糖适量）。功效为益气养血，活血化瘀。

（6）气阴两虚：黄精党参猪肘汤（原料：黄精 9 g，党参 6 g，大枣 10 g，猪肘肉 750 g，姜 15 g，棒子骨汤 2 500 mL，盐、味精、鸡精各适量）。功效为补脾润肺。

（7）心脾两虚：龙眼米粥（原料：鲜百合 30 g，龙眼肉、莲子各 15 g，大枣 15 g，糯米 100 g，白糖适量）。功效为安神养心，补血益脾。

2）情志调摄。精神调养对改善疲劳非常重要，因为过分的情志变化易使气阴暗耗，既是致病之因，又是促使病情恶化之由。应在日常生活中保持平和的心态，情绪舒畅。

可根据个人爱好选择弹琴、下棋、练书法、绘画等放松心情。

3）起居调摄。起居宜规律，睡眠要充足，劳逸相结合，穿戴求自然。睡眠和休息不足会表现为体力不足，贪睡又会伤气。所以，要在睡眠充足的基础上充分利用自然因素来增强体质。

二、烦躁易怒

烦躁易怒是指经常自觉烦乱不适，常因微小的精神刺激而突然爆发非常强烈的愤怒和冲动、自我完全不能控制，盛怒之下出现激烈的或有精神刺激的攻击行为，这种突然出现的情绪和行为变化与平时不同，持续时间较短，少于2周，并排除各种疾病（如狂躁症、癫狂、精神分裂等）引起的烦躁易怒。现代医学认为，烦躁易怒多因遭遇重大事件（如丧偶、离异、下岗等）；或长期疾病困扰，身体状况不良；或外界环境（如噪声、空气污染等）影响心情；或长期大量吸烟、酗酒，突然戒断等不利因素诱发。烦躁易怒可以是某种疾病发生发展过程中出现的伴随症状，也可以是人体亚健康状态的主要症状。

1. **诊断要点**

（1）以自觉烦乱、容易激怒为主要不适感，其他不适感均为继发或伴发，包括情绪恶劣、激动、大发雷霆等。

（2）上述情况时有发生，但每次持续时间不超过2周。

（3）引起明显苦恼，可使精神活动效率降低，甚者轻微妨碍社会功能。

（4）应排除其他躯体或精神疾病。

（5）可见于更年期及女性月经期。

（6）可引起食欲不振、疲乏、失眠等症状。

2. **审析病因病机**

（1）邪盛为主。心为君主之官，神明所藏。心主神志，以和为调，宁静为顺。心中火旺，里热充斥，内热蕴蒸，心神被扰，神不守舍，引起烦躁不安诸证。

肝火上炎，躁扰不宁。心主神明，肝主疏泄，二者共同调节人体的精神情志活动。若情怀不畅，愤郁不伸，意欲不遂，情志不达，多思过虑，或病邪侵袭，肝失条达，气机不畅，或暴怒伤肝，肝气暴涨，升动无制，则致气郁日久，不得宣泄，郁而化火，肝火冲击，循经上炎，扰动心神，出现躁扰不宁等症。痰热内蕴，狂躁妄动。内有瘀血，急躁易怒。

（2）正虚为次。本源亏虚亦是引致本证的重要原因，五志化火，阳热炽盛，烦劳扰动，耗伤阴液，阴虚火旺，上扰心神，心神不宁而发烦躁；或素体虚弱，肝肾阴虚，阴不制阳，则阴阳动荡，阳气变动，风动木摇，风从内生，上冲心神而发烦躁；或脾胃虚弱，生化乏源，营血亏虚，失于濡润，心气浮躁，则心神不稳，故出现烦躁。

3. **明确辨证要点**

（1）辨虚实。凡病程短，或突然发作，躁扰不安，急躁易怒，伴头痛头胀，面赤口苦，形体壮实者，多属实证，由心火亢盛或肝火上炎所致。凡病程较长，反复发作，遇劳即发，伴心悸健忘，两目干涩，腰膝酸软，或面色㿠白，神疲乏力，脉细数者，多属虚证，由精血不足或阴液亏虚所致。

（2）辨病位。烦躁易怒病在心，但与肝、脾、肾三脏功能失调密切相关。肝阳上亢之烦躁兼见头晕胀痛，面色潮红、口苦脉弦等症状。脾失健运，湿热内蕴之烦躁，兼见身热不扬，身重而痛，腹满食少，苔黄腻诸证。肾精不足之烦躁，多兼有腰酸腿软、耳鸣如蝉等证。瘀血所致者，多兼有头昏头痛、痛点固定，唇舌紫暗，舌有瘀斑。

4. 辨证调治

（1）心火亢盛。

症状：烦躁易怒，心胸烦热，口渴面赤，意欲饮冷，口舌生疮；小溲赤涩刺痛，多梦。舌红，脉数。

治法：清泻心火。

方药：导赤散加减。

（2）余热扰膈。

症状：心烦时作时止，身热懊恼，兼有胸中满闷，嘈杂似饥，但不欲食；胸脘痞闷，按之软而不痛；睡眠不宁，虚烦不得眠，或有微热。舌质红，苔薄黄，脉多小滑数。

治法：清热止烦。

方药：栀子豉汤加减。

（3）肝气郁结。

症状：烦躁易怒，胸胁满闷，喜太息，时发时止；咽喉部异物感，周身窜痛不适；女子月经不调或痛经。舌苔薄白，脉弦。

治法：疏肝解郁。

方药：柴胡疏肝散加减。

（4）肝火扰心。

症状：烦躁易怒，躁扰不宁，心情郁闷，胸胁胀痛，头晕头痛，睡眠不安，多梦，自汗盗汗，目涩，颊赤口干；月经不调，少腹胀痛，小便涩痛。舌边尖红，苔薄黄，脉弦数。

治法：清肝泻火解郁。

方药：丹栀逍遥散加减。

（5）痰火内扰。

症状：躁扰不宁，心中烦热，烦躁不寐，胸闷气急；身热面赤，痰黄黏稠，大便秘结，小便短赤。舌质红，苔黄腻，脉滑数。

治法：清化热痰。

方药：黄连温胆汤。

（6）阴虚火旺。

症状：心烦不安，躁扰不宁，虚烦不寐，眩晕耳鸣，心悸怔忡；午后潮热，颧红唇赤，健忘多梦，腰膝酸软，手足心热，咽干口燥，尿黄便干。舌质红，少苔，脉细数。

治法：滋阴降火。

方药：大补阴丸加减。

（7）肝阳上亢。

症状：烦躁易怒，眩晕耳鸣，面红目赤，头晕胀痛，腰膝酸软，头重脚轻，失眠。舌红，脉弦有力或脉细数。

治法：滋阴潜阳。

方药：天麻钩藤饮加减。

（8）瘀血阻滞。

症状：急躁易怒，躁扰不宁，心胸刺痛，痛有定处，面唇青紫，眼窝暗黑，心悸失眠，多梦，入暮潮热，或呃逆，或饮水即呛，干呕，或内热憋闷。舌质紫暗有瘀点，脉沉涩或结代。

治法：活血祛瘀。

方药：血府逐瘀汤加减。

（9）心肾不交。

症状：心烦不安，忽睡忽醒，或彻夜不眠，腰膝酸软，耳鸣，梦遗，咽干口燥，惊悸健忘，头晕耳鸣，五心烦热，潮热盗汗，便结尿黄。舌红绛，苔薄黄，或花剥，脉细数。

治法：交通心肾。

方药：黄连阿胶汤加减。

（10）湿热蕴结。

症状：烦躁易怒，身热不扬，身重而痛，腹满食少，口渴不欲多饮，头痛，小便短黄，大便泄泻。舌红，苔黄腻，脉滑数。

治法：清热利湿。

方药：黄芩滑石汤加减。

5. 中医特色技术

1）推拿调治。

补心气：沿手少阴心经、手厥阴心包经循行部位施以揉法，且揉且走，以顺为补。

清肝火：沿足厥阴肝经循行部位施以推法，以逆为泻。

安神定志：在足少阳胆经头部循行部位上（颔厌至完骨）施以点揉，以求安神定志。

疏肝理气：调理师站于受术者身侧，自前正中线剑突下（心窝），沿肋弓下缘擦至腋中线，以掌快速推擦两侧胁肋部。时间大约3分钟。治疗部位即为期门、章门、日月、京门区域，为足厥阴肝经分布区域，可起到疏肝理气、解郁利胆的作用。

2）刮痧调治：刮面部、刮头项部、刮背部、刮腹部、刮四肢。

3）穴位贴敷。

（1）余热扰膈证。

用药：栀子10 g，地骨皮5 g，绿豆30 g。

取穴：风池、大椎。

（2）肝郁化火证。

用药：玫瑰花20 g，青皮20 g，麦芽20 g，香附20 g。

取穴：涌泉。

（3）心肾不交证。

用药：黄连 10 g，肉桂 10 g。

取穴：涌泉。

6．调摄养护

1）食疗药膳。

（1）余热扰膈：青蒿黄芩粳米粥（原料：青蒿 15 g，黄芩 10 g，粳米 60 g，冰糖适量）。功效为清热降火，除烦。

（2）肝火扰心：决明菊花茶（原料：决明子 5 g，菊花 5 g。制法：泡水代茶饮）。功效为清肝火，安神除烦。

（3）痰火内扰：栀竹石菖蒲茶（原料：栀子 15 g，竹茹 10 g，石菖蒲 6 g）。功效为化痰清火，疏肝安神。

（4）阴虚火旺：甘露汁（原料：生地黄 15 g，麦冬 15 g，石斛 15 g，南沙参 15 g，藿香、薄荷、石菖蒲各 6 g）。功效为养阴除烦，清虚火。

（5）瘀血阻滞：莲心三七鸡（原料：莲心 30 g，三七 10 g，仔母鸡 1 只，调料适量）。功效为活血化瘀，养心安神。

（6）肝阳上亢：天麻猪脑（原料：天麻 15 g，猪脑 1 个，黄酒 5 g，白糖 5 g，葱 5 g，姜 3 g，味精 2 g，香油 5 g，食盐 3 g，花椒 5 g）。功效为养肝滋阴，补虚益脑。

2）情志调摄。烦躁易怒和个体身体状况、心理应激因素、社会应激因素等密切相关。干预原则主要是去除影响情绪的不利因素，进行自我心理健康教育。调畅情志，改善睡眠，加强营养，锻炼身体。同时应结合个人体质、生活环境、性格等进行调摄。认识自我的个性，树立乐观开朗的人生观，分析产生心理压力的原因，找出解决问题的办法，学会面对压力。采取积极的心理暗示，转移注意力，告诫自我，烦躁也是正常现象，多回想愉快事情，缓解心理压力。

3）起居调摄。改善烦躁易怒的情绪要养成或保持良好的作息规律，不可过劳也不可过逸。创造舒适的睡眠环境，不要熬夜，避免噪声、强光干扰，保持卧室温度、湿度在适宜范围内，保证充足、高质量的睡眠，这有利于身体健康和心情舒畅。加强身体锻炼。提高自身免疫力，避免疾病影响。具体做法：可选择太极拳、太极剑、瑜伽等。多进行户外活动，尤以团体活动为佳，通过消耗体能来达到消除烦躁的目的，多接受阳光，利用自然疗法。

三、情绪低落

情绪低落是指在身体健康的情况下，出现兴趣丧失、没有愉快感的症状，或伴精力减退，常有无缘无故的疲乏感；或自我评价过低，时常自责或有内疚感；或联想困难或自觉思考能力下降，对一些日常生活小事也难以决断；或食欲降低、体重明显减轻。上述心理反应持续时间短（一般不超过 2 周），并随外界情况好转而好转。同时，应排除各种疾病（如抑郁症、精神分裂症、狂躁症等）引起的情绪低落。

1. 诊断要点

（1）以自觉兴趣丧失、情绪低落为主要不适，其他心理和身体不适皆为伴发或继发，包括精力减退、兴趣丧失、联想困难、意志消沉、焦躁不安、食欲降低、体重明显减轻等。

（2）上述情况时有发生，但持续时间不超过 2 周。

（3）对任何事物的体验，即使令人高兴的事物，也感到乏味无聊。

（4）对工作、学习、前途悲观失望。

（5）应排除诊断有情绪低落症状的其他心理和身体疾病，如抑郁症、神经官能症、颅内疾病、大脑外伤等。

2. 辨证调治

（1）营虚气结。

症状：情绪低落，精神恍惚，悲伤欲哭，不能自主，时时呵欠；心中烦乱，睡眠不安，甚则言行失常，失眠多梦，筋惕肉瞤。舌淡红，脉虚弦。

治法：养心安神，缓急疏肝。

方药：甘麦大枣汤加减。

（2）肝气郁结。

症状：情绪不稳，抑郁不舒，多愁善感，叹息不已，心中虚烦难解，难以入睡；胸闷胁胀，痛无定处，脘痞嗳气，食欲不振；妇女月经不调。舌苔薄，脉弦或虚数。

治法：疏肝理气，养心安神。

方药：逍遥散加减。

（3）痰结气郁。

症状：情绪低落，表情淡漠，兴趣索然，沉默寡言，或喃喃自语，多疑多虑，心中憺憺大动，如人将捕之，恐惧不安，不能独自睡眠，易于惊醒，心悸怔忡；食欲不振，胸闷善叹息，思绪缓慢，甚则喜怒无常，秽浊不分，神志混乱不清。舌苔白腻，脉弦滑。

治法：理气解郁，涤痰开窍。

方药：顺气导痰汤加减。

（4）瘀血痹阻。

症状：情绪低落，兴趣丧失，烦躁不安，联想困难，运动迟缓；胸中窒闷，胸胁疼痛，日久不愈，痛如针刺而有定处，身体某部有发冷或发热感；夜不能寐，将卧又起，彻夜不宁，或心悸怔忡，失眠多梦，入暮潮热。舌暗青紫，或有瘀点（斑），脉沉而涩。

治法：活血化瘀，调畅气机。

方药：血府逐瘀汤加减。

（5）心脾两虚。

症状：情绪低落，兴趣丧失，自轻自贱，委屈莫名，神情恍惚，魂梦颠倒，易受惊恐；善悲欲哭，时作傻笑，言语无序，不思饮食，四肢无力，面色苍白无华，口唇淡暗。舌淡，脉沉细无力。

治法：健脾益气，养心安神。

方药：养心汤合安神定志丸加减。

（6）肺气不足。

症状：情绪低落，忧思欲哭，气短而喘，咳嗽无力，神疲体倦，自汗乏力，精神不振，意志消沉；痰液清稀，时寒时热，平素容易感冒，面色苍白或萎黄。舌淡，苔薄白，脉弱。

治法：补肺益气。

方药：补肺汤加减。

（7）肝血亏虚。

症状：情绪低落，善疑多思，心悸失眠，头晕目眩，咽干口燥；虚烦不安，夜间盗汗，胁肋作痛，多太息，面白。舌红，脉弦细。

治法：疏肝养血，宁心安神。

方药：酸枣仁汤加减。

3. 中医特色技术

（1）推拿调治：疏调肝经，如推桥弓。

（2）刮痧调治：刮背部、刮胸部正中、轻刮天突穴、轻刮膻中穴（膻中穴是任脉穴位，位于胸部、两乳头连线的中点。刮拭本穴位时也宜选用仰卧位或仰靠坐位，使刮痧板的棱角置于膻中穴上，利用腕力由上向下轻刮5～10次）。

4. 调摄养护

1）食疗药膳。

（1）营虚气结——桂枝生姜茶。

原料：生姜10 g，桂枝10 g，红茶5 g。

功效：调和营卫。

（2）肝气郁结——宽舒汁。

原料：香茅草6 g，玫瑰花1朵。

功效：疏肝解郁。

（3）痰结气郁——五香槟榔。

原料：槟榔20 g，陈皮20 g，木香10 g，豆蔻仁15 g，砂仁10 g，食盐5 g。

功效：健脾化湿，化痰顺气。

（4）瘀血痹阻——天麻川芎枣仁茶。

原料：天麻6 g，川芎6 g，赤芍6 g，酸枣仁10 g。

功效：活血化瘀，通痹。

（5）气血两虚——五味大枣汤。

原料：五味子15 g，红枣20 g，蜂蜜20 g。

功效：补全养血。

（6）心神不宁——养血宁心茶。

原料：乌药15 g，枸杞子15 g，黑芝麻10 g。

功效：养肝血，宁心神。

2）情志调摄。有效的情志疗法，如逗之以笑、激之以怒、惹之以哭、引之以恐等。因势利导，宣泄积郁之情，畅遂情志，采用使之产生有针对性的情志变化刺激，通过相反的情志变动，以调整整体气机，从而达到协调情志的作用。情绪低落的时候运用"以情胜情"的方法，可以干扰和转移原来对机体有害的情志，借以达到协调情志的目的。

3）起居调摄。当发现自己情绪低落时，可以从增加运动、穿着舒适、规律作息、劳逸结合、拒绝不良生活习惯等方面进行调节。

四、失眠

失眠是以经常不易入寐为特征的一种病症。失眠的表现不一，有初就寝即难以入寐；有寐而易醒，醒后不能再寐；亦有眠而不酣，时寐时醒，甚至整夜不能入睡者。失眠作为亚健康的常见状态，除表现在睡眠方面（如睡眠满意度低、入睡困难、早醒、多梦、易醒、犯困及睡眠质量差）外，还体现在躯体方面（如疲倦、乏力、头昏、精神欠佳、食欲不振、腰酸、自汗、胃脘胀满）和精力方面（如健忘、精力不够）及心理与社会功能方面（如抑郁、人际关系不佳等）。

1. 诊断要点

（1）以睡眠减少为几乎唯一不适感，其他不适感均为继发，包括难以入睡，睡眠不深，易醒，多梦，早醒，醒后不易再睡，醒后感到不适、疲乏或白天困倦。

（2）上述睡眠障碍情况每周发生不超过3次，并持续2周以上。

（3）引起明显的苦恼，或精神活动效率下降，或轻微妨碍社会功能。

（4）应排除已诊断为失眠症者或全身性疾病者，合并心血管、肺、肝、肾和造血系统等严重原发性疾病和严重脑器质性疾病者及精神病患者。

2. 辨证调治

（1）心脾两虚。

症状：不易入睡，多梦易醒，或乍寐乍醒；心悸怔忡，神疲乏力，食少纳呆，腹胀便溏，头晕目眩，面色萎黄。舌淡嫩，脉沉细、虚弱。

治法：补益心脾，宁心安神。

方药：归脾汤加减。

（2）心肾不交。

症状：失眠不易入睡，寐而多梦，甚而彻夜不眠；心烦口苦，头晕目眩，五心烦热，健忘耳鸣，潮热盗汗，腰膝酸软；男子遗精，妇女月经不调。舌红，少苔，脉细数。

治法：滋肾清心，交通心肾。

方药：黄连阿胶汤合交泰丸加减。

（3）心胆虚怯。

症状：恐惧不安，不能独自睡眠，入睡困难，睡而不实，易于惊醒，醒后心悸怔忡；心中惕惕不安，如人将捕之，善叹息，心情抑郁，头重身倦，神疲乏力，气短自汗。舌淡，苔水滑或白腻，脉沉弦或沉滑。

治法：益气养心，温胆安神。

方药：十味温胆汤加减。

（4）肝郁血虚。

症状：难以入睡，入睡多梦易惊；心中虚烦难解，情绪抑郁不舒，或烦躁易怒，胸闷胁胀，叹息不已。舌苔薄，脉弦或带数。

治法：疏肝养血安神。

方药：酸枣仁汤合逍遥散加减。

3. 中医特色技术

（1）药敷法。

处方：丹参、硫黄、远志、石菖蒲适量。

用法：共研细粉，以适量白酒调成膏状，涂满脐孔，用胶布固定，每晚换药 1 次。3～5 次为 1 个疗程。

（2）药枕法。

处方：白菊花，磁石，合欢花，首乌藤，灯心草（剪断），石菖蒲，丁香，远志，茯神，白檀香，冰片（后和入）；多梦加生龙骨、生牡蛎。

用法：共研细末，装入 50 cm×40 cm 袋中，当睡枕用。

（3）足浴法。

处方：取磁石、菊花、黄芩、首乌藤适量。

用法：水煎 2 次，去渣，加适量开水，每晚沐足 5 分钟后入睡。

4. 调摄养护

1）情志调摄。认识自己的个性，树立乐观开朗的人生观，分析产生心理压力的原因，寻求解决问题的方法，学会面对压力。

2）生活起居调摄。养成良好的睡眠习惯，定时起床和就寝；除了睡觉，平时不要在床上看书、看电视或做其他事情，有睡意时才上床睡觉；白天可以进行适度的运动，但睡前不要剧烈运动；避免在睡前讨论令人兴奋或愤怒的事情。

3）饮食调控法。宜少食多餐，睡前进食既不宜过饱，也不宜过少；平时宜食用清淡而富有营养的食物。

4）食疗药膳。

（1）茯神牛奶饮。

原料：茯神粉、鲜牛奶适量。

制法：将茯神粉用少量凉开水化开，再将煮沸的鲜牛奶冲入即成，早晚分服。

功效：宁心安神，补充钙质。适宜于失眠兼有骨质疏松症者。

（2）茯苓枣仁粥。

原料：茯苓、酸枣仁、粳米、白糖适量。

制法：将茯苓烘干，研成细末；酸枣仁去小壳，研末备用；粳米淘净，与茯苓粉、酸枣仁末同入锅中；以小火煮成稠粥，粥将成时兑入白糖即成，早晚分食。

功效：宁心安神，健脾催眠。适宜于心脾两虚之失眠者。

（3）甘麦大枣汤。

原料：浮小麦、大枣、炙甘草适量。

制法：将以上3味药同入锅中，加水适量，煮成稠汤，早晚分服。

功效：补养心气，宁心安神。适宜于失眠兼有更年期综合征者。

5）药茶。

（1）柏子仁合欢茶。

原料：柏子仁、合欢花适量。

制法：将柏子仁、合欢花放入茶杯中，沸水冲泡，加盖焖10分钟。代茶，频频饮用。

功效：解郁安神。

（2）灵芝远志茶。

原料：灵芝、炙远志适量。

制法：将灵芝、炙远志洗净切成薄片，放入茶杯中，沸水冲泡，加盖焖30分钟。代茶，频频饮用。

功效：益气养血，宁心安神。适宜于失眠兼有心慌乏力者。

五、耳鸣

耳鸣是指无外界声源刺激，人体自觉耳内鸣响，或如蝉噪，或如潮声，或如蛙聒，或如吹风，或大或小。妨碍听觉。中医认为，肾气通于耳，肾精虚衰，肾气不足，耳失濡养，就会导致耳鸣。联合国有关组织对噪声污染研究的结论认为，人能够忍受的噪声声级的限度平均不得超过65分贝。

1. 诊断要点

（1）以耳鸣为主要症状，可表现为蝉鸣、蚊叫、铃声等，亦可有轰鸣等情况，持续2周。

（2）人们的生活质量和心理均受到不同程度的影响，出现明显的烦躁、苦恼、睡眠障碍、精神紧张、生活乐趣缺乏、焦虑、抑郁等。

（3）应排除引起耳鸣的全身性疾病或局部病变。

2. 辨证调治

（1）肾精亏虚。

症状：耳鸣如蝉，遇劳者甚，适当休息后复可减轻；头晕目眩，腰酸背痛，遗精带下。舌红，脉细弱。

治法：滋阴补肾，益精填髓。

方药：耳聋左慈丸加减。

（2）心肾不交。

症状：耳鸣，听力逐渐减退，虚烦失眠，失眠则耳鸣加重；心悸健忘、头晕咽干、腰膝酸软、多梦遗精、潮热盗汗。舌红，少苔，脉细数。

治法：滋阴降火，交通心肾。

方药：黄连阿胶汤加减。

（3）肝胆火盛。

症状：突发耳鸣，头痛面赤，口苦咽干，心烦易怒，怒则鸣甚，夜寐不安，大便秘结。舌红，苔黄，脉弦数。

治法：清肝泻火。

方药：龙胆泻肝汤加减。

（4）痰火上扰。

症状：耳鸣如蝉，胸闷痰多，口苦，食积腹胀，二便不畅。苔黄，脉象弦滑。

治法：化痰清火，和胃降浊。

方药：二陈汤加黄芩、黄连。

3. 中医特色技术

1）推拿调治：腧穴按摩。

（1）按压听宫穴：示指按压耳孔前方凹陷中的耳门、听宫、听会穴各1分钟，宜轻按。

（2）推下关穴：双手示指从听宫穴向前推向耳前方颧弓下缘凹陷中的下关穴约1分钟。

（3）揉推听宫、翳风穴：微张口，示指、中指两指夹住耳郭，分别用示指和中指揉推耳孔前方的听宫穴和耳后乳突下方凹陷中的翳风穴，沿耳郭前、后缘，上、下方向反复揉推1分钟。

（4）揉角孙穴、天容穴、天牖穴：示指分别点揉耳尖上方的角孙穴，下颌角后方的天容穴和乳突后下方的天牖穴各1分钟。

（5）按压外关穴：拇指指端按压另一手腕外横纹上2寸处的外关穴，指力方向朝向手部，约1分钟。

2）足部按摩。

（1）示指压刮或拇指压推腹腔神经丛、肾、输尿管、膀胱、尿道反射区，反复操作3～5次。

（2）示指关节点按耳、肝、肾、脾反射区各2分钟。

（3）拇指腹压推颈项、大脑、三叉神经、胆、胰、十二指肠、盲肠（阑尾）、回盲瓣、升结肠、横结肠、降结肠、乙状结肠、小肠反射区各1分钟，按摩力度以局部胀痛为宜。

（4）示指外侧缘刮颈椎、胸椎、腰椎、骶骨、尿道、生殖腺反射区，反复操作5～10次。

（5）左手掌搓摩右脚心，以透热为度。

3）针灸调治。

（1）体针。

主穴：翳风、听宫、听会、耳门、中渚。

配穴：肝胆火盛酌加太冲、丘墟，痰火上扰酌加丰隆、内关、合谷，外感风邪酌加外关、风池、合谷，肝肾不足酌加肾俞、肝俞、关元、太溪，心火亢盛酌加神门、心俞，脾虚湿盛酌加足三里、丰隆。

方法：每次选穴 2～3 穴，实证用泻法；虚证用补法，虚寒者配合艾灸。

（2）耳针。

取穴：肾、肝、神门、胆、内耳等穴点。

方法：中等刺激，留针 15～20 分钟，10～15 天为 1 个疗程；病程长者采用埋针法。

4）刮痧调治。

（1）刮头顶部。首先刮拭头顶部，用轻手法以头顶部正中百会穴为起点分别向前后左右四神聪方向刮拭，每一方向刮拭 10～20 次。

（2）刮耳后缘。从耳上角绕耳后刮至耳垂后，即围绕耳后划一问号，每侧刮拭 10～20 次，也可以点压和按揉太阳、风池各 3～5 次。

4. 调摄养护

（1）起居调摄。作息有定时，保证充分睡眠，重视睡眠时间和质量；规律、科学地进行运动；避免过度劳累。

（2）饮食调摄。营养均衡，多食富含维生素 E 及铁、锌等微量元素多的蔬菜；尽量避免摄入一些刺激性的物质，如可乐；戒烟酒。忌食辛辣刺激性食物，如葱、蒜、酒等。

（3）情志调摄。忌生恼怒，学会自主调节情绪，用宽容、平和的心态对待周围的人和事，积极应对人生的逆境困苦；音乐可以陶冶情操，关键在于乐曲的选择。此外，自然界的风声、雨声、鸟声、水流声皆为天籁之音，静听以安心神，有利于保健。

六、身体疼痛

身体疼痛表现为身体全身或某一部位出现终痛不适，持续 2 周以上不能缓解，可伴有乏力等。本文所述为亚健康人体中全身或某一部位出现的与不相关疾病所引起的全身或局部疼痛。

1. 诊断要点

（1）以全身或身体某一部位疼痛为主要症状，可有头晕、乏力、失眠等表现，并可存在关节活动不利等，超过 2 周症状不能缓解。

（2）引起明显的苦恼，甚至影响正常休息、工作以及日常生活。

（3）应排除引起身体疼痛的某些疾病，如颈椎病、血液病、感染性疾病、心肌梗死等。

2. 辨证调治

（1）寒湿侵袭。

症状：身体疼痛，或有冷重感，转侧不便；遇阴雨加剧，兼有身重困倦，或小便不利。舌苔白腻，脉沉紧或濡缓。

治法：散寒祛湿。

方药：甘姜苓术汤加减。

（2）湿热内阻。

症状：身体疼痛沉重，或痛处有发热感；小便短赤，两足酸软。舌苔黄腻，脉象濡数。

治法：清热化湿，通络和血。

方药：三妙丸加减。

（3）瘀血阻滞。

症状：身体疼痛如锥刺，轻则俯仰不利，重则不能转侧；痛处固定不移，日轻夜重，并常伴大便色黑或秘结不通。舌多紫暗，脉多涩滞。

治法：活血祛瘀。

方药：身痛逐瘀汤加减。

（4）湿痰流注。

症状：身体冷痛沉重，牵引背胁，或一块作痛，阴雨为甚；形体肥胖，动则有痰。舌苔白腻，脉滑。

治法：祛湿化痰。

方药：导痰汤加减。

（5）风寒外袭。

症状：身体疼痛，拘急，或连脊背，或引脚踝，或见寒热；腰间觉冷，得温痛减。舌苔薄白，脉浮紧。

治法：发散风寒。

方药：人参败毒散加减。

3. 中医特色技术

（1）热熨调治。

处方：桃仁、红花、川芎、牡蛎、地龙、冰片、穿山甲、没药、木瓜、草乌、炙甘草适量。

用法：上药共研细末，装瓶备用。用时视病变面积大小取适量药粉，用适量白酒、老陈醋各半，调糊，外敷于病变局部，厚 0.5～0.7 cm，每次敷 7 小时，每日 1 次。在外敷期间，每日 2 次以电熨斗放于药袋上热熨，温度以患者可耐受为宜，每次熨 15 分钟左右。

功效：活血化瘀，通络止痛。

（2）洗浴调治。

处方：山楂、五味子、川椒、赤芍、红花、生川乌、生草乌、甘遂、芫花、透骨草、苍术、老陈醋适量。

用法：上药共切碎，以纱布包裹，放入 2 000 mL 清水中，浸泡 20 分钟，煮沸 25 分钟，纳入陈醋，待温度适宜时洗浴患处。每次 45 分钟，每日 2 次。

功效：舒筋活络、祛瘀止痛、软坚散结、除湿散寒。

4. 调摄养护

1）情志调摄。劳逸结合，避免过度劳累；不苛求一切完美；培养独立性，减少依赖心理。

2）生活起居调摄。注意保暖，保持良好的生活姿势，避免过劳，适度锻炼。

3）食疗药膳。

（1）骨碎补鹿角霜芝麻糊。

原料：骨碎补、鹿角霜、黑芝麻、白糖适量。

制法：将前两味中药共研为细末，芝麻烘炒微焦后研末，与二药末混合，装瓶，放冰箱中冷藏，服用时取 50 g，加白糖，开水调服，每日 2 次。

功效：温肾壮阳，强壮筋骨，散寒止痛。适用于肾阳虚引起腰痛者。

（2）韭子桃仁汤。

原料：炒韭菜子 6 g，核桃仁 5 枚，黄酒少许。

制法：将炒韭菜子、核桃仁共置锅中，加清水 200 mL，急火煮开 3 分钟，文火煮 10 分钟，加入少许黄酒。每日分次食用。

功效：壮阳益肾，温暖腰膝。适用于肾阳虚型腰痛，特别是怕冷、遇寒尤剧者。

4）药茶。

（1）杜仲腰痛茶。

组成：杜仲叶，绿茶适量。

制法：将杜仲叶切细，与茶叶一同放入茶杯内用沸水冲泡 10 分钟即可。代茶饮用。

功效：补肝肾，强筋骨，兴阳事。用于治疗脾肾阳虚引起的腰腿痛，伴有阳痿早泄、尿频尿急者。长期饮用具有抗衰防老，延年益寿之功效。

（2）首乌牛膝茶。

组成：制何首乌，牛膝适量。

制法：混合研末，每日 30～40 g，置热水瓶中，用沸水冲泡，加盖焖约 15 分钟。频频饮用，于 1 日内饮完。

功效：补益肝肾，强腰壮骨。用于肝肾不足引起的腰腿痛，伴下肢拘急或酸麻、行走乏力者。寒湿引发的腰膝痹证忌用。

5）自我按摩。"腰为肾之府"，经常按摩腰部有壮腰强肾之功。腰部自我按摩方法如下。

（1）双手掌搓擦腰骶部至腰部有微热感，以五指捏拿腰肌减缓痉挛，按压脾俞、胃俞、大肠俞以补肾强腰。

（2）双手握拳揉腰骶两侧，再轻击腰骶部。

（3）双手叠加，用手掌沿脐四周做环形按摩。

（4）将一只脚放在另一大腿上，双手拇指放在腿肚内侧，其余四指附着于外侧，从上至下揉捐腿肚，接着用手的示指指尖按昆仑，拇指指尖按太溪、委中以通络止痛。

以上方法可以起到补益肝肾，疏利筋骨，通络止痛的作用。

七、心悸

心悸是一种自觉心跳不安的感觉，是心脏正常跳动时突然出现的一种不适感，伴有惊慌或空虚的感觉。许多器质性疾病（如器质性心脏病、各种贫血、甲状腺功能亢进）都会导致心悸的出现。亚健康状态下发生的心悸是排除上述各种器质性疾病的状况，发作较为频繁，几日一发或半月一发，影响正常的工作和生活。

1. 诊断要点

（1）自觉心慌不安，心跳剧烈，不能自主，常伴有胸闷不适、气短、乏力、头晕，甚至喘促、肢冷汗出，或见晕厥。

（2）心脏听诊提示心脏搏动或快速，或缓慢，或忽跳忽止，或伴有心音强弱不等。脉象可见数、疾、促、结、代、沉、迟等不同变化。

（3）发作常由情志刺激、惊恐、紧张、劳倦过度、饮酒饱食等因素诱发。

（4）上述心悸不安症状半个月内时常发生。引起明显的苦恼，工作、学习效率下降，生活质量下降。

（5）辅助检查：血压、心电图。排除任何一种躯体疾病或心血管疾病，排除合并脑、肺、肝、肾和造血系统等严重原发病和器质性疾病及精神疾病。

2. 辨证调治

（1）心胆气虚。

症状：心悸不宁，善惊易恐，稍惊即发，劳则加重，胸闷气短，自汗，坐卧不安，恶闻声响，少寐多梦而易惊醒。舌淡，苔薄，脉细数或细弦。

治法：镇惊定志，养心安神。

方药：安神定志丸加减。据兼症化裁：心阳不振者酌加附子、桂枝；心血不足者酌加熟地黄、阿胶；气虚明显时心悸气短，动则益甚，酌加黄芪增强益气之功；自汗不止者酌加麻黄。

（2）心脾两虚。

症状：心悸气短，失眠多梦，思虑劳心则甚，神疲乏力，眩晕健忘，面色无华，口唇色淡，纳少腹胀，大便溏薄。舌淡红，脉细弱。

治法：补血养心，益气安神。

方药：归脾汤加减。

（3）阴阳两虚。

症状：心悸气短，神疲乏力，面色苍白，心烦失眠，五心烦热，自汗盗汗或四肢畏寒，面色苍白。舌红，少苔，脉细弱或有结代。

治法：益气通阳，滋阴养血。

方药：炙甘草汤加减。

（4）肝肾阴亏。

症状：心悸失眠，眩晕耳鸣，形体消瘦，五心烦热，潮热盗汗，腰膝酸软，视物昏花，两目干涩，咽干口燥，筋脉拘急，肢体麻木，急躁易怒。舌淡红，苔少，脉沉细数。

治法：滋补肝肾，养心安神。

方药：一贯煎合酸枣仁汤加减。

（5）血瘀气滞。

症状：心悸，心胸憋闷，心痛时作，两胁胀痛，善太息，形寒肢冷，面唇紫暗，爪甲青紫。舌质紫暗或有瘀斑，脉涩或结或代。

治法：活血化瘀，理气通络。

方药：血府逐瘀汤加减。

3. 中医特色技术

（1）毫针法调治。

取穴：内关、通里、神门、大陵、膻中、心俞、厥阴俞。

方法：主穴用针刺，虚补实泻。配穴：心阳不振、水气凌心用灸法，心阴不足用平补平泻。他证：虚补实泻，留针30分钟。

疗程：每日或隔日1次，10次为1个疗程。

（2）艾灸调治。

A. 艾条灸。

取穴：心俞、内关、神门、巨阙。

方法：按艾卷温和法操作。

疗程：每日1～2次，每次灸10～15分钟，10次为1疗程。

B. 贴敷灸。

取穴：膻中、心俞、虚里。

方法：按敷灸法常规施术。

疗程：每次任选2穴交替贴敷，每处1张，每张贴12～24小时。外贴7日为准，有效者可连续使用15～30日为1疗程。

4. 调摄养护

1）起居调摄。

（1）环境安静：居处安静，生活和工作的环境安静为首要因素。

（2）寒温适宜：平素注意气候的变化，注意保暖，寒温适宜。

（3）起居有时：生活有规律，起居有时，注意保证主动休息和充足睡眠。

（4）心悸发作时可进行的医疗保健操：擦面、叩齿、舌轮转、吞津，腹式呼吸运动。

（5）心悸未发作时可进行微动操：

体外心脏按摩运动。两手掌心擦热，左上臂自然下垂，右手掌放于心脏区，用力循内、上、下、外、下线路，在心脏区域沿顺时针方向轻柔缓慢地环形按摩，按摩1圈为1次。周而复始，速度宜慢。1分钟按摩20～30次。连续按摩32次。

整律运动（握拳运动）。正身直立，自然站立。①步骤一：两臂向前平举，掌心向下。吸气时，两手紧握拳，中指尖扣紧劳宫穴，拇指外包；呼气时手掌放开。共握8次，即第一个八拍。②步骤二：臂侧平举，掌心向下，进行握拳运动。动作与步骤一相同，进行第二个八拍。③步骤三：两臂上举，掌心相对，行握拳运动，拇指内包，其余四指指尖紧贴手掌。其余动作同步骤一进行第三个八拍。④步骤四：两臂下垂，掌心向内，行握拳运动。动作同步骤三进行第四个八拍。

扩胸运动。自然站立，双臂肘关节在胸前交叉。左手在上，右手在下，掌心斜向下，五指自然张开，中指微微用力。呼气时，肘关节逐渐减轻用力，慢慢回到上面的动作，掌心斜向下，如此反复进行。上述动作共进行四个八拍，即32次。最好面对初升的太阳做操。

2）饮食调摄。合理的膳食结构、规律的用餐习惯不但能够预防心悸的发生，还是维护机体健康的重要法宝。心悸的患者适宜低盐低脂饮食。饮食原则是营养丰富，清淡多样。提倡高蛋白质、高维生素、高膳食纤维饮食。心悸的患者切忌暴饮，忌过食刺激性食物。其中，刺激性食物包括烟、酒、浓茶、咖啡、辣椒、胡椒等。

八、眩晕

眩晕又称眩冒、掉眩。眩指视物昏花、模糊不清。晕即头晕，感觉自身或周围景物旋转。二者常同时并见，故统称为眩晕。

1. 诊断要点
（1）以空间移动或空间迷失的感觉为主要症状，可有头痛、失眠、健忘、耳鸣、呕吐、心慌等表现，且超过2周以上。

（2）影响人们的生活质量，出现明显的烦躁、焦虑等。

（3）同时应排除引起头晕的全身性疾病或局部病变，如高血压、低血压、冠心病、动脉硬化、颈椎病、急性脑血管疾病、药物过敏、贫血、甲状腺功能亢进、梅尼埃病及精神疾病等疾患。

2. 辨证调治
（1）肝阳上亢。

症状：口干口苦，面红目赤，溲黄便秘，泛泛欲呕，肢体震颤、麻木，语言不利，步履不正，头重脚轻。舌红，苔黄，脉弦数。

治法：平肝潜阳，清火息风。

方药：天麻钩藤饮加减。

（2）痰浊中阻。

症状：头晕目眩，如坐舟车，旋转不定，闭目亦然或者眩晕头重如蒙；肢体困倦，胸闷，呕恶痰涎，心下逆满，心悸怔忡，口中黏腻，或口苦咽干，耳鸣闭塞。苔白浊腻，脉濡缓。

治法：燥湿化痰，健脾和胃。

方药：半夏白术天麻汤加减。

（3）痰热内蕴。

症状：眩晕头目胀痛。心烦口苦，渴不欲饮。舌苔黄腻，脉象弦滑而数。

治法：清热化痰，降逆利窍。

方药：温胆汤加减。

（4）脾虚气陷。

症状：头晕目眩，可因体位变化或头颈旋转而增剧，动则加重；语音低微，目糊耳鸣，神疲乏力，脑有空虚感，时时自汗，倦怠乏力，食后腹胀，大便稀溏，或畏寒肢冷。舌质淡胖，苔白，脉虚弱或虚大。

治法：补中益气，升清定眩。

方药：补中益气汤加减。

（5）气血亏损。

症状：头晕目眩，动则加剧，劳累则发；纳减体倦，面白少华或萎黄，唇甲无华，发色不泽，神疲乏力，心悸怔忡，失眠健忘，纳少，脘胀。舌淡，脉虚细。

治法：益气养血，补益心脾。

方药：归脾汤加减。

（6）肝肾阴虚。

症状：眩晕经久不愈，精神萎靡，腰膝酸软，目涩，视力减退，耳鸣发落齿摇，颧红烦热，口干咽燥，潮热盗汗，遗精阳痿，妇女月经不调。舌红少苔或光剥，脉沉弦细数。

治法：补益肝肾，滋阴清热。

方药：左归丸加减。

3. 中医特色技术

1）针灸调治。

（1）毫针疗法。

A. 周围性眩晕。

取穴：风池、百会、合谷、耳门、翳风、听宫。

处方：远近配穴法，泻法。

操作：各穴均捻针 2 分钟，每日 1 次，6 次后休 1 日。

B. 假性眩晕、中枢性眩晕。

取穴：四神聪、曲池、神门、率谷、太阳。

处方：远近配穴法，平补平泻法。

操作：留针 30 分钟，每日 1 次，10 次为 1 疗程；休息 3 日。

（2）艾灸疗法。

取穴：百会。

操作：用龙胆紫标出百会穴，去掉头发。艾炷锥形如黄豆大小，共燃 20 壮。本法适于内耳性眩晕、低血压病、神经官能症、外伤后眩晕。

2）推拿调治：通络止眩按摩法。

（1）用双手拇指桡侧缘交替推印堂至神庭 30 遍。

（2）用双手拇指螺纹面分推攒竹至两侧太阳穴 30 遍。

（3）用拇指螺纹面按揉百会、风府、肾俞、气海各 30～50 次。

（4）用大鱼际揉太阳 30 次，即向前向后各转 15 次。

（5）拿捏风池 10 次，以局部有酸胀感为宜。

（6）由前向后用五指拿头顶，至后头部改为三指拿，顺势从上向下拿捏项肌 3～5 遍。再推向耳后，并顺势向下推至颈部，连做 3 遍。

3）拔罐调治。

（1）肝阳上亢。选取肝俞、太阳、阳陵泉穴。操作时，患者取坐位，选用小口径玻璃罐以闪火法吸拔太阳穴，再选用中口径玻璃罐以闪火法吸拔肝俞、阳陵泉穴各 10～15 分钟，每日 1 次。

（2）脾虚湿盛。选取丰隆、脾俞、中脘、阴陵泉等穴。操作时，患者取坐位，选用中口径玻璃罐以闪火法吸拔诸穴各10～20分钟，每日1次。

（3）气血两虚。选取气海、心俞、脾俞、膈俞穴。操作时，患者取坐位，选用中口径玻璃罐以闪火法吸拔诸穴各10～15分钟，每日1次。

4）刮痧调治。选取风池、肩井、脊背两侧夹脊穴（华佗夹脊穴）、曲池。刮痧至出现痧痕为止，每日1次。力度中等，操作范围广泛。

4. 调摄养护：自我保健按摩

（1）穴位点按法。

取穴：百会、合谷、太冲、涌泉、曲泽。

方法：①运力点按，捏揉，推拿，震颤百会、合谷、太冲、涌泉等穴，各1分钟。②用拇指按揉对侧的曲泽穴，向前臂方向用劲，两侧各约1分钟。

（2）手部按摩法。

取穴：内关、阳谷、合谷。

方法：按揉内关200次，阳谷50次；掐按合谷500次，每日1次。

（3）足部按摩法。

取穴：涌泉、行间、太溪、三阴交、陷谷、丰隆、足三里。

方法：擦涌泉，以足心产生热感为度，自擦时要呼吸自如，用力均匀，速度为每分钟80～100次，切勿屏气；按揉行间、太溪、三阴交、陷谷、丰隆、足三里各5分钟，用力以局部感到酸胀为宜。

九、头痛

头痛是指头部出现的以疼痛为主要表现的令人不快的感觉和情绪上的感受，如头部疼痛、沉重、受压或闷胀感、空虚感等，可伴有恶心、呕吐、畏光、目胀及头晕、心烦、忧郁焦虑、乏力、记忆力下降、睡眠障碍等其他精神和躯体症状。常因劳累、焦虑、用脑过度引起；在女性中，常于月经前期或经期发作，有反复发作、病程迁延不愈等特点。

头痛是亚健康状态最常见的自觉症状之一，可单独出现，亦可见于多种急慢性疾患。头痛的发病可因外感风寒湿邪，侵袭经络，上犯巅顶，清阳之气受阻，气血不畅，阻遏脉络而发；内伤多与肝、脾、肾三脏有关，因气虚、血虚、肾虚所致者为虚，因肝阳、痰浊、瘀血所致者为实。

1. 诊断要点

（1）以头痛为主要症状，有头闷、颈部僵硬不适感、压痛或紧缩感，可伴有耳胀、眼部憋胀、恶心、呕吐、畏光、倦怠乏力等表现。症状时轻时重，寒冷、劳累、情绪激动可加重，休息后可缓解，每年发作4～6个月以上，且每次疼痛持续30分钟以上。

（2）症状呈反复发作性或持续性，严重影响头痛者的生活质量，并使工作和学习效率明显下降。

（3）应排除引起头痛的各种疾病，如严重感染，转移性肿瘤，严重的心、肝、肾等脏器疾病，脑血管意外，眼、鼻、耳方面的疾病，颅内占位性病变，颅底重要发育畸形等，以及脑外伤、精神病等疾患。

2. 辨证调治

1）外感头痛。

（1）风寒外袭。

症状：头痛时作，痛连项背，或有紧束感，遇风寒尤剧；恶风畏寒，骨节疼痛，口不渴。舌苔薄白，脉浮紧。

治法：疏风散寒止痛。

方药：川芎茶调散加减。

（2）风热郁火。

症状：头痛而胀，遇热加重；发热恶风，心烦口渴，或伴齿痛，或伴咽痛，大便干结，小便黄。舌红苔薄，脉浮数。

治法：疏风清热。

方药：桑菊饮加减。

（3）风湿上蒙。

症状：头重如裹或有沉压感；四肢肌肉困重酸胀，胸闷纳呆，泛恶脘痞。舌苔白腻，脉濡。

治法：祛风除湿。

方药：羌活胜湿汤合平胃散加减。

2）内伤头痛。

（1）肝阳上亢。

症状：头部胀痛或掣痛，两侧为甚；头晕目眩，耳鸣，心烦口苦，或兼胸胁痛，因情绪因素诱发加重。舌质红，脉弦。

治法：平肝潜阳，息风止痛。

方药：天麻钩藤饮加减。

（2）肝火上逆。

症状：头痛如劈，掣痛灼热；目赤口苦，心烦易怒，胸胁胀痛，面红咽干，大便干结，小便黄。舌红，苔黄，脉弦数。

治法：清肝泻火。

方药：龙胆泻肝汤加减。

（3）痰浊中阻。

症状：形体肥胖，头痛昏重；喉中多痰，头晕目眩，胸脘痞闷，纳呆呕恶。舌苔白腻，脉滑。

治法：化痰降逆。

方药：半夏白术天麻汤加减。

（4）瘀血阻络。

症状：头痛剧烈，或刺痛，经久不愈，痛处固定不移，日轻夜重；头部有外伤史，或长期头痛史。舌暗紫瘀点（斑），脉弦涩。

治法：活血化瘀，通络止痛。

方药：通窍活血汤加减。

3. 中医特色技术

1）推拿调治。

（1）经络推拿调治。其间连通督脉、手少阳三焦经、足少阳胆经，温养脑络。亦可施以指揉法，力量宜轻不宜重，速度宜慢不宜快。

（2）通督脉。两手拇指自前发际向后交替点按头部前后正中线即督脉，然后两手同时点督脉 1、3、5、7、9 cm 处的侧线。两手交替进行，力量由轻至重。

（3）敲胆经，点揉足少阳胆经五穴。以双手指腹于头部两侧胆经循行处轻轻叩击，以受术者能耐受为度。

2）刮痧调治。

（1）取穴。胆经：双侧曲鬓、风池、肩井。胃经：双侧头维。督脉：以百会为中心，分别向前至神庭，向左右至耳上区，向后至哑门。大肠经：双侧曲池、合谷。三焦经：外关。疼痛重者加头部阿是穴。

（2）方法。头部穴位使用刮痧板的厚缘，用力较轻；四肢部穴用刮痧板的薄缘，用力可较重。

3）穴位敷贴调治。

（1）冰黄散。

原料：酒制大黄 100 g，冰片 30 g。

方法：两药研为细末，装瓶备用。头痛时用消毒药棉蘸药粉，塞入鼻内；也可以将药粉用水调成膏状，敷贴太阳穴。

（2）椒艾糊。

原料：胡椒、艾叶各等份，鸡蛋清适量。

方法：上药共为细末，用鸡蛋清调为糊状，敷百会穴，每日换 1 次。

4）拔罐调治。

（1）先在背部涂凡士林，再拔大椎穴，吸住后用手扶罐向下推腰骶部，然后再转向背部两侧上下推动，至满背皮肤呈现红晕充血即起罐。

（2）取膈俞（双）、太阳、合谷等穴，用三棱针点刺后拔罐 10 分钟，以出血为度，每日 1 次。

（3）取肝俞（患侧）、太阳（患侧）、太冲（健侧）等穴，用三棱针点刺后拔罐 10～15 分钟，每日或隔日 1 次。

5）针刺调治。

（1）毫针治疗。

取穴：大椎、风池、第 2 至第 6 颈夹脊、百会、外关、丘墟、照海、太阳。配穴：取丝竹空、率谷、四白、合谷、足三里、涌泉等穴。

方法：患者多取坐位或仰卧位，一般针刺患处，得气后留针 30 分钟，每日 1 次，10 日为 1 个疗程。

（2）耳穴疗法。

取穴：取疼痛相应部位及皮质下、交感、神门穴。

方法：用王不留行籽贴压以上穴位，用胶布固定，每日按揉 50 下左右。

6）艾灸调治。

取穴：上星、百会、身柱、风府、通天、风池、胆俞穴。

方法：以上穴位，每次治疗时轮流选取 4～5 个，用艾卷每日温灸 1 次，每穴灸 5～10 分钟。

7）药枕调治。

（1）风寒外袭——吴茱萸枕。

原料：吴茱萸叶 2 000 g。

制法：将吴茱萸叶包好后做成药枕芯，睡觉时枕之。

（2）肝阳上亢——菊花决明枕。

原料：决明子、菊花各 1 000 g。

制法：上药共研细末，装入枕芯，做成药枕，睡觉时枕之。

（3）气血两虚——丹参枕。

原料：丹参 1 000 g，川芎、当归、桑葚子各 200 g，冰片 1 g。

制法：上药除冰片外，一起烘干，研成粗末，兑入冰片，装匀，装入枕芯，制成药枕，睡觉时枕之。

8）导引调治——太极拳。太极拳的动作缓慢柔和，可使肌肉放松、意识集中，是一种方法简便，有助于治疗各种头痛的方法。

4. 调摄养护

1）食疗药膳。不宜过食肥甘厚味等，多食镁离子等矿物质含量丰富的饮食。

2）情志调摄。

（1）清静养神：心神宜静，动而不妄，用而不过，专而不乱；若心之杂念过多则伤神，多思索则精神受到危害，多杂念则神志散逸，多发怒则血脉偾张不安。

（2）养性修德：节制贪欲，控制情绪，达到心理平和、气机通畅、血脉畅达、身心健康、积极向上的状态。

3）起居调摄。

（1）饮食宜清淡，戒烟限酒。少食肥甘厚味，少吃辛辣刺激之品；饮食有节，定时定量少食多餐。

（2）按时作息，生活规律。保证充足睡眠，避免熬夜，保证睡眠充足。保持心情舒畅，避免情绪激动，不要过度劳累，尤其不要思虑过度，养成良好的作息习惯。

（3）劳逸结合，适时活动以调节身体。参加慢跑、游泳、太极拳、气功、唱歌、舞蹈等活动。

（4）注意保暖，防止感受风寒。季节更替时注意饮食、生活的调摄，不能过度贪冷恋凉，汗多时应适当补充、酌情补充含盐的水分。

（5）居住环境宜安静整洁，空气流通。

（6）不随便服用止痛药，节制看电视及用电脑的时间。

十、健忘

健忘又称"喜忘""善忘""多忘"，是指经常遇事善忘，可伴注意力不集中、昏昏沉沉、神疲乏力、心悸不寐、腰酸乏力等。健忘与心、脾、肾、肝关系密切，可因心脾亏损或肾精虚弱所致；年迈气血亏虚，髓海空虚，精神不济，脑失所养亦致健忘。除外器质性疾病，亚健康状态的健忘通过辨证调治可显著改善症状。

1. 诊断要点

（1）以记忆力减退为几乎唯一不适感，其他不适感均为继发，包括头昏脑涨、神疲乏力、食少腹胀、心悸不寐、腰酸乏力、注意力不集中等。

（2）上述记忆力减退情况持续2周以上，但不超过2个月。

（3）引起明显的苦恼，精神活动效率下降，影响工作学习。

（4）排除已诊断为健忘症，排除其他躯体和脑部的器质性疾病引起的神经症和精神疾病，排除外界环境干扰因素引起的记忆力减退，排除因酗酒或精神活性物质、药物滥用和依赖导致的健忘，以及合并心血管、肺、肝、肾和造血系统等严重原发性疾病。

2. 辨证调治

（1）心脾两虚。

症状：遇事善忘，精神不振，四肢无力，心悸怔忡，失眠，气短懒言，纳呆食少，大便溏泄或便秘，面色无华。舌质淡，苔薄白，脉细弱。

治法：益心血，补脾气，安心神。

方药：归脾汤合枕中丹加减。

（2）心肾不交。

症状：遇事善忘，腰腿酸软，头晕耳鸣，五心烦热，男子阳痿早泄，妇女月经不调，心烦失眠，面时烘热。舌质红，少苔，脉细数。

治法：补肾水，清心火，通心肾。

方药：心肾两交汤加减。

（3）髓海空虚。

症状：年老体衰，形体衰惫，遇事善忘，神志恍惚，气短乏力，呵欠连连，腰膝酸软，夜尿频多，或嗜睡多卧，或失眠少寐。舌质淡，脉沉无力。

治法：补肾填精，益髓养脑，平调阴阳。

方药：补车大造丸。

（4）痰蒙神窍。

症状：健忘嗜卧，身体疲倦，肢体困重，言低声微，思维迟钝，或神情呆滞，头晕目眩，恶心欲吐，胸闷不舒。舌淡或胖大，苔白腻，脉弦滑。

治法：健脾理气，化痰醒脑。

方药：二陈汤。

（5）瘀血阻络。

症状：遇事善忘，难忆往事，头痛如刺，语言迟缓，口干咽燥，但欲漱口不欲咽，或噩梦纷扰，面唇、爪甲青紫，皮肤干枯。舌质暗，或有瘀点（斑），脉细涩。

治法：活血通络，通脑养髓。

方药：用血府逐瘀汤加减。

（6）气血两虚。

症状：健忘而兼精神恍惚，心悸气短，失眠，多梦，自汗，口干舌燥，面色无华。舌质淡，苔薄白，脉沉细无力。

治法：益气养血，补心安神。

方药：养心汤加减。

3. 中医特色技术

1）推拿调治。

（1）用两手中指的指尖按揉风池，逐渐用力至有酸胀感后，再用手指由内向外做环形揉动，直至酸胀感传至同侧前额区时再继续，停留片刻，移指向下按揉颈后，约1分钟。

（2）屈肘置桌上，两手半握拳，拇指伸开，以拇指端附着在眉头下缘攒竹穴，逐渐用力向穴上方顶压，出现酸胀感后，再按压1分钟。

（3）用两手拇指指腹按两侧太阳穴，出现酸胀感后，再按压1分钟。

（4）用两手中指尖，按在头顶处的百会穴两侧，指距约2 cm，然后两指向穴位处用力挤按，待有酸胀感后，再挤按1分钟。

（5）两手五指指间关节屈曲，五指指端附着在与手同侧的前发际边缘，然后五指指尖同时用力向下按压，当按压处出现酸胀感后，再向后移1指，如法操作，直至头顶处。

2）针灸调治。

（1）毫针法。

取穴：四神聪、神门、神庭、本神，配大钟、通里、照海、申脉。

方法：毫针常规刺法，头部穴沿皮刺，肢体穴直刺、浅刺，实证用泻法，虚证用补法，虚实夹杂用平补平泻法，双侧取穴，交替使用，留针30分钟。每日1次，10～15次为1个疗程。

（2）耳针法。

取穴：耳神门、心、肾、皮质下，配脾、肝、缘中、内分泌。主穴必用，配穴每次2个，单侧耳郭，左右交替。

方法：王不留行籽敷贴固定，自行按压每日3次。1周2次，10～15次为1个疗程。

4. 调摄养护

1）食疗药膳。

（1）心脾两虚——桂圆银耳鹌蛋羹。

原料：桂圆肉15 g，银耳50 g，鹌鹑蛋6只，冰糖50 g。

制法：银耳用水浸发去杂质，洗净；鹌鹑蛋煮熟后去壳。锅内加适量清水，煮沸放入桂圆肉、银耳，煮至熟时放入冰糖，待溶化后，把鹌鹑蛋放入煮片刻，吃蛋饮汤。

功效：补气养血，益智健脑。适宜于气血亏虚之健忘者。

（2）心肾不交——芪党玉竹炖黄雀。

原料：黄芪、党参、玉竹各 15 g，黄雀 3 只。

制法：先将黄雀宰杀去毛及洗净内脏，把三味药材及黄雀一起放入大碗里加适量汤或沸水，炖到烂熟，调味后，饮汤吃肉。

功效：补脑强心，固肾益气。适宜于肾气亏虚之健忘者。

（3）髓海空虚——天麻山楂荷叶排骨汤。

原料：天麻 15 g，山楂 15 g，荷叶半张，排骨 500 g。

制法：山楂洗净，切丝；天麻洗净后切成薄片；荷叶洗净后撕碎；排骨斩成小块。以上四味共入砂锅内，小火炖 1～2 小时。待炖至肉烂脱骨时，加入适量盐、味精，调味后即可佐餐食用。每日 1 次，可常服食。

功效：强壮筋骨，健脑益智。适宜于肾虚脑海不充之健忘者。

2）情志调摄。适当参加有益于身体健康的文化、体育活动，如养花、钓鱼、听音乐、跳舞等，悦情怡志，使身心得到放松、恢复。

3）起居调摄。

（1）加强用脑锻炼，掌握好的学习方法；尽量排除各种外来干扰，学习、做事时集中注意力；经常回忆、复习学过的知识。主动多用脑，使脑细胞处于活跃状态，从而减缓脑部的衰老，防止健忘症的发生。

（2）保证睡眠。

（3）调整好生物钟，养成良好的生活习惯。

（4）加强身体锻炼，增加社交活动。

十一、目干涩

目干涩是指眼睛缺乏精血滋养而导致双目干燥、涩痛、视物模糊的一组临床常见症状，可伴有畏光、口干等表现，但并非指各类疾病引起的两目干涩。女性多见。

1. 诊断要点

（1）以双目干涩为主要表现，可有双目疼痛、视物模糊、畏光、瘙痒等，并持续 2 周以上。

（2）引起明显的苦恼，或精神活动效率下降。

（3）应排除引起双目干涩的某些疾病，如沙眼、结膜炎、干燥综合征、糖尿病、高血压病、肾上腺皮质功能减退等。

2. 辨证调治

（1）肺阴不足。

症状：目干涩不爽，泪少，不耐久视，久视则疲劳，甚则视物不清。白睛如常或稍有赤脉，黑睛可有细点星翳，反复难愈。可有干咳少痰，可伴有咽干鼻燥、便秘，偶有烦热。苔薄少津，脉细无力。

治法：滋阴润肺。

方药：养阴清肺汤加减。

（2）肝经郁热。

症状：目珠干涩，灼热刺痛，或白睛微红，或黑睛星翳，或不耐久视。口苦咽干，烦躁易怒，或失眠多梦，大便干或小便黄。舌红，苔薄黄或黄腻，脉弦滑数。

治法：清肝解郁，养血明目。

方药：丹栀逍遥散。

（3）气阴两虚。

症状：目内干涩不爽，目燥乏泽，双目频眨，羞明畏光，白睛隐隐淡红，不耐久视，久视后则诸症加重；甚者视物昏蒙，黑睛可有细点星翳，甚者呈丝状，迁延难愈。口干少津，棒疲乏力，头晕耳鸣，腰膝酸软，夜寐多梦。舌淡红，苔薄，脉细或沉细。

治法：益气养阴，滋补肝肾。

方药：生脉散合杞菊地黄丸加减。

（4）风热犯目。

症状：两目干涩灼热，睑内红赤，颗粒隐隐，沙涩作痒，羞明流泪。舌红，苔薄黄，脉浮数。

治法：疏风清热。

方药：银翘散加减。

（5）脾胃湿热。

症状：自觉干涩隐痛，胞睑重坠感；白睛隐隐红赤，睑内可有粟粒样小疱，眦帷有白色泡沫样眼眵，病程缠绵；可兼有口黏、口苦，口干不欲饮，腹胀乏力，便溏臭秽溲赤而短。舌红，苔黄腻，脉濡数。

治法：清利湿热，宣畅气机。

方药：三仁汤加减。

3. 中医特色技术

1）针刺调治。

取穴：睛明、攒竹、阳白、四白；风热上扰配风池、太阳，阴血亏虚配肝俞、光明。

方法：毫针常规刺法，眼区穴针刺得气不留针，其他穴留针 30 分钟。每日或隔日针 1 次，7～10 次为 1 个疗程。

2）耳针法。

取穴：眼、肝；风热加肺、风溪，阴血亏虚加肾、内分泌。

方法：风热上扰用毫针刺法，留针 30 分钟。阴血亏虚用王不留行籽敷贴，每日按压 3 次。毫针每日 1 次，7～10 次 1 个疗程。压丸法：2～3 日 1 次，5～7 次为 1 个疗程。

3）艾灸调治。

取穴：光明、足三里、养老穴。

方法：在双侧上述穴位上悬灸，至局部潮红，每穴位 2～3 分钟。每日 1 次，7～10 日为 1 个疗程。

4）推拿调治。

（1）将双手摩擦生热，盖住眼睛，勿压迫双眼，深缓呼吸，有助于消除眼疲劳。

（2）眨眼 300 下，有助于清洁眼睛，同时达到按摩效果。

（3）抹眼睑：微闭双眼，用两中指指腹分别横置于两眼上眼睑，无名指分别横置于下眼睑，由内向外轻抹至眼角处 20 次，再由内向外轻揉眼睑 20 次。

4. 调摄养护

1）食疗药膳。

（1）枸杞菊花茶。

原料：枸杞 15 g，菊花 10 g。

制法：将枸杞、菊花用开水冲泡，代茶饮用。

功效：养阴生津、补益肝肾。适宜于肝肾阴亏、眼睛失养者。

（2）参枣汤。

原料：茶叶 3 g，党参 20 g，红枣 15 枚。

功效：补脾和胃，益气生津。适宜于疲劳时眼干者。

制法：将茶叶、党参、红枣用水煎服。药材洗净后先加水盖过药材浸泡 30 分钟，之后再倒入 2 000 mL 的水，水滚后转文火煮 20 分钟即可。

2）情志调摄。减轻环境和工作等因素所致的心理压力，注意劳逸相结合，避免情绪急躁。

3）起居调摄。

（1）按时作息，尽量避免熬夜。睡觉时尽量不要开灯，有睑闭不全者在眼部要盖上湿巾或湿纱块，以避免泪腺分泌的泪液水分蒸发。

（2）坚持规律的运动，保持健康体魄，预防感冒，避免鼻泪管堵塞。

（3）适时做眼部保健操，眼部湿敷、蒸汽浴，避免眼肌长时间处于一定的痉挛状态。

（4）久视伤血，日常生活中看书、用电脑、看电视等时间不宜过久，长时间使用电脑者应注意适时调节用眼，避免长时间观看电视。

（5）电焊、气焊操作人员应注意戴好防护眼镜，一般人员尽量避免直视电焊、气焊弧光。

（6）运动健身，因人、因时循序渐进，以放松项目为主（如瑜伽、气功、太极拳等），或娱乐保健（如欣赏音乐、做健美操等）。

十二、咽干

咽干是指咽部有干燥感，或自觉咽干灼热、发痒不适、微胀微痛，此症状持续发生，并应排除各种疾病（如上呼吸道感染、鼻炎、各种咽炎等）导致的咽干。在亚健康状态的人群中，阴虚质者、湿热质者和血瘀质者较易发生咽干，常在用嗓过度、气候突变、环境温度及湿度变化时加重，并出现其他症状，如咽异物感、咽痒、干燥、疼痛、刺激性干咳等。

1. 诊断要点

（1）以咽部干燥为几乎唯一不适感，其他不适感均为继发，包括咽痛、咽痒、咳痰黏稠、心烦、恶心等症状。

（2）上述咽部干燥情况持续 3 天以上。

（3）引起明显的苦恼，影响工作和学习，生活质量下降。

（4）应排除已诊断的咽炎症或引起咽干的全身性疾病，以及合并有心血管、肺、肝、肾、造血系统等严重原发性疾病和严重器质性疾病及精神疾病。

2. 辨证调治

（1）肺肾阴虚。

症状：咽部干痛不适，灼热感，异物感，或咽痒干咳，痰少而黏，症状朝轻暮重。检查见咽部肌膜暗红少津、微肿，喉底瘰疬高突，粒小紧束；或喉底肌膜干燥、萎缩变薄或苍白发亮。午后潮热，两颧潮红，虚烦失眠，大便干燥，腰膝酸软。舌质红少津，苔少或花剥，脉细数。

治法：滋阴降火，润燥利咽。

方药：养阴清肺汤加减。

（2）肺脾气虚。

症状：咽喉微干微痛，有异物梗阻感或痰黏着感，或易恶心作哕，或兼咽喉微痒而咳，上午症状偏重。检查见咽肌膜色淡，或有微肿，络脉清晰，或有滤泡增生，粒大扁平、色淡，甚则融合成片，咽后壁黏膜表面可附着黏白分泌物。面色不华或萎黄，倦怠乏力，纳差，小便清。舌淡或有齿痕，苔白，脉缓弱。

治法：益气健脾，升清利咽。

方药：补中益气汤加味。

（3）脾肾阳虚。

症状：咽部微干微痛不适，有异物感或梗阻感，不欲饮或欲热饮而不多，或兼咽喉微痒而咳。检查见咽部色淡，或有微肿，伴面色㿠白，伴面色晄白，腰膝酸软，肢凉畏冷，小便清长。舌质淡胖，边有齿痕，苔白润，脉沉缓弱。

治法：补益脾肾，温阳利咽。

方药：真武汤合附子理中丸加减。

（4）肺脾郁热。

症状：咽喉干燥，疼痛，异物感或痰黏着感，常"吭咯"或咳嗽有黏痰，易恶心作哕。检查见咽部黏膜肥厚、暗红，喉底瘰疬增生，颗粒肥大饱满，色暗红，喉底或有少许分泌物附着。口微渴，小便黄，大便偏结。舌质偏红，苔微黄，脉洪缓有力或略数。

治法：清解郁热，养阴利咽。

方药：清咽利膈汤加减。

（5）痰气互结。

症状：咽部有梗阻感或痰黏着感，咽干微痛或胀痛感。检查见咽部黏膜肥厚、暗红，喉底瘰疬增生，颗粒肥大饱满，色暗红，喉底或有少许分泌物附着。胸胁胀痛，喜嗳气，易恶心作哕。舌胖苔腻，脉弦滑。

治法：养阴利咽，化痰散结。

方药：贝母全瓜蒌散加减。

（6）气滞血瘀。

症状：久病咽部干燥不适，有微痛或刺痛感，检查见咽部肌膜肥厚、暗红，脉络扩张迂曲如网。口干，时欲漱水不欲咽。舌质暗滞或有瘀点，脉弦。

治法：活血化瘀，利咽止痛。

方药：会厌逐瘀汤加减。

3. 中医特色技术

1）推拿调治。

取穴：夹喉、天突、膻中、风池、风府、曲池、合谷。

操作：患者正坐，医者用右手拇指与示、中二指相对轻柔着力，拿推夹喉穴，自上而下往返拿推10～20分钟，再用一指禅手法推天突、膻中各2分钟，每周推拿3次，6次为一个疗程。

功效：疏通经络，养阴利咽。咽干者均可奏效。

2）针灸调治。

（1）普通针刺。

取穴：主穴取少商、尺泽、廉泉、天突、太溪、列缺，配穴取膻中、丰隆、照海、鱼际。

操作：选用0.35 mm×40 mm毫针，穴位常规消毒。少商、尺泽点刺出血。天突疾进徐出，先直刺5 mm，然后将针尖转向下方，紧靠胸骨后面刺入25 mm。膻中穴平刺13～25 mm，列缺向上斜刺13 mm，廉泉、太溪、丰隆、照海、鱼际直刺13～25分钟，施以平补平泻法，使针下得气即可，留针30分钟，其间行针12次。以上均每日1次，10次为1疗程。

功效：调和阴阳，扶正祛邪，疏通经络。

（2）灸法。

取穴：合谷、足三里、肺俞、肾俞、关元、命门、脾俞等。

操作：悬灸或隔姜灸，每次选2～3穴，每穴20分钟，10次为1个疗程。

功效：温肾健脾，散寒。适用于脾肾阳虚者。

（3）穴位敷药。

取穴：主穴取廉泉、人迎、水突、太溪、照海。配穴：痰多加天突，脾肾阳虚加足三里、阴交，阴虚火旺加涌泉。

药方：斑蝥、白芥子按1∶2配合，研成细末备用。

操作：取适量药粉用食醋拌湿，揉成黄豆大药丸，安放在穴位上，用胶布粘贴，3～4小时后取下，贴药部分渐见水泡，约12小时后用消毒针头刺破水泡，3～4天后结痂，每周1次，3次为1个疗程。

功效：温经通络，调和阴阳。

（4）刺血法。

操作：点刺玉液、金津，隔日1次。天突穴常规消毒，用三棱针点刺，再用火罐拔出1～3 mL血液，用干棉球擦掉血迹。然后针刺太溪穴，进针约1寸，平补平泻，行针

30 分钟，隔日 1 次，10 次为 1 疗程。

功效：活血化瘀，清利咽喉。主要适用于肺肾阴虚、痰气互结、气滞血瘀等引起的咽干者。

4. 调摄养护

1）食疗药膳。

（1）罗汉果茶。

原料：罗汉果 1 个。

制法：将罗汉果切碎，用沸水冲泡 10 分钟后，不拘时饮服。每日 1～2 次。

功效：清肺化痰，止渴润喉。适宜于肺热有痰之有咽干症状者。

（2）二绿女贞茶。

原料：绿萼梅、绿茶、橘红各 3 g，女贞子 6 g。

制法：先将女贞子捣碎后，与前三味共入杯内，以沸水冲泡即可。每日 1 剂，不拘时饮服。

功效：养阴利咽，行气化痰。适宜于阴虚有痰之有咽干症状者。

2）情志调摄。

应在日常生活中保持平和的心态，情绪舒畅。可根据个人爱好，选择弹琴、下棋、练书法、绘画、听音乐、阅读、旅游、种植花草等放松心情。

3）起居调摄。

（1）注意口腔卫生，坚持早晚刷牙及饭后漱口。当咽喉感觉有轻微不适时，可用盐汤做晨间漱口剂。还需要纠正张口呼吸的不良习惯。

（2）改善工作和生活环境，避免粉尘及有害气体的刺激。保持室内合适的温度和湿度，空气新鲜。还可以使用空气加湿器，调节空气湿度，减少干燥。

（3）加强身体锻炼，增强体质，预防呼吸道感染。运动量要因人、因时而定，循序渐进。

十三、小便频数

小便频数是指小便次数明显增加，甚则一日达数十次，而无尿急及尿痛的症状。正常人小便次数为白天 4～5 次，夜间 1～2 次，次数增多与精神因素、天气寒冷、饮水量多和汗出量少有关，分析病症，应排除这些因素的影响。此处所讨论内容仅指次数增多，不包括各种疾病（如高血压、糖尿病、前列腺增生、慢性肾小球肾炎、肾盂肾炎等）引起的夜尿增多。若仅见夜间小便增多，为夜间多尿，多与失眠、腰痛伴见，故附加讨论。

1. 诊断要点

（1）小便频数系指以小便次数明显增多，甚至一日数十溲为主要临床表现的一种病症。

（2）严重干扰日常生活与工作，影响生活质量和身心健康，给生活带来不便，导致工作、教育、社会或个人日常活动水平较前有明显的下降。

（3）应排除引起夜尿增多的各种疾病，如泌尿系统疾病、内分泌及代谢性疾病、心血管系统疾病，还应排除药物（如利尿药）所致的尿频。

2. 辨证调治

（1）膀胱湿热。

症状：小便频数，解尿时尿道有热感，尿色黄赤，混浊；小腹胀满，大便秘结，口苦口干，见发热，恶寒。舌质红，苔黄腻，脉濡数。

治法：清利湿热。

方药：八正散加减。

（2）阴虚内热。

症状：小便频数，短而色黄，口干咽燥，伴有眩晕耳鸣，颧红唇赤，虚烦不寐，腰酸膝软，骨蒸劳热，五心烦热，盗汗，大便秘结。舌红，苔少，脉象细数。

治法：养阴清热。

方药：知柏地黄丸加减。

（3）肾气不固。

症状：小便频数而清长，尿后余沥，或夜尿增多，神疲体倦，或兼尿遗失禁，伴面色㿠白，头晕耳鸣，气短喘逆，腰膝无力，四肢不温，舌淡胖，或伴阳痿，性欲淡漠。舌淡苔薄白，脉沉细弱。

治法：补肾气，温肾阳。

方药：右归丸加减。

（4）肺脾气虚。

症状：尿频清长，气短乏力，或伴尿遗失禁，兼见唇淡白，咳吐涎沫，食少便溏，脘腹重坠，语声低怯，头眩气短，形寒神疲，纳减便溏，嗜卧自汗。舌淡，苔白，脉象虚弱。

治法：补中益气，缩尿举陷。

方药：保元汤合补中益气汤加减。

3. 中医特色技术

1）针刺调治。

取穴：肾俞、膀胱俞、关元、气海、三阴交、足三里、命门。

方法：留针30分钟，隔日针1次，10次为1个疗程。

2）艾灸调治。

取穴：肾俞、膀胱俞、关元、命门。

方法：可选艾炷灸、艾炷隔姜灸、艾条灸及温针灸等。

3）按摩调治。

（1）按揉丹田：仰卧，双手重叠按于丹田，左右旋转按揉各30次。用力不可过猛，速度不宜过快。

（2）指压法：取中极穴、阴陵泉穴、三阴交穴，各穴用手指掐按几分钟，早、晚各1次。

（3）揉按会阴穴：仰卧屈膝取穴，两手掌搓热后，用示指轻轻按摩会阴穴20次，早、晚各 1 次。

（4）搓脚心：两手掌搓热后，以右手掌搓左脚心，再以左手掌搓右脚心 50 次，早、中、晚各做 3 次。

4. 调摄养护

1）生活起居调摄。避免憋尿，晚饭后、夜间要少喝水，注意保持大便通畅；睡前尽量少饮水，并排空残尿。

2）饮食调摄。饮食宜清淡，少食辛辣、肥甘厚味之品，可多食平补或温补之品进行调理，如山药、黄芪、杜仲、肉苁蓉、狗脊、核桃仁、肉桂、杏仁、黄鳝、冬瓜、西瓜等。

3）食疗。

（1）苁蓉羊肉粥。

原料：肉苁蓉 10～15 g，精羊肉 60 g，粳米 60 g，葱白 2 茎，生姜 3 片，盐少许。

制法：分别将肉苁蓉、羊肉洗净，切细，先煎苁蓉取汁，去渣，入羊肉、粳米同煮，待数沸后，加入调味品同稀粥食用。

功效：补阳气，益精血。适宜于尿频属肾气不固者。

（2）参芪冬瓜汤。

原料：党参 15 g，黄芪 20 g，冬瓜 50 g，味精、香油、盐适量。

制法：将党参、黄芪置于砂锅内加水煎 15 分钟，去渣留汁，趁热加入冬瓜至熟，再加调料即成，佐餐用。

功效：健脾益气，升阳摄水。适宜于尿频、肺脾气虚者。可加黄芩、黄连清热燥湿。

十四、便秘

便秘是指粪便在结肠、直肠停留过久，致粪便干燥坚硬，排便周期延长，每 2～3 天或更长时间排便 1 次，或无规律，或大便干燥，常伴有排便困难感，或排便不尽感。便秘是常见的亚健康状态之一，部分患者常年排便困难，不用药不排便，严重影响患者的生活质量，需要积极防治。

1. 诊断要点

（1）以排便不畅为几乎唯一不适感，其他不适感均为继发，包括腹痛、腹胀、消化不良、食欲不振、乏力、头晕等。

（2）上述排便不畅情况连续发生 2 次以上，已引起便秘者苦恼，工作、学习效率下降，或生活质量下降。

（3）应排除已诊断的便秘症或其他肠道本身病变，如肠道肿瘤、息肉、炎症、结核、巨结肠、憩室病、吻合口狭窄等；垂体功能低下、中枢神经病变、脊神经病变、周围神经病变等；合并有心血管、肺、肝、肾和造血系统等严重原发性疾病和器质性疾病及精神疾病。

2．辨证调治

（1）阴虚便秘。

症状：阴津亏耗史，大便秘结难出或如羊屎状；头痛目眩，腰膝酸软，形体消瘦，颧红。舌红，脉细数。

治法：养阴生津，增液通便。

方药：增液汤加减。

（2）血虚便秘。

症状：大便秘结难出成如羊屎状；头晕目眩，面色无华，心悸怔忡，腰膝酸软。舌红，脉细数。

治法：养血润下，滋阴通便。

方药：养血润燥丸。

（3）气虚便秘。

症状：大便干结，或大便不实也排出无力；便后气短，汗出全身乏力，肢倦懒言，腹部柔软无硬块，面白神疲。舌淡，苔薄白，脉弱无力。

治法：补益脾肺，佐以润肠。

方药：补中益气汤。

（4）阳虚便秘。

症状：大便秘结，少腹冷感；喜热畏寒，腰膝冷重，夜尿频作，肢冷身凉，小便清长，面色青白。舌苔白润，六脉沉迟。

治法：温补脾肾，通润大便。

方药：济川煎加减。

（5）气滞便秘。

症状：大便数日不解，脘腹痞满胀痛，胸闷暖气，纳食不香，时有呕恶。舌苔白腻，脉弦。

治法：顺气行滞，降气通便。

方药：六磨汤加减。

（6）热结便秘。

症状：大便干结，小便短赤；面红心烦，腹胀腹痛，口干口臭。舌红，苔黄，脉沉实或滑数。

治法：泻热导滞，润肠通便。

方药：麻子仁丸。

3．中医特色技术

1）推拿调治。

（1）自我摩腹：仰卧，双腿屈曲，腹部放松，用手掌的大鱼际肌，顺着结肠走行方向，做环行按摩（右下腹→右上腹→左上腹→左下腹），按摩力由轻到重，以能忍受为度，同时做深呼吸。每日 2 次，每次 5 分钟，以刺激肠蠕动，增加小肠及大肠推进性节奏收缩，使大便易于排出。

（2）自我穴位推拿：养成定时排便的习惯，临厕时若无便意，就按压穴位。常取穴位为双侧迎香、合谷、神门；也可按压双下肢的太溪穴。双侧可同时按压或交替按压，直至激发出便意。

2）导引调治：五禽戏、八段锦、二十四式太极拳。

3）穴位敷贴调治。

操作：贴敷药物组成为三棱、莪术、大黄、冰片，按2:2:2:1比例研成粉末，加甘油调成膏状，制成大小约1.5 cm×1.5 cm、厚度约0.3 cm的药饼，敷于天枢、关元、气海穴，用胶布固定。每日1次，每次6～8小时，7次为1个疗程。

功效：穴位刺激和药物局部吸收双重作用。适用于冷秘、气虚便秘、阴虚便秘者。

4）耳压调治。

操作：主穴取便秘点、直肠下段；配穴取耳尖，放血，每穴按压1分钟，每日按压3～4次，双耳轮换治疗。每周治疗1次，3次为1个疗程。

功效：调理脾胃，扶正祛邪。适用于各种原因引起的便秘。

5）针灸调治。

操作：主穴取天枢、支沟、上巨虚。热结便秘加大肠俞、内庭、曲池，气滞便秘加太冲、阳陵泉，气虚便秘加肺俞、脾俞、足三里，血虚便秘加脾俞、足三里、膈俞，阴虚便秘加太溪、照海，阳虚便秘加肾俞、命门、神阙（灸）。每日1次，10次为1个疗程。

功效：疏通经络，调理脏腑。针对各种原因引起的便秘辨证取穴。

6）灌肠调治。

操作：灌入肥皂水约500 mL，温度为37～41 ℃，嘱患者左侧卧位，保留15分钟。或用开塞露挤入肛门排便。

功效：刺激肠蠕动，软化粪便，解除便秘，排出积气。适用于各类便秘。

4. 调摄养护

1）食疗药膳。

（1）橘红糕。

原料：鲜橘皮10 g。

制法：打碎成细粒后用糖浸渍，再加入面粉制成糕点。

功效：顺气行滞，降气通便。适用于食欲不振，消化不良，咳嗽痰多。

（2）豆蔻馒头。

原料：豆蔻仁6 g。

制法：撒入适量的面粉内，再蒸成馒头。

功效：健脾和胃。适用于腹胀，食欲不振。

（3）砂仁藕粉。

原料：砂仁5 g，三七2 g，藕粉30 g，白糖适量。

制法：将砂仁、三七研为细末，与藕粉、白糖拌匀即成。

功效：活血止痛。适用于胃胀痛，呕吐纳呆。

2）情志调摄。

精神调养对改善便秘非常重要，应在日常生活中保持平和的心态，情绪舒畅。可根据个人爱好，选择弹琴、下棋、练书法、绘画、听音乐、阅读、旅游、种植花草等放松心情；宜保持稳定乐观的心态，不可过度劳神。

3）起居调摄。

（1）养成每日晨起定时排便的良好习惯。每日排便 1 次，最好早晨定时蹲厕，排便时间以晨起后 1 小时为佳，排便时间不要过长，最好在 5 分钟内。排便时要集中精力，不要看书、看报。

（2）进行适当的体育锻炼。根据自身情况制订锻炼计划，如打乒乓球、羽毛球。经常锻炼腹肌和做深呼吸锻炼膈肌，以增加辅助排便的力量。

4）饮食调摄。

（1）要多饮水，每晚睡前喝蜂蜜水可以清洗肠胃。每日晨起口服淡盐水，以利排便。无胃肠道疾病的人可用米醋 2 勺加蜂蜜 2 勺，再加 5 倍的温水调匀，餐后饮用。

（2）少喝酒，少饮用咖啡和浓茶等以减少对肠道的刺激。

（3）多吃水果，含膳食纤维较多的水果在改善便秘上效果好，如猕猴桃、西瓜、香蕉、柚子、橙子、大枣、桑葚等。

（4）可多食用膳食纤维含量高的食物，粗制的五谷杂粮、蔬菜（如山芋、萝卜、洋葱、蒜苗等），这类食物同时也富含 B 族维生素，可预防便秘。另外，红薯、玉米、燕麦、荞麦等粗粮含有丰富的膳食纤维，也有防治便秘的功效。

（5）易有便秘症状的人还可补充油脂类食物，炒菜时可多放点植物油（如花生油、核桃油、芝麻油、菜籽油等），每日总量可达到 100 g。

十五、便溏

便溏是指经常出现大便稀溏、大便不成形，甚则为水样、黏液样大便，无脓血，或便次增多，便稀便秘交替，可伴有腹痛、食欲不振、燥热多汗、头痛头晕等，是临床中气虚、阳虚、痰湿体质偏颇严重时易出现的亚健康状态。

1. 诊断要点

（1）以便稀为主要症状，大便可溏薄，可有腹胀腹痛，或便后腹胀、腹痛缓解，持续 2 个月以上。

（2）引起焦虑、恐惧等多种症状，一般不影响睡眠。

（3）应排除已诊断为腹泻的疾病，如急慢性肠炎、小肠大部分切除术后、小肠乳糖酶缺乏症、溃疡性结肠炎、感染性腹泻、急性食物中毒等。

2. 辨证调治

（1）气虚。

症状：大便时溏时泻，完谷不化，食少脘胀；面萎黄，肢倦乏力，形体消瘦。舌淡，脉细弱。

治法：健脾益胃。

方药：参苓白术散加减。

（2）阳虚。

症状：黎明之前腹痛，肠鸣腹泻，泻后则安；形寒肢冷，腰腿酸软。舌淡，脉沉细。

治法：温肾健脾，固涩止泻。

方药：四神丸加减。

（3）湿热。

症状：腹痛即泻，泻下急迫，势如水注，肛门灼热；身热口渴，胸闷烦热，尿短黄。舌红，苔黄腻，脉濡数。

治法：清热利湿。

方药：葛根芩连汤加减。

（4）气滞。

症状：便稀发作与情绪有关，脘胁胀闷，腹痛即泻，泻后痛减，嗳气食少，腹痛肠鸣。舌苔薄白，脉弦细。

治法：抑肝扶脾。

方药：痛泻要方加减。

（5）食滞。

症状：腹痛肠鸣，泻下粪便臭如败卵，嗳腐酸臭，不思饮食。舌苔厚腻，脉滑。

治法：消食导滞。

方药：保和丸加减。

3. 中医特色技术

1）推拿调治。

（1）腹部操作：用一指禅推法推中脘、天枢、关元、气海，每穴约2分钟；用指按揉中脘、天枢、神阙、关元、气海，每穴约2分钟；用掌摩法摩腹，约6分钟。

（2）背腰部操作：用一指禅推法推脾俞、胃俞、肾俞、大肠俞，每穴约2分钟；用拇指按揉脾俞、胃俞、肾俞、大肠俞，每穴约2分钟，以酸胀为度；用擦法横擦八髎，以透热为度。

（3）下肢部操作：用拇指按揉两侧足三里、上巨虚、下巨虚，每穴约1分钟，以酸胀为度。

2）导引调治：八段锦，二十四式太极拳。

3）温针隔姜灸调治。

取穴：双侧足三里、脾俞、肾俞、中脘。

功效：驱寒温阳，行气活血。尤其适用于寒湿证和脾虚证引起的便溏。

4）针刺四缝穴配合捏脊调治。

功效：消食导滞，祛痰化积，调整阴阳，改善脏腑功能。适用于湿热证、伤食证和肝郁证之便溏。

4. 调摄养护

1）食疗药膳。

（1）薯蓣干姜粥。

原料：干姜10 g，山药60 g，白糖少量。

制法：将干姜、山药轧细过筛，加水调糊置炉上，用筷子搅动，成粥，加少量白糖，服用。

功效：健脾温阳。适宜于脾阳亏虚之便稀者。

（2）四神补阳粥。

原料：补骨脂 10 g，五味子 6 g，肉豆蔻 2 枚，干姜 10 g，粳米 100 g，大枣 6 枚。

制法：取补骨脂、五味子、肉豆蔻（用面麸盖煨去油入药）、干姜，加水适量，煎汤，取清汁，加粳米、大枣共煮粥，粥熟食之。

功效：温补脾肾。适宜于脾肾亏虚之便稀者。

（3）山药薏苡仁粥。

原料：糯米 30 g，山药 30 g，薏苡仁 15 g，红糖少许。

制法：取糯米、山药、薏苡仁共煮粥，粥将熟时加砂糖少许，稍煮即可服用。

功效：健脾利湿。适宜于脾虚湿盛之便稀者。

2）情志调摄。心理负担重者，可进行心理辅导，寻求心理支持，缓解心理痛苦，帮助减轻精神紧张、焦虑、恐惧、愤怒、抑郁等，必要时给予适量的镇静药，如安定等。

3）起居调摄。

（1）培养好的生活习惯，按时作息，使机体生物钟规律，有助于胃肠功能协调。

（2）注意季节、气候骤变情况，随时增加衣服，避免受凉。

（3）避免滥用抗生素、糖皮质激素。

十六、经前乳胀

经前乳胀，顾名思义就是在月经前发生的乳胀，有乳房作胀、疼痛，乳胀兼有结块及乳胀结块兼有灼热感等表现。经前乳胀的特征是感觉胸胁闷胀、乳部作胀、小腹饱胀，往往自感有气膨胀于胸腹，胀甚则疼痛。本症以青春期或育龄期妇女多见，其发生率不断上升，影响工作和生活。中医认为其发生初期主要责之于肝郁气滞，日久可致瘀血、痰湿内生，气滞痰瘀搏结日久则易见结块等病变。

1. 诊断要点

（1）乳房胀痛伴随月经周期而发，为本症判断依据。一般发生在临经前 2～7 天，或在经后半个月左右即发生乳胀，有少数人群从排卵后（在下次月经来潮前 2 周左右，即经前 12～16 天时的排卵期）开始乳胀，以经前 2～3 天达高峰，月经来潮后 1～2 天才消失。

（2）以乳胀为主要表现，经前乳房作胀、疼痛，可兼有灼热感，或胸胁闷胀，或精神抑郁、时时叹息，或烦躁易怒，或小腹胀痛等症状。

（3）上述症状可引起明显的苦恼，并不同程度地影响工作和生活。

（4）应除外由于其他乳房疾病引起的经前乳胀，如急性、慢性乳腺炎，乳腺增生，乳腺癌等。

2．辨证调治

（1）肝气郁结。

症状：经前乳房胀痛，胸胁胀闷，情志抑郁，嗳气不舒，或烦躁易怒，或经前少腹胀痛，经血排出不畅，或夹有细小血块。舌正常或暗色，苔薄白或微黄，脉弦。

治法：疏肝解郁，理气散结。

方药：逍遥散加减。

（2）肝肾阴虚。

症状：经前或经行两乳房作胀，或乳头痒痛，两目干涩，腰膝酸软，头晕耳鸣，咽干口燥，手足心热，月经量少。舌体瘦小而红，苔少，脉细数。

治法：滋养肝肾，活络止痛。

方药：一贯煎加减。

（3）胃虚痰滞。

症状：经前或经期乳房胀痛或乳头痒痛，痛甚不可触衣，胸闷痰多，食少纳呆；平素带下量多，色白稠黏，月经量少，色淡。舌淡胖，苔白腻，脉缓滑。

治法：健胃祛痰，活血止痛。

方药：四物汤和二陈汤加减。

（4）血虚肝郁。

症状：经前、经期乳房作胀，头晕目涩，月经量少，色红或淡红，质薄；肌肤不润，面色萎黄，唇舌色淡。苔薄白，脉细弦。

治法：养血柔肝，活络止痛。

方药：血舒肝煎。

3．中医特色技术

（1）推拿调治。

操作：患者俯卧，施术者站于其旁，用手掌揉腰背部肝俞、脾俞、肾俞数次，揉拿双下肢后侧，按压承山穴。然后，患者仰卧，施术者用手掌根部在腹部做左右方向的推揉数次，并用一手指按压中脘，另一手指按压关元，两手配合，一起一伏，交替按压数次，动作要缓慢，用力达于深层。患者亦可自己按摩胸腹部20～30次。以拇指或示指指腹按压膻中穴、乳根穴、膺窗穴各约5秒后松开，再按压为1次，连续按10次为1回。

功效：疏肝理气，通经活络。适用于各种证型。

（2）导引调治、八段锦、二十四式太极拳。

（3）针灸调治。

取穴：肝俞、太冲、中脘、乳根。

功效：疏肝和胃，理气止痛。适用于各种证型。

4．调摄养护

1）食疗药膳。

（1）陈皮茯苓丸。

原料：陈皮10 g，茯苓粉20 g，糯米粉300 g，白糖100 g，红糖100 g。

制法：将洗净的陈皮切碎后，与茯苓粉、糯米粉、红糖、白糖同放入盆中，加清水适量，充分搅拌均匀，倒入浅方盘中，用大火隔水蒸熟，取下冷却后切成小块即可食用。

功效：舒肝解郁，理气止痛。适宜于经前期乳房胀痛，胸胁胀闷，时叹息，易发怒者。

（2）玫瑰金橘饮。

原料：玫瑰花 6 g，金橘饼半块。

制法：先将玫瑰花从花蒂处取散成瓣，洗净晾干。与切碎的金橘饼同放有盖杯中，用刚煮沸的水冲泡，拧紧杯盖，焖放 15 分钟即成。当茶频频饮用，一般可冲泡 3~5 次，当日饮完，玫瑰花瓣、金橘饼也可一并嚼服。隔日泡服 1 剂，经前连服 7 天。

功效：理气解郁。适宜于经前期乳房胀痛，郁郁寡欢者。

2）情志调摄。

加强对经前乳胀者的心理调理，逐步消除其心理上的抑郁情绪至关重要。月经期因冲任气血的变化，常表现出情绪的异常，如激动、易怒、烦躁，这种异常的情绪反过来又影响气血的运行，从而诱发或加重多种月经病。因此，女性在月经期应保持心情愉快，避免七情过激。生活中难免产生不良情绪，关键是善于控制和调节。

3）起居调摄。

（1）生活起居要有规律，适当参加运动，劳逸结合。

（2）保持挺胸收腹的良好姿势，合理选择和使用乳罩，尽量不要束胸或穿紧身衣。

（3）平时可以适当进行乳房的自我按摩，以改善局部血液循环。轻轻按摩乳房，可使过量的体液再回到淋巴系统。按摩时，先将肥皂液涂在乳房上，沿着乳房表面旋转手指，成约一个硬币大小的圆。然后用手将乳房压入再弹起，这对防止乳房不适症有极大的好处。

十七、食欲不振

食欲不振是指食欲不佳，不想进食，甚至看见食物就感到饱胀，伴腹中不适的症状，可见脘腹疼痛、胸闷、口苦、恶心、呕吐、腹泻等。凡因先天禀赋不足，胃气虚弱，或因饮食不节（不洁），胃肠伤损，或因时病杂病伤损脾胃，或因老年胃气虚弱等，皆能致胃失和降、胃气虚弱、气机不畅，而致食欲减退、纳食减少，久则可因化源不足，形体失充，脏腑失养，而变生诸证。

1. 诊断要点

（1）以不思饮食为几乎唯一不适感，其他不适感均为继发，包括腹胀、消化不良、乏力、精神疲惫、头晕等。

（2）上述情况持续发生不超过 1 个月。

（3）已引起个体明显的苦恼，工作、学习效率下降，或生活质量下降。

（4）不为任何一种躯体疾病或消化系统疾病的一部分。应排除已诊断为厌食症患者或其他胃肠道本身的病变（如各种胃炎、胃溃疡、胃下垂、肝炎、肝癌、肠炎等）、全身性疾病所致食欲不振者，以及合并有心血管、肺、肝、肾和造血系统等严重原发性疾病和器质性疾病及精神病患者。

2. 辨证调治

（1）食积伤胃。

症状：多因饮食不节，反复暴饮暴食引起。不思饮食，恶心欲吐，食则乏味，甚者可厌食拒食，脘腹胀满，口出秽腐气，或嗳腐泛酸，腹胀气窜，矢气较多，其味腐臭，大便腐秽，滞而不爽。舌质暗红，舌苔腐腻，脉象滑数。

治法：消食导滞，和胃降逆。

方药：保和丸加减。

（2）湿热伤胃。

症状：食欲减退，不思饮食，纳食减少，恶闻油腻味；兼见口腻不爽，口苦，脘腹痞满，身倦乏力，小便黄热混浊，大便滞而不爽。舌质红，舌苔黄腻，脉象滑数。

治法：消食导滞，和胃降逆。

方药：三仁汤加减。

（3）胃阴虚损。

症状：不思饮食，或饥不欲食，晨间时有恶心，甚则厌闻食味，温凉难适，甚则饮食难进，食入即吐；兼见形体消瘦，唇瘦红赤，口燥咽干，午后潮热，小便黄热短少，大便结燥。舌质瘦红或嫩红，舌苔剥脱，脉象虚细面数。

治法：生津益胃，扶脾调中。

方药：益胃汤加减。

（4）胃气虚弱。

症状：病程较久，不思饮食，食后脘腹虚胀，劳累后尤为明显，面色淡而萎黄，精神困倦，气短乏力，大便不实，或见便溏。舌质淡嫩，脉象虚弱。

治法：补气益胃，扶脾调中。

方药：香砂六君子汤加减。

（5）肝胃失和。

症状：不思饮食，食则量少，情志不畅时尤为明显。默默不欲食，食则难以下吞；兼见情志抑郁，忧思愁苦，脘胁胀满，气窜走痛，或嗳气泛酸，小便时黄，大便滞而不爽。舌质边尖红赤，舌苔薄黄或黄腻，脉象细弦。

治法：疏肝利胆，调中和胃。

方药：逍遥散加减。

3. 中医特色技术

1）推拿调治。

（1）捏脊疗法。俯卧床上，四肢放平。捏脊前术者先在背部轻轻按摩几遍，使肌肉放松。然后用双手拇、示指做捏物状手形，自尾骨端开始，把皮肤捏起，沿脊柱交替向前捏捻。每向前捏捻 3 下，用力向上提捏 1 下，直到颈后高骨突出处。每次捏脊 3~5 遍，每日 1 次，1 周即可见效。

（2）腹部按摩。平躺，以肚脐为中心，用双手从两侧抱住腹部，手指施加力量揉捏腹部，反复做 3~5 分钟；用手指在肚脐左右和下面，以直径约 10 cm 的圆周为范围，绕圈式按摩，接着揉捏上腹部的左右。最后用手掌以直径 20 cm 的圆周为范围，缓缓按摩整个上腹部，进行 1~2 分钟。

2）贴脐调治。豆蔻仁、神曲、麦芽、山楂、高良姜、陈皮各等份，共压细粉，用凡士林调成膏状备用。每次取莲子大药膏置于一块 4 cm×4 cm 橡皮膏中央，药膏对准脐心贴敷，四周粘牢。每次敷 8~12 小时，每日 1 次，10 天为 1 个疗程。

3）药浴调治。

槟榔橘皮液的调治方法。

原料：槟榔 40 g，高良姜 20 g，陈皮 30 g，土茯苓 30 g。

制法：将上述四药切碎，加水煎煮滤去药渣，待药液温热后洗浴，每晚 1 次，每次 20 分钟。

4）针灸调治。

（1）耳穴疗法。

耳穴压丸法：先行全耳保健按摩，至两耳发热，再用示指尖在耳甲艇、耳轮廓周围来回按摩，每次按摩 5 分钟左右，每日按摩 2~3 次。

（2）灸法。

取穴：三阴交、脾俞、胃俞、足三里、章门、中脘、天枢。

方法：每隔 1~2 日灸治 1 次，10 次为 1 个疗程，疗程之间可休息 5~7 日，每季度灸 1~2 个疗程。诸穴均可采用温和灸或雀啄灸、隔姜灸。

4. 调摄养护

1）调理原则。调摄养护主要是去除影响食欲的因素，合理膳食，调畅情志，养成良好的生活习惯，改善消化系统功能。应注重干预对象个体的体质类型等因素，辨证调理。

2）调理方法。

（1）确定原因：确定或检查引起饮食减少的身体原因，并予针对性处理。

（2）乐观向上，不宜悲伤忧郁。平时保持精神愉快乐观，进食前更应注意避免不良的精神刺激。良好的情绪、乐观向上的心态能促进胃液的分泌，有助于消化。

（3）培养好的饮食习惯。色、香、味、形和营养巧搭，及时调整膳食结构，注意多食用含锌的食物。动物性食品是锌的主要来源，牛，羊、猪肉含锌丰富，鱼肉及其他海产品中均含锌。避免过多食用对胃黏膜有损伤的食物，如油炸食品，辣椒，芥末，浓茶，浓咖啡，酒及过热、过甜的食物；要养成细嚼慢咽的习惯，以增加唾液分泌，从而有助消化，增加食欲。

（4）养成良好的生活习惯：尽量不抽烟、不酗酒，因为烟酒均可影响人的味觉。但饭前适当饮少许红葡萄酒对促进食欲有帮助。合理安排生活作息时间，三餐要有规律，同时注意保暖。

3）饮食调摄。饮食定时定量，营养均衡。可选用健脾益胃一类的食疗验方。

4）食疗药膳。

（1）脾胃虚弱——山楂养胃丸。

原料：生山楂、山药各 250 g，白糖 100 g。

制法：将鲜山楂、山药晒干研末，与白糖混匀后炼蜜为丸，每丸重 15 g，每次 1 丸，每日服 3 次，温开水送服。

（2）胃阴亏虚——养胃汁。

原料：西瓜、西红柿各适量。

制法：西瓜取瓤去籽，用洁净纱布绞挤取液；西红柿用沸水冲烫剥皮，也同样取液。混合，随时饮用。

（3）脾虚湿盛。

原料：陈皮各 6 g，薏苡仁 15 g。

制法：将两味洗净切片，一同煮成汤，每日饮汤 1 次。

第三节　常见病前状态的中医辨治思路

一、慢性疲劳综合征

1. 判断依据

（1）不明原因、非劳累出现的持续性或经常性疲劳症状且持续时间超过半年，休息后不能缓解。

（2）同时具备以下症状中的 4 项：①注意力、记忆力下降；②不明原因的咽痛；③淋巴结肿大或有压痛；④不明原因的肌肉酸痛；⑤全身多处关节非红肿性疼痛；⑥新发头痛；⑦睡眠后疲劳不能缓解或睡眠难以持续；⑧疲劳后的不适感超过 24 小时仍不能消除。

（3）排除引起疲劳的原发性或器质性疾病。

2. 调治方法

（1）肝郁脾虚。

症状：神疲乏力，四肢倦怠，不耐劳作，头部及周身酸痛不适，郁郁寡欢，悲伤欲哭，或急躁易怒，情绪不宁，注意力不能集中，记忆力减退，胸胁满闷，喜出长气，头晕，低热，睡眠不实，纳食不香，腹部胀满，大便溏软或干稀不调，月经不调。舌胖，苔白，脉弦缓无力等。

病机析要：肝郁脾虚，气血不足，则神疲乏力，四肢倦怠，不耐劳作，头部及周身酸痛不适，气血不足，无以养神，则郁郁寡欢，悲伤欲哭，或急躁易怒，情绪不宁，注意力不能集中，记忆力减退，胸胁满闷，喜出长气；脾虚运化功能下降，则纳食不香，腹部胀满，大便溏软或干稀不调；肝血不足，则月经不调。

治法：健脾益气，调肝解郁。

方药：逍遥散加减。常用柴胡、茯苓、当归、白芍、白术、薄荷、生姜、郁金、川楝子、厚朴、枳壳、甘草等。

（2）心脾两虚。

症状：精神疲倦，四肢无力，劳则加重，神情忧郁，不耐思虑，思维混乱，注意力不能集中，心悸健忘，胸闷气短，多梦易醒，食欲不振，头晕头痛，身痛肢麻，面色不华。舌质淡，脉细弱等。

病机析要：心血不足，血不养心，神不入舍，故精神疲倦，四肢无力，劳则加重，神情忧郁，不耐思虑，思维混乱，注意力不能集中，心悸健忘，胸闷气短，多梦易醒；脾虚失健，则食少、腹胀、便溏；气血失于濡养则神疲、面色少华、头晕目眩、四肢倦怠。

治法：益气补血，健脾养心。

方药：八珍汤加减。常用党参、茯苓、白术、甘草、川芎、当归、白芍、生地黄等。

（3）脾肾阳虚。

症状：精神萎靡，面色苍白，肢软无力，腰膝冷痛，困倦嗜睡，懒言易汗，畏寒肢冷，食少便溏，或遗精阳痿，性欲减退。舌质淡胖有齿痕，苔白，脉沉迟无力等。

病机析要：脾肾阳虚，气血不足，温煦功能下降，则精神萎靡，面色苍白，肢软无力，腰膝冷痛，困倦嗜睡，懒言易汗，畏寒肢冷，食少便溏，或遗精阳痿，性欲减退。

治法：温中健脾，益肾壮阳。

方药：右归丸加减。常用熟地黄、制附子、肉桂、山药、白术、山茱萸、菟丝子、鹿角胶、枸杞子、当归、杜仲、炙甘草等。

（4）肝肾阴虚。

症状：形体虚弱，神疲无力，腰膝足跟酸痛，潮热盗汗，头晕头痛，耳鸣眼涩，心烦易怒，失眠健忘，口干咽痛，午后颧红，大便干结，遗精早泄，月经不调。舌红，少苔或无苔，脉弦细数等。

病机析要：肝肾阴虚，阴血不足，则形体虚弱，神疲无力，腰膝足跟酸痛；阴虚火旺，虚火上沿，则潮热盗汗，头晕头痛，耳鸣眼涩，心烦易怒，失眠健忘，口干咽痛，午后颧红；肝肾阴虚，阴液不足，则大便干结，遗精早泄，月经不调。

治法：补益肝肾，滋阴清热。

方药：知柏地黄汤加减。常用熟地黄、山茱萸、山药、泽泻、茯苓、牡丹皮、知母、黄柏、龟板、鳖甲、枸杞子等。

3. 预防调护

适当进行有氧训练，根据个人特性、工作环境和生活习惯选择，如快走、慢跑、骑车、打太极、牵引等；避风寒，适寒温，尽量减少伤风感冒；调饮食，戒烟酒，少食辛辣厚味生冷不洁之物；慎起居，适劳逸，松弛有道，适当节制房事；舒情志，少烦忧，积极的心理疏导有利于身体的康复。

二、睡眠障碍前期

1. 判断依据

（1）临床表现为偶有入睡困难，或者睡眠维持困难，睡眠中会觉醒难以再睡，或者早醒。

（2）症状每周发生3次以下，持续时间不足3个月，不会给患者带来痛苦或者造成困扰，白天社会功能轻度受损，包括学习、职业、人际交往等。

（3）排除其他疾病、其他睡眠障碍、神经障碍及药物或其他物质导致的睡眠问题。

2. 调治方法

（1）心脾两虚。

症状：不易入睡，多梦易醒，心悸健忘，神疲食少，伴头晕目眩，四肢倦怠，腹胀便溏，面色少华。舌淡苔薄，脉细无力。

病机析要：心血不足，血不养心，神不入舍，故不易入睡，多梦易醒，心悸健忘；脾虚失健，则食少，腹胀，便溏；气血失于濡养则神疲，面色少华，头晕目眩，四肢倦怠。

治法：补益心脾，养血安神。

方药：归脾汤。常用人参、白术、甘草益气健脾，当归、黄芪补气生血，远志、酸枣仁、茯神、龙眼肉补心益脾安神，木香行气舒脾。

（2）心肾不交。

症状：心烦不寐，入睡困难，心悸多梦，伴头晕耳鸣，腰膝酸软，潮热盗汗，五心烦热，咽干少津，男子遗精，女子月经不调。舌红，少苔，脉细数。

病机析要：肾阴不足，不能上济于心，心火独旺，故心烦不寐，心悸多梦；肾精亏耗，髓海失养，则腰膝酸软，头晕耳鸣；肾虚精关不固，则男子遗精，女子月经不调；潮热盗汗，五心烦热，咽干少津，均为心肾不交、阴虚火旺之象。

治法：滋阴降火，交通心肾。

方药：六味地黄丸合交泰丸常用熟地黄、山茱萸、山药滋补肝肾，填精益髓；泽泻、茯苓、牡丹皮健脾渗湿；黄连清心降火；肉桂引火归元。

（3）心胆气虚。

症状：虚烦不寐，触事易惊，终日惕惕，胆怯心悸，伴气短自汗，倦怠乏力。舌淡，脉弦细。

病机析要：心胆气虚，神不内守，心虚则神无所主，胆虚则善惊易恐，故虚烦不寐，胆怯心悸；决断无权，则触事易惊，终日惕惕；气短自汗，倦怠乏力。

治法：益气镇惊，安神定志。

方药：安神定志丸合酸枣仁汤常用人参、茯苓、甘草益心胆之气；茯神、远志、龙齿、石菖蒲化痰宁心，镇惊安神。

3. 预防调护

应重视精神调摄和讲究睡眠卫生，积极进行心理情志调整，克服过度紧张、兴奋、焦虑、抑郁、惊恐、愤怒等不良情绪，做到喜怒有节，保持精神舒畅。睡眠卫生方面，首先帮助患者养成有规律的作息习惯。从事适当的体力活动或体育健身活动，增强体质。晚餐要清淡，不宜过饱，忌浓茶、咖啡及吸烟。睡前避免从事紧张和兴奋的活动，定时就寝。另外，要注意睡眠环境的安宁，并努力减少噪音，去除各种可能影响睡眠的外在因素。

三、胃肠道功能紊乱

1. 判断依据

（1）初起呕吐量多，吐出物多有酸腐气味，久病呕吐，时作时止，吐出物不多，酸臭气味不甚。

（2）新病邪实多见，呕吐频频，常伴有恶寒、发热、脉实有力。久病正虚，呕吐无力，常伴精神萎靡、倦怠乏力、面色萎黄、脉弱无力等。

（3）常有饮食不节、过食生冷、恼怒气郁，或久病不愈等病史。

2. 调治方法

（1）外邪犯胃。

症状：突然呕吐，胸脘满闷，发热恶寒，头身疼痛。舌苔白腻，脉濡缓。或有外感、寒、湿邪史。

病机析要：外邪犯胃，胃失和降，浊气夹食上逆则呕吐，胸脘满闷；外邪犯表，营卫不和，故发热恶寒，头身疼痛。

治法：疏邪解表，化浊和中。

方药：藿香正气散。常用藿香、紫苏、白芷芳香化浊，散寒疏表；大腹皮、厚朴理气除满；半夏、陈皮和胃降逆止呕；白术、茯苓、甘草化湿健脾；生姜温中和胃止呕。

（2）食积内停。

症状：饮食失调，呕吐酸腐，脘腹胀满，嗳气厌食，大便或溏或结，排便不畅。舌苔厚腻，脉滑实。

病机析要：饮食不节，食积内停，浊气上逆，则呕吐酸腐，嗳气厌食；气机阻滞，升降纳运失常，脘腹胀满，大便或溏或结，排便不畅。

治法：消食化滞，和胃降逆。

方药：保和丸。常用山楂、神曲、莱菔子消食和胃；陈皮、半夏、茯苓理气降逆，和中止呕；连翘散结清热。

（3）脾胃气虚。

症状：食欲不振，食入难化，恶心呕吐，置脘疼闷，大便不畅。舌苔白滑，脉象虚弦。

病机析要：脾胃气虚，纳运无力，胃虚气逆，食欲不振，食入难化，大便不畅；胃失和降，湿聚成痰，气逆于上，恶心呕吐，胃脘痞闷。

治法：健脾益气，和胃降逆。

方药：香砂六君子汤。常用党参、白术、茯苓、甘草健脾益气；半夏祛痰降逆、和胃止呕；陈皮、木香、砂仁理气降逆。

（4）脾胃阳虚。

症状：饮食稍多即吐，时作时止，面色白，倦怠乏力，喜暖恶寒，四肢不温，口干而不欲饮，大便溏薄。舌质淡，脉濡弱。

病机析要：脾胃虚寒，失于温煦，运化失职，则喜暖恶寒，四肢不温，口干而不欲饮，面色白；胃不受纳，脾不健运，饮食稍多即吐，大便溏薄。

治法：温中健脾，和胃降逆。

方药：理中汤。常用人参、白术健脾和胃，干姜、甘草甘温和中。

3. 预防调护

起居有常，生活有节，避免风寒暑湿之邪的入侵。保持心情舒畅，避免精神刺激。对肝气犯胃者，尤当注意。饮食有节，勿暴饮暴食，勿恣食醇酒肥甘，饮食不宜过多，同时勿食生冷瓜果等，禁服寒凉药物。

对呕吐不止的患者，应卧床休息，密切观察病情变化。宜选择气味平和、刺激性小的药物，服药以少量频服为佳。根据患者情况，一般以温饮较宜，并可加入少量生姜或姜汁，以免格拒难下，逆而复出。

四、抑郁倾向

1. 判断依据

（1）主要表现为：①情绪低落，高兴不起来，感到忧伤；②思维较前迟缓，记忆力减退，对问题理解力下降；③不爱活动，少言语，整日无精打采等。这些情绪与现实处境很不相称。

（2）可能有身体方面的不舒适，如失眠、头晕、心悸、食欲下降、体重减轻等。

（3）上述情况的出现是短暂性的（一般在 2 周内），可以随着时间，或是情境的改变而趋于稳定。

（4）抑郁自评量表（SDS）评分低于 50 分。

2. 调治方法

（1）肝气郁结。

症状：精神抑郁，情绪不宁，善太息，少腹或胁肋胀痛，痛无定处，脘闷嗳气，腹胀纳呆，呕吐，大便不调，女子月事不行。舌苔薄白或薄腻，脉弦。

病机析要：情志所伤，肝失条达，故精神抑郁，情绪不宁，善太息；气机不畅，肝络失和，故见少腹或胁肋胀痛，痛无定处；肝气横犯中焦，脾胃升降失和，故见脘闷嗳气，腹胀纳呆，呕吐，大便不调。

治法：疏肝解郁，理气畅中。

方药：柴胡疏肝散。常用柴胡、枳壳疏肝解郁，行气消滞；川芎、香附行血理气，调畅气血；陈皮醒脾和胃，理气舒郁；芍药柔肝敛阴；甘草和中益气。

（2）痰气郁结。

症状：精神抑郁，胸部满闷，胁肋胀满，咽中不适。若有异物梗阻，咽之不下，咯之不出但吞咽食物自如，喉中异物感常随情志变化而轻重。舌苔白腻，脉弦滑。

病机析要：此证亦称为"梅核气"。情志所伤，肝气郁滞，故精神抑郁，胁肋胀满，胸部满闷；肝气乘脾，脾失健运，郁而生痰，痰气郁结咽中，咯之不出。

治法：行气开郁，化痰散结。

方药：半夏厚朴汤。常用半夏、茯苓、生姜化痰散结，健脾和胃；厚朴、紫苏理气降逆，宣通郁气，以助气行痰。

（3）心脾两虚。

症状：心悸胆怯，多思善疑，失眠健忘，面色无华，头晕神疲，食欲不振。舌质淡，苔薄白，脉细弱。

病机析要：劳心思虑，心脾两虚，心失所养，故见心悸胆怯，多思善疑，失眠健忘；思虑伤脾，健运失司，则纳差；气血化源不足，故面色无华，头晕神疲。

治法：健脾养心，补益气血。

方药：归脾汤。常用党参、茯苓、白术、甘草、黄芪、当归、龙眼肉益气健脾生血；酸枣仁、茯苓养心安神；木香、神曲理气醒脾。

3. 预防调护

正确对待各种事物，避免忧思郁怒，防止情志内伤，是防治本病的重要措施。医务人员应深入了解病史，详细进行检查，取得患者的充分信任，在本病的治疗及护理中具有重要作用。

五、焦虑倾向

1. 判断依据

（1）以莫名其妙的紧张、担心为主要表现，伴有注意力不集中，坐立不安，总静不下来等。

（2）部分还有身体方面的不舒适，如失眠、头晕、胸闷、心悸、呼吸急促、口干、尿频、尿急、出汗、震颤等。

（3）短暂性的（一般在1个月内），随时间或情境改变能自行缓解。

（4）焦虑自评量表（SAS）评分为50～60分。

2. 调治方法

（1）气郁化火。

症状：急躁易怒，胸胁胀满，口苦咽干，或头痛，面赤，耳鸣，或嘈杂吞酸，大便秘结。舌质红，苔黄，脉弦数。

病机析要：肝郁化火，肝火上炎，故性情急躁易怒，胁肋胀满，头痛，目赤，耳鸣；肝火犯胃，胃肠积热，故口苦口干，嘈杂吞酸，大便秘结。

治法：疏肝解郁，清肝泻火。

方药：丹栀逍遥散。常用柴胡、薄荷、当归、白芍疏肝解郁，养血柔肝；白术、茯苓、甘草、生姜健脾祛湿，培土益中；牡丹皮、栀子清肝泻火并散瘀热。

（2）心神失养。

症状：精神恍惚，心神不宁，易惊，悲哀善哭，时时欠伸，或手舞足蹈。舌质淡，苔薄白，脉弦细。

病机析要：此即《金匮要略》所谓之"脏躁"证，情志过极，忧思不解，肝气郁结，心之气血耗伤，心神失养，故见精神恍惚，心神不宁，多疑易惊，喜悲善哭，时时欠伸等。

治法：甘润缓急，养心安神。

方药：甘麦大枣汤。常用小麦补益心气；甘草甘润缓急，补脾气而养心；大枣益脾养血；酸枣仁、柏子仁、茯神、首乌藤养心安神。

（3）心肾阴虚。

症状：虚烦少寐，惊悸多梦，头晕耳鸣，健忘，腰膝酸软，五心烦热，盗汗，口咽干燥，男子遗精，女子月经不调。舌微红，少苔或无苔，脉细数。

病机析要：郁火耗伤心肾之阴，上扰心神，下动精室故虚烦少寐，惊悸多梦，遗精；阴虚髓亏，则头晕耳鸣，健忘；肾虚腰府失养则腰膝酸软；阴虚内热，则五心烦热，盗汗，口咽干燥；肝肾失调，冲任空虚故月经不调。

治法：滋养心肾。

方药：天王补心丹。常用地黄、山药、山茱萸、天冬、麦冬、玄参滋养心肾；茯苓、五味子、当归益气养血；柏子仁、酸枣仁、远志、丹参养心安神；牡丹皮凉血清热。

3. 预防调护

正确对待各种事物，避免忧思郁怒，防止情志内伤，是防治本病的重要措施。医务人员深入了解病史，详细进行检查，用诚恳、关怀、理解、耐心的态度对待患者；应做好精神治疗的工作，使患者能正确认识和对待疾病，增强治愈疾病的信心，并解除情志致病的原因，以促进本病的完全治愈。

六、性功能减退倾向

1. 判断依据

（1）成年男子性交时，阴茎痿而不举，或举而不坚，或坚而不久，无法进行正常性生活。

（2）常有性欲下降，神疲乏力，腰酸膝软，畏寒肢冷，夜寐不安，精神苦闷，胆怯多疑，或小便不畅，滴沥不尽等症。

（3）常有操劳过度，房事不节，久病体弱，情志失调等病史。

2. 调治方法

（1）命门火衰。

症状：阳痿不举，性欲减退。兼见腰脊酸痛，畏寒膝冷，精神萎靡，头晕耳鸣，尿频清长，甚至五更泄泻，阴器冷缩。舌质淡胖，舌苔白，脉沉迟。

病机析要：命门火衰，精气虚冷，宗筋失养，痿而不起；温煦不足，气化无力，畏寒膝冷，精神萎靡，尿频清长，阴器冷缩。

治法：补肾填精，壮阳起痿。

方药：赞育丹。常用肉苁蓉、巴戟天、蛇床子、韭菜子、淫羊藿、仙茅、肉桂、附子、杜仲温肾壮阳；枸杞子、山茱萸、熟地黄滋补肝肾阴精；白术、当归健脾养血以补后天。

（2）阴精亏损。

症状：阳举不坚，中道痿软。兼见易举易泄，时有遗精，腰膝酸软，耳鸣眩晕，足跟疼痛，溲黄便干，重者潮热盗汗，五心烦热，咽干颧红。舌红苔少，甚至有剥苔或舌面龟裂，脉细数。

病机析要：阴精亏损，肾精不充，宗筋失养，则阳痿不举；阴虚内热，扰动精室，虽易举而不坚不久，甚至遗精梦泄；腰府不荣，脑海失养，乃见腰腿酸痛，耳鸣头晕，烦热盗汗。

治法：滋阴填精，润养宗筋。

方药：二地鳖甲煎。常用生地黄、熟地黄、鳖甲滋补肾阴；五味子、枸杞子、菟丝子填补肾精；续断、桑寄生补肾壮腰；牡蛎、金樱子涩精止遗；天花粉养阴生津；茯苓、牡丹皮清泄虚热；丹参养血活血，以促宗筋充盈。

（3）湿热下注。

症状：阳痿不举，阴茎弛长。兼见睾部胀痛，阴囊瘙痒或潮湿多汗，倦怠体困，尿黄溲臭，大便不爽，口黏口苦。舌质红，苔腻黄，脉滑数。

病机析要：湿热下注肝经，宗筋经络失畅，阳痿不举；湿性重浊，热灼津伤，气机受阻，乃见前阴胀痛，阴囊潮湿，肢体困重，尿黄。

治法：清肝泄热，利湿通阳。

方药：龙胆泻肝汤。常用龙胆、黄芩、栀子、柴胡清泻肝经火热，车前子、泽泻清利湿热，当归、生地黄养阴活血、凉血坚阴。

3. 预防调护

畅情怀，调饮食，节房劳，适劳逸，勤锻炼，增强体质，提高整体功能。在感到情绪不快、身体不适、过度疲劳、性能力下降时，应暂停性生活一段时间，使性中枢和性器官得以调节和休息，利于情志的调节和疾病的恢复。

七、肥胖前期

1. 判断依据

（1）体重不超过标准体重（Broca 标准体重）20％以上，或身体质量指数超过 24 为肥胖，排除肌肉发达或水分潴留因素。

标准体重（kg）＝［身高（cm）－100］×0.9

身体质量指数（kg/m²）＝体重（kg）/身高的平方（m²）

（2）常无自觉症状，或伴有神疲乏力、少气懒言、气短气喘、腹大腹满等。

（3）测定腹部脂肪、垂体功能、甲状腺功能、雌二醇、睾酮、肾上腺皮质激素及进行超声、CT、心电图、肝功能、肾功能检查等，有助于明确本病的诊断。

2. 调治方法

（1）痰湿内盛。

症状：形体肥胖，身体沉重，肢体困倦，或伴脘疼胸满，或伴头晕，口干而不欲饮，大便稀少，或多日不排。舌质淡胖或大，苔白腻或白滑，脉滑。

病机析要：痰湿内盛，留于体内，阻滞气机，则肥胖而体重；湿性重着，则肢困懒动；痰湿阻于三焦，则头晕，胸满脘痞，大便异常；津液受阻，不能养窍，则口干而不喜饮。

治法：燥湿化痰，理气消痞。

方药：导痰汤。常用茯苓、白术、泽泻、猪苓、薏苡仁健脾利湿，半夏、陈皮、胆南星、枳实理气消痰。

（2）脾虚湿胜。

症状：肥胖臃肿，神疲乏力，身体困重，胸闷脘胀，四肢轻度浮肿，晨轻暮重，劳累后明显，饮食如常或偏少，有暴饮暴食史，小便不利，便溏或便秘。舌淡胖，边有齿印，苔薄白腻，脉濡细。

病机析要：脾虚气弱，运化无力，水湿内停，则肥胖臃肿，神疲乏力，四肢浮肿，便溏；湿浊中阻，则脘腹痞闷；劳则耗气，故症状常晨轻暮重，劳累后加重。

治法：健脾益气渗湿。

方药：参苓白术散。常用党参、白术、黄芪、山药健脾益气，茯苓、莲子、扁豆、薏苡仁淡渗利湿，陈皮、砂仁燥湿醒脾，桔梗宣发肺气。

3. 预防调护

本病重在预防，饮食宜清淡，忌肥甘醇酒厚味，多食蔬菜、水果，适当补充蛋白质，宜低糖、低脂、低盐饮食；养成良好的饮食习惯，忌多食、暴饮暴食。适当参加体育锻炼或体力劳动，运动不可太过，以防难以耐受，贵在持之以恒。减肥须循序渐进，使体重逐渐减轻，接近正常体重，不宜骤减，以免损伤正气，降低体力。

八、高血压倾向

1. 判断依据

（1）18 周岁以上，在未使用治疗高血压药物的情况下，收缩压大于 130 mmHg 且小于 140 mmHg，舒张压大于 85 mmHg 且小于 90 mmHg。

（2）一般无症状，也可有头晕、眼花、头痛、失眠等。

（3）除外既往患有高血压史，目前正在使用治疗高血压的药物，或血压虽达到上述水平者，但患有急、慢性肾炎，慢性肾盂肾炎，嗜铬细胞瘤，原发性醛固酮增多症和肾血管性病变等疾病者。

2. 调治方法

（1）肝阳上亢。

症状：眩晕耳鸣，头痛且胀，遇劳、恼怒加重，肢麻震颤，失眠多梦，急躁易怒。舌红苔黄，脉弦。

病机析要：肝阳上亢，扰动清窍，则眩晕、头痛且胀；肝阳上亢，心神不宁，故急躁易怒，失眠多梦；肝肾阴虚，筋脉失养，故肢麻震颤。

治法：平肝潜阳，滋养肝肾。

方药：天麻钩藤饮。常用天麻、钩藤、石决明平肝息风，黄芩、栀子清肝泻火，益母草活血利水，牛膝引血下行，杜仲、桑寄生补益肝肾，茯神、首乌藤养血安神定志。

（2）痰浊上蒙。

症状：眩晕，头重昏蒙，视物旋转，胸闷恶心，呕吐痰涎，食少多寐。苔白腻，脉弦滑。

病机析要：痰浊中阻，上蒙清窍，浊阴不降，清阳不升，则眩晕，头重如蒙；痰浊中阻，气机不利，故胸闷恶心；呕吐痰涎为痰浊内盛之象；食少多寐为脾气虚弱表现。

治法：燥湿祛痰，健脾和胃。

方药：半夏白术天麻汤。常用半夏、陈皮燥湿化痰，茯苓、白术健脾除湿，天麻养肝息风，甘草、生姜、大枣健脾和胃。

（3）气血亏虚。

症状：头晕目眩，动则加剧，遇劳则发，面色苍白，爪甲不荣，神疲乏力，心悸少寐，纳差食少，便溏。舌淡，苔薄白，脉细弱。

病机析要：气血亏虚，清阳不展，脑失所养，发为眩晕；劳则耗气，故动则加剧；神疲乏力为气虚之象；血不养心则心悸失眠；气血两虚不能上荣面舌，充盈脉络，故面色苍白，爪甲不荣。

治法：补养气血，健运脾胃。

方药：归脾汤。常用黄芪、人参、白术、当归健脾益气生血，龙眼肉、茯神、远志、酸枣仁养心安神，木香理气醒脾。

（4）肾精不足。

症状：眩晕久发不已，视力减退，两目干涩，少寐健忘，心烦口干，耳鸣，神疲乏力，腰酸膝软，遗精。舌红，苔薄，脉弦细。

病机析要：肾精不足，髓海空虚，脑失所养，故眩晕，耳鸣，健忘；肾精不能养肝，肝阳不足，故视力减退，两目干涩；肾精不足，故腰酸膝软，遗精；阴虚内热，心神不安，故心烦口干，少寐。

治法：补肾填精。

方药：左归丸。常用熟地黄、山茱萸、山药滋阴补肾；枸杞子、菟丝子补益肝肾，鹿角胶助肾气，三者生精补髓；牛膝强肾益精；龟甲胶滋阴降火，补肾壮骨。

3. 预防调护

高血压前期与饮食不节、劳倦过度、情志失调等因素有关，故保证充足睡眠，保持心情愉快，饮食以清淡易消化为宜，忌烟酒、油腻、辛辣之品，有助于预防本病。

九、糖尿病倾向

1. 判断依据

（1）患者血糖已高于正常，但还未达到糖尿病诊断标准，具体分为空腹血糖调节受损和糖耐量减低。如果患者空腹血糖大于等于 6.1 mmol/L 且小于 7.0 mmol/L，做口服葡萄糖耐量试验（OGTT）。OGTT 2 小时血糖小于 7.8 mmol/L 称为空腹血糖调节受损；如果患者空腹血糖小于 6.1 mmol/L，而 OGTT 2 小时血糖大于等于 7.8 mmol/L，小于 11.1 mmol/L，称为糖耐量减退。

（2）患者可无症状，或表现为多食善饥、常觉口渴、饮水增多、尿频、尿量多、体重减轻、疲劳、皮肤瘙痒，女性会阴瘙痒，易出现泌尿道感染和伤口不易愈合等。

（3）常伴有高胰岛素血症及腹型肥胖等表现。

2．调治方法

（1）肺热津伤。

症状：口渴多饮，尿多，多食，烦热，口干舌燥。舌质红，苔薄黄，脉数。

病机析要：肺燥生热，津液失布，则口渴多饮；热灼三焦，气化失职，则多尿；肺胃热盛，则多食、烦热。

治法：清热润肺，生津止渴。

方药：消渴方。常用桑白皮、地骨皮、天花粉、葛根、麦冬、生地黄、藕汁清热生津止渴，黄连、黄芩、知母清热降火。

（2）胃热炽盛。

症状：多食易饥，口干多饮，尿量增多，形体消瘦，大便干结。苔黄，脉实有力。

病机析要：阳明胃火，消灼水谷，耗伤津液，则多食易饥，口干喜饮，大便干结；胃热炽盛，耗伤津血，无以充养肌肉，则形体消瘦。

治法：清泻胃火，养阴增液。

方药：玉女煎。常用生石膏、知母、黄连、栀子清胃泻火，玄参、玉竹、石斛、生地黄、麦冬滋阴。

（3）气阴两虚。

症状：口渴引饮，精神不振，倦怠乏力，或便溏，或饮食减少。舌质淡，苔少而干，脉细弱。

病机析要：气阴两伤，则口渴引饮，倦怠乏力；脾气亏虚，则精神不振；脾失运化，则便溏，或饮食减少。

治法：健脾益气，生津养胃。

方药：生脉散合七味白术散。常用太子参、黄芪、白术、山药健脾益气，麦冬、五味子、玉竹、石斛生津益胃，葛根升清生津。

（4）肾阴亏虚。

症状：尿频量多，混浊如脂膏，腰膝酸软，乏力，头晕耳鸣，口干唇燥，皮肤干燥，瘙痒。舌红，苔少，脉细数。

病机析要：肾阴亏虚，失于固摄，则尿频量多，浑浊如脂膏；阴虚失养，则腰膝酸软，头晕耳鸣，乏力，口干唇燥，皮肤干燥。

治法：滋阴固肾。

方药：六味地黄丸。常用熟地黄、山茱萸、枸杞子、五味子固肾益精；山药滋补脾阴，固摄精微。

3．预防调护

本病预防要点首先是节制饮食，在保证机体合理需要的情况下，应限制粮食、油脂的摄入，忌食糖类。饮食宜以适量米、麦、粗粮，配以蔬菜、豆类、瘦肉、鸡蛋等，定时、定量进餐。增加体育锻炼，增强体质。保持合适的体重，预防肥胖。调节情志，避免七情过极，郁结化火，伤阴耗津，燥热更烈。

十、高脂血症倾向

1. 判断依据

（1）血脂超过正常值，但总胆固醇不超过 5.18 mmol/L，低密度脂蛋白胆固醇不超过 3.37 mmol/L，高密度脂蛋白胆固醇为 0.9～1.04 mmol/L，甘油三酯不超过 1.76 mmol/L。

（2）可无不适感，也可出现胸腹憋闷、肢体麻木，走路时步履沉重，头晕头痛，视力模糊，耳鸣心悸，失眠多梦，腰酸背痛，少动懒言，纳差，乏力，心悸怔忡，心前区偶有憋闷感。

（3）除外继发性高脂血症，还有肾病综合征/甲状腺功能减低、痛风、急性或慢性肝病、糖尿病等疾病所致的高脂血症和由药物（如吩噻嗪类、β 受体阻滞剂、肾上腺皮质类固醇及某些避孕药等）引起的高脂血症，以及正在使用影响血脂代谢药物者或近 1 周内曾服用其他降血脂药者。

2. 调治方法

（1）痰湿内盛。

症状：形体肥胖，身体沉重，肢体困倦，或伴脘疼胸满，或伴头晕，口干而不欲饮，大便稀少，或多日不排。舌质淡胖或大，苔白腻或白滑，脉滑。

病机析要：痰湿内盛，留于体内，阻滞气机，则肥胖而体重；湿性重着，则肢困懒动；痰湿阻于三焦，则头晕，胸满脘痞，大便异常；津液受阻，不能养窍，则口干而不喜饮。

治法：燥湿化痰，理气消痞。

方药：导痰汤。常用茯苓、白术、泽泻、猪苓、薏苡仁健脾利湿，半夏、陈皮、胆南星、枳实理气消痰。

（2）脾虚湿胜。

症状：神疲乏力，身体困重，胸闷脘胀，四肢轻度浮肿，晨轻暮重，劳累后明显，饮食如常或偏少，有暴饮暴食史，小便不利，便溏或便秘。舌淡胖，边有齿印，苔薄白腻，脉濡细。

病机析要：脾虚气弱，运化无力，水湿内停，则肥胖臃肿，神疲乏力，四肢浮肿，便溏；湿浊中阻，则脘腹痞闷；劳则耗气，故症状常晨轻暮重，劳累后加重。

治法：健脾益气渗湿。

方药：参苓白术散。常用党参、白术、黄芪、山药健脾益气，茯苓、莲子、白扁豆、薏苡仁淡渗利湿，陈皮、砂仁燥湿醒脾，桔梗宣发肺气。

3. 预防调护

本病重在预防，饮食宜清淡，忌肥甘醇酒厚味，多食蔬菜、水果，适当补充蛋白质，宜低糖、低脂、低盐饮食；养成良好的饮食习惯，忌多食、暴饮暴食。适当参加体育锻炼或体力劳动，运动不可太过，以防难以耐受，贵在持之以恒。

十一、支气管哮喘缓解期

1. 判断依据

（1）有支气管哮喘病史，常因气候突变、饮食不当、情志失调、劳累等因素诱发轻微气喘，或伴有呼吸困难，但可自行缓解。

（2）平时如常人，或稍感疲劳、纳差、痰多。多与先天禀赋有关，有过敏史或家族史。

2. 调治方法

（1）肺脾气虚。

症状：气短声低，喉中时有轻度哮鸣音，痰多色白质稀，自汗，怕风，常易感冒，倦怠无力，食少便溏。舌质淡，苔白，脉细弱。

病机析要：卫气虚弱，不能充实腠理，外邪易侵，故自汗，怕风，常易感冒；肺虚不能主气，气不化津，痰饮蕴肺，肺气上逆，故气短声低，喉中时有轻度哮鸣音，痰多，色白，质稀；脾虚健运无权，故食少便溏；中气不足，故倦怠无力。

治法：健脾益气，补土生金。

方药：六君子汤。常用党参、白术健脾益气，山药、薏苡仁、茯苓甘淡补脾，半夏、陈皮燥湿化痰，五味子敛肺气，甘草补气调中。

（2）肺肾两虚。

症状：短气息促，动则为甚，吸气不利，脑转耳鸣，腰酸腿软，不耐劳累，或五心烦热，颧红，口干，舌质红、少苔，脉细数；或畏寒肢冷，面色苍白，舌苔淡白、质胖。

病机析要：哮病久发，精气亏虚，肺肾摄纳失常，气不归元，故短气息促，动则为甚；精气亏虚，不能充养，故脑转耳鸣，腰酸腿软，不耐劳累；五心烦热，口干，舌红少苔，为阴虚证；畏寒肢冷，舌淡胖，为阳虚之象。

治法：补肺益肾。

方药：生脉地黄汤合金水六君煎。常用熟地黄、山茱萸、核桃仁补肾纳气，人参、麦冬、五味子补益肺之气阴，茯苓、甘草益气健脾，法半夏、陈皮理气化痰。

3. 预防调护

注意保暖，防止感冒，避免寒冷空气、烟尘异味、花粉、粉尘等的刺激。饮食宜清淡，忌肥甘油腻、辛辣、甘甜之物及冷饮，避免鱼、虾、蟹等海膻发物，防止生痰生火。保持心情舒畅，避免不良情绪的影响。劳逸适当，防止过度疲劳。根据身体情况，进行适当的体育锻炼，以逐步增强体质，提高抗病能力。

十二、幽门螺杆菌阳性

1. 判断依据

（1）C13 呼气试验阳性，或者通过胃镜取活检标本检查幽门螺杆菌阳性。

（2）患者可无临床症状，或者伴有上腹部不适、隐痛，有时发生嗳气、反酸、恶心、呕吐的症状，病程较为缓慢，但是容易反复发作。

2．调治方法

（1）脾胃虚寒。

症状：胃痛隐隐，绵绵不休，喜温喜按，空腹痛甚，得食则缓，劳累或受凉后发作或加重，泛吐清水，手足不温，大便溏薄。舌淡，苔白，脉虚弱或迟缓。

病机析要：中阳不足，脾胃虚寒，失于温养，则胃痛隐隐，绵绵不休，喜温喜按，空腹痛甚，得食则缓，劳累或受凉后发作或加重；阳虚失于温煦，则神疲乏力，四肢倦怠，手足不温；脾胃不足，纳运失司，则纳呆食少，泛吐清水，大便溏薄。

治法：温中健脾，和胃止痛。

方药：黄芪建中汤。常用黄芪补中益气，桂枝、生姜温中散寒；芍药、炙甘草、饴糖、大枣补虚助阴，缓急止痛。

（2）肝气犯胃。

症状：胃脘胀痛，痛连两胁，遇烦恼则痛作或痛甚，嗳气、矢气则痛舒，胸闷嗳气，喜长叹息，大便不畅。舌苔多薄白，脉弦。

病机析要：肝气郁结，横逆犯胃，胃气阻滞，故胃脘胀痛，痛连两胁；肝失疏泄，气机失和，故胸闷，喜叹息，嗳气频频，遇烦恼则痛作或痛甚，得嗳气，矢气则痛缓；肝本侮土，肝脾不调则大便不畅。

治法：疏肝解郁，理气止痛。

方药：柴胡疏肝散。常用柴胡、白芍、川芎、郁金、香附疏肝解郁；陈皮、枳壳、佛手、甘草理气和中。

（3）脾胃湿热。

症状：胃脘疼痛，痛势急迫，痞闷灼热，口干口苦，口渴而不欲饮，身重倦怠，纳呆恶心，小便色黄，大便不畅。舌苔黄腻，脉滑数。

病机析要：湿热蕴结，胃气阻滞，则胃脘疼痛，痛势急迫；湿阻热郁，因遏气机，则痞闷灼热，口干口苦，口渴而不欲饮，身重倦怠，小便色黄；湿热伤脾，纳运失常则纳呆恶心，大便不畅。

治法：清中化湿，理气和胃。

方药：清中汤。常用黄连、栀子清热燥湿，制半夏、茯苓、草豆蔻祛湿健脾，陈皮、甘草理气和中。

3．预防调护

本病多与情志不调、饮食不节有关，故平时宜重视情志与饮食的调摄。患者应舒畅情志，保持有规律的生活与饮食习惯，忌暴饮暴食、饥饱不匀，忌饮食生冷、肥甘油腻。避免过度劳累与紧张也是预防本病复发的重要因素。

十三、甲状腺增生倾向

1．判断依据

（1）早期多无明显的症状，或可见面部低热多汗、心悸、多食易饥、口苦、眼球突出、手抖、脉数等表现。

（2）女性多见，且常有饮食不节、情志不舒的病史，发病有一定的地区性。

（3）部分患者颈前喉结两旁结块肿大，结块可随吞咽动作而上下移动，初起可如樱桃或指头大小，触之多柔软、光滑，一般生长缓慢，日久则质地较硬，或可扪及结节。

2. 调治方法

（1）气郁痰阻。

症状：颈前正中肿大，质软不痛，颈部觉胀，胸闷，喜太息，或兼胸胁窜痛，病情的波动常与情志因素有关。苔薄白，脉弦。

病机析要：气机郁滞，痰浊壅阻颈部，故颈前正中肿大，质软不痛，颈部觉胀；因情志不舒，肝气郁结，故胸闷，喜太息，或兼胸胁窜痛，病情常随情志波动。

治法：理气舒郁，化痰消瘿。

方药：四海舒郁丸。常用青木香、陈皮疏肝理气；昆布、海带、海藻、海螵蛸、海蛤壳化痰软坚，消瘿散结。

（2）痰结血瘀。

症状：颈前出现肿块，按之较硬或有结节，肿块经久未消，胸闷，纳差。苔薄白或白腻，脉弦或涩。

病机析要：气机郁滞，津凝成痰，痰气交阻，日久则血行不畅、血脉瘀滞；气痰瘀壅结颈前故颈前，出现肿块，按之较硬或有结节，肿块经久未消；气郁痰阻，脾失健运，故胸闷，纳差。

治法：理气活血，化痰消瘿。

方药：海藻玉壶汤。常用海藻、昆布、海带化痰软坚，消瘿散结；青皮、陈皮疏肝理气；半夏、川贝母、连翘、甘草化痰散结；当归、川芎养血活血。

（3）肝火旺盛。

症状：颈前轻度肿大，一般柔软、光滑、烦热、容易出汗，性情急躁易怒，眼球突出，手指颤抖，面部烘热，口苦。舌质红，苔黄，脉弦数。

病机析要：肝气郁结，郁而化火，火邪炼津成痰，痰气壅结颈前，故颈前轻度肿大；肝火旺盛，火邪迫津外泄则烦热、容易出汗，性情急躁易怒；火盛动风，风阳上扰，故眼球突出，手指颤抖，面部烘热；口苦为肝火亢盛之象。

治法：清泄肝火。

方药：栀子清肝汤合藻药散。常用栀子、牡丹皮清泄肝火；柴胡、白芍疏肝解郁；茯苓、甘草、当归、川芎益脾养血活血；海藻、黄药子消瘿散结、凉血降火。

3. 预防调护

保持精神愉快与注意饮食调摄是预防本病的重要方面。患者应吃富于营养的食物及新鲜蔬菜，避免肥甘辛辣之品。远离海洋的山区及本病多发地区的患者，可经常食用海带等海产品，或煎服海藻、昆布等药品，食用碘化食盐以预防本病，保持精神愉快，防止情志内伤，以免诱发或加重病情。

十四、前列腺增生倾向

1. 判断依据

（1）年龄大于 50 岁的男性。

（2）有夜尿频，尿线细，排尿费力，但夜尿次数小于 3 次。

（3）前列腺 B 超提示，前列腺体积大于 4 cm×3 cm×2 cm，但无明显临床症状。

2. 调治方法

（1）湿热蕴结。

症状：小便频数短涩，灼热刺痛，溺色黄赤，少腹拘急胀痛，或有寒热，口苦，呕恶，或有腰痛拒按，或有大便秘结。苔黄腻，脉滑数。

病机析要：湿热蕴结下焦，膀胱气化不利，故见小便频数短涩，灼热而刺痛，痛引小腹，小腹拘急胀痛，腰痛拒按，湿热郁蒸，少阳枢机不利，可见恶寒发热，口干口苦，恶心呕吐。

治法：清热利湿通淋。

方药：八正散。常用瞿麦、萹蓄、车前子、滑石、萆薢利湿通淋，大黄、黄柏、蒲公英、紫花地丁清热解毒。

（2）肝郁气滞。

症状：小便涩滞，淋漓不畅，少腹满痛。苔薄白，脉沉弦。

病机析要：肝失条达，气机郁结，膀胱气化不利，则小便涩滞，淋漓不畅，少腹胀满疼痛。苔薄白，脉沉弦。

治法：疏肝理气，利尿通淋。

方药：沉香散。常用沉香、青皮、乌药、香附疏肝理气，石韦、滑石、冬葵子、车前子利水通淋。

（3）脾肾两虚。

症状：小便淋漓不已，赤涩疼痛不甚，时轻时重，时作时止，遇劳即发，腰膝酸软，神疲乏力，病程缠绵。舌淡，脉细弱。

病机析要：湿热留恋，正气耗伤，脾肾两虚，膀胱气化无权，故小便淋漓不已，赤涩疼痛不甚，时轻时重，时作时止；气虚故神疲乏力；劳则耗气，故遇劳即发。

治法：补脾益肾。

方药：无比山药丸。常用党参、黄芪、山药、莲子补气健脾；茯苓、薏苡仁、泽泻、扁豆衣化湿利水；山茱萸、菟丝子、芡实、金樱子、煅牡蛎益肾固摄。

3. 预防调护

本证应以预防为主，消除外邪入侵和湿热内生的易感因素。保持下阴清洁，多饮水，不憋尿，预防各种原因引起的感染。养成良好的饮食习惯，避免饮酒过度；注意生活起居，避免纵欲和过度劳累；房事后应排尿，以防止秽浊之邪从尿道上犯膀胱。尽量避免导尿及泌尿道的器械检查，以预防外邪带入膀胱。妇女尤其应注意月经期、妊娠期和产后期的外阴卫生，以免体虚感邪。

第四节　常见神志病诊断的中医辨治思路

一、郁病

（一）定义

郁病是以心情抑郁、情绪不宁、胸部满闷、胁肋胀痛，或易怒易哭，或咽中如有异物梗阻等症为主要临床表现的一类病症。郁：广义上讲，指气血郁滞——所有病证；狭义上讲，指情志不舒——七情病证。

（二）病因病机

1. 病因
郁怒、忧思、恐惧等七情内伤，气机不畅。

2. 病机
病位主要在肝，但涉及心、脾、肾。病机重点在于气机郁滞。病理性质初起多实，日久转虚或虚实夹杂。

（三）诊断

1. 中医诊断标准
参照《神志病中西医结合治疗学》（邹伟、苏健民主编，中国中医药出版社，2016年）。

2. 中医诊断依据
（1）主要依据：心情抑郁、情绪不宁、善太息、胁胀满疼痛，或易怒易哭，或咽中如有炙感。

（2）病史：患者大多数有忧愁、焦虑、悲哀、恐惧等情志内伤的病史。

（3）检查：抑郁自译量表、焦虑自译量表等。

（4）相关实验室检查未见明显异常。

（四）鉴别诊断

1. 梅核气与虚火喉痹鉴别
（1）虚火喉痹以青中年男性发病较多，多因感冒、长期烟酒刺激及嗜食辛辣食物而引发，咽部除有异物感外，尚觉咽干、咽痒、灼热。

（2）郁病中的梅核气多见于青中年女性，因情志抑郁而起病，自觉咽中有物梗塞，但无咽痛，咽中梗塞的感觉与情绪波动有关。

2. 梅核气与噎膈
（1）噎膈多见于中老年人，男性居多，梗塞的感觉主要在胸骨后的部位，吞咽困难的程度日渐加重，做食管检查常有异常发现。

（2）郁病中的梅核气因情志抑郁而起病，自觉咽中有物梗塞，做各种检查无异常发现。

3. 脏躁与癫病

（1）癫病多发于青壮年，男女发病率无显著差别，以精神失常为主要特征，病程迁延。

（2）郁病中的脏躁一症，多发于青中年妇女，在精神因素的刺激下呈间歇性发作，在不发作时可如常人。

（五）辨证分型

（1）心肺气虚证。善悲欲哭，情绪低沉，心悸气短，失眠多梦。舌质红，苔白，脉象沉细。

（2）肝脾失调证。善悲欲哭，以哭为快，甚则大哭倒地，或悲而易怒，心烦不寐，坐卧不宁，腹胀便溏。舌质红，苔白或少津，脉沉细。

（3）痰浊内盛证。善悲欲哭，表情呆滞，记忆力减退，言语含糊不清，头晕头重，胸膈满闷，或喉中痰鸣，痰多色白、质稠，面色灰暗。舌质淡，舌体胖大，舌苔厚腻，脉弦滑。

（六）治疗方案

1. 治疗原则

悲病的治疗应以补益心肺、调补肝脾为总的治疗原则。虚者治以补心养肺健脾之法；实者治以疏肝解郁，豁痰开窍之法。

2. 分证论治

（1）心肺气虚证。

治法：补益心肺。

主方：四君子汤（《太平惠民和剂局方》）加减。常用药：党参、白术、茯苓、当归、炒枣仁、炙甘草。心悸气短者，加麦冬、五味子；善悲欲哭者，加玫瑰花、佛手、香橼。

（2）肝脾失调证。

治法：疏肝理脾。

主方：柴胡疏肝散（《景岳全书》）加减。常用药：陈皮、柴胡、川芎、香附、枳壳、白芍、茯苓、白术、甘草。加减：不寐者，加百合、酸枣仁、龙眼肉；腹泻者，加薏苡仁、白扁豆。

（3）痰浊内盛证。

治法：健脾涤痰，开窍醒神。

主方：十味温胆汤（《证治准绳·类方》）加减。常用药：半夏、枳实、陈皮、白茯苓、酸枣仁、远志、五味子、熟地黄、人参、甘草。加减：喉中痰鸣者，加葶苈子、白芥子、莱菔子；胸中烦闷者，加薤白；言语含糊不清者，加佩兰、白豆蔻、全瓜蒌、浙贝母。

二、脏躁病

（一）定义

脏躁一词首见于东汉张仲景《金匮要略·妇人杂病脉证并治第二十二》，原文为："妇人脏躁，喜悲伤欲哭，象如神灵所作，数欠伸，甘麦大枣汤主之。"不仅指明了脏躁的症状，同时提出了治疗方案。《金匮要略浅注》云："妇人脏躁，脏属阴，阴虚而火乘之，则为躁。"古代医家的阐述为脏躁病的诊断及治疗奠定了理论基础。

（二）诊断

1. 疾病诊断

（1）中医诊断标准：参照《中医内科学》（吴勉华、王新月主编，中国中医药出版社，第9版，2012年）。

脏躁，类似今之癔症性精神发作，是一种神经官能症，患者以青壮年和女性较多。其临床症状多种多样，诸如文献中记述的"奔豚气""梅核气"及"厥证"和"郁证"等，均为本病证候类型。

（2）西医诊断标准：参照《ICD-10精神与行为障碍分类》（世界卫生组织，人民卫生出版社，2015年）。

一次发作中，患者必须在至少数周（通常数月）内的大多数时间存在焦虑的原发症状，这些症状应包含以下要素：①恐慌（为将来的不幸烦恼，感到忐忑不安，难以集中注意力）。②运动型紧张（坐立不安、紧张性头痛、颤抖、无法放松）。③自主神经活动亢进（头重脚轻、出汗、心动过速或呼吸急促、上腹不适、头晕、口干等）。

（3）实验室检查。

必需的检查项目：①血常规、尿常规、便常规。②肝功能、肾功能、血糖、电解质、甲状腺功能。③心电图。④胸部X线片。⑤脑电图。⑥心理测量，如症状自评量表、艾森克人格问卷（Eysenck Personality Questionnaire，EPQ）、抑郁自评量表、焦虑自评量表或汉密尔顿抑郁量表、汉密尔顿焦虑量表。根据病情酌情检测雌激素水平，以及头颅CT或核磁共振、B超、经颅多普勒等。

2. 辨证分型

（1）心脾两虚证。神志恍惚，悲伤欲哭，言语错乱，神疲乏力，心悸易惊，胸闷叹息，善悲欲哭，少寐多梦，食少倦怠。舌质淡，苔白，脉细弱。

（2）心肝血虚证。烦躁易怒，彻夜不寐，或多梦善惊，哭笑无常，善太息，头晕头痛，胸胁胀痛或手指拘挛，尿黄便干。舌质红，苔黄，脉弦细数。

（3）肺肾阴虚证。精神抑郁，闷闷寡欢，气短懒言，悲伤欲哭，耳鸣如蝉，心悸烦乱，健忘多梦，腰酸腿软，五心烦热，盗汗。舌质红，少苔，脉弦细略数。

3. 辅助检查

（1）血常规、大生化（包括肝功能、肾功能、血脂、血糖）、甲状腺功能、性激素六项排除相关疾病。

（2）头颅核磁共振、脑电图、脑涨落图排除器质性疾病所致焦虑情绪。

（3）HAMA 量表评分不低于 7 分。

（4）多导睡眠监测：睡眠呼吸监测被认为是诊断各种睡眠障碍的金标准，可为选择治疗方法和评价治疗效果提供参考信息。

焦虑障碍患者多伴随睡眠障碍，多导睡眠监测可以客观地评估患者的睡眠效率、入睡潜伏期、睡眠连续性（觉醒次数和时间）、睡眠结构等，排除睡眠认知错误观念，使患者正确认识自己的睡眠问题。同时可以通过监测口鼻气流、血氧饱和度及鼾声，发现睡眠呼吸障碍，分析患者的睡眠呼吸紊乱类型及严重程度。此外，针对患者不同的睡眠障碍事件（如周期性腿动）等，设置不同的导联，对其进行相关监测，以充分了解引起睡眠障碍的病因。

（三）治疗方案

1. 治疗原则

脏躁的治疗应以滋阴养血、健脾养心为总的治疗原则。治以健脾益气，滋阴养血，养脑安神之法，辅以疏肝解郁。

2. 分证论治

（1）心脾两虚证。

治法：健脾益气，养心安神。

主方：甘麦大枣汤（《金匮要略》）加减。常用药：甘草、小麦、大枣、柏子仁、甘松、百合、合欢皮。加减：烦躁不寐者，加酸枣仁、首乌藤；疲乏无力者，加太子参、五味子；心悸易惊者，加麦冬、五味子、龙骨、牡蛎。

（2）心肝血虚证。

治法：益心清热，平肝潜阳。

主方：一贯煎合二至丸方（《医方集解》）加减。常用药：生地黄、沙参、麦冬、枸杞子、女贞子、旱莲草、龙齿、菊花、牡丹皮、炒酸枣仁、栀子。加减：便干者，加大黄；手指拘挛者，加豨莶草、地龙、丝瓜络。

（3）肺肾阴虚证。

治法：益肾滋阴，清热降火。

主方：六味地黄汤（《小儿药证直诀》）加减。常用药：山茱萸、牡丹皮、生地黄、茯苓、墨旱莲、枇杷叶、五味子、紫菀、竹茹、全瓜蒌。加减：郁郁寡欢者，加柴胡、郁金、木香、青皮；耳鸣者，加磁石、远志、丹参。

三、痴呆病

（一）定义

呆者，痴也，癫也，不明事理之谓也。《景岳全书·杂病谟》有"癫狂痴呆"专篇，指出了本病由多种病因渐至而成，且临床表现具有"千奇百怪、变异不常"的特点，并指出本病病位在心及肝胆二经，对预后则认为"本病有可愈者，有不可愈者，亦在乎胃气元气之强弱"。陈士铎《辨证录》亦立有"呆病门"，不仅对呆病症状描述甚详，且分析其成因在于肝气之郁，并提出本病以开郁逐痰、健胃通气为主的治法。

（二）诊断

1. 疾病诊断

（1）中医诊断标准：参照《中医内科学》（王永炎主编，上海科学技术出版社，2011年）。

痴呆病，多由髓减脑消，神机失用，是以呆傻愚笨为主要临床表现的一种神志疾病，轻者可见神情淡漠，寡言少语，反应迟钝，善忘等症，重则表现为终日不语，或闭门独居，或口中喃喃，言辞颠倒，或举动不经，忽笑忽哭，或不欲饮食，数日不知饥饿等。

（2）西医诊断标准：参照《ICD-10精神与行为障碍分类》（世界卫生组织，人民卫生出版社，2015年）。包括以下要素：①神经心理学检查证实的认知功能明显减退，并有社会功能显著下降。②通过病史、临床表现以及各项辅助检查，证实有与痴呆发病有关的脑血管病依据。③痴呆发生在脑血管病后3～6个月以内，痴呆症状可突然发生或缓慢进展，病程呈波动性或阶梯样加重。④除外其他痴呆的病因。

2. 辨证分型

（1）髓海不足证。智能减退，记忆力、计算力、定向力、判断力明显减退，神情呆钝，词不达意，头晕耳鸣，腰酸骨软，齿枯发焦，步履艰难，懒惰思卧。舌瘦，舌质淡，苔薄白，脉沉细弱。

（2）脾肾两虚证。表情呆滞，沉默寡言，记忆力减退，失认失算，口齿含糊，词不达意，伴食少纳呆，气短懒言，口涎外溢，肌肉萎缩，四肢不温，腹痛喜按，鸡鸣泄泻，腰膝酸软。舌质淡白，舌体胖大，苔白，或舌红少苔或无苔脉沉细弱，双尺尤甚。

（3）痰浊蒙窍证。表情呆钝，智力减退，哭笑无常，喃喃自语，或终日不语，呆若木鸡，伴不思饮食，脘腹胀满，痞满不适，口多涎沫，头重如裹。舌质淡，苔白腻，脉滑。

（4）瘀血内阻证。表情呆钝，言语不利，善忘，易于惊恐，思维异常，行为古怪，伴肌肤甲错，口干不欲饮，双目晦暗。舌质暗，或有瘀点、瘀斑，脉细涩。

（5）气血亏虚证。呆滞善忘，倦怠嗜卧，神思恍惚，失认失算，少气懒言，口齿含糊，词不达意，心悸失眠，多梦易醒，神疲乏力，面唇无华，爪甲苍白，纳呆食少，大便溏薄。舌质淡，舌胖，边有齿痕，脉细弱。

（6）毒损脑络证。表情呆滞，双目无神，不识事物，舌强语謇，烦躁不安，甚则狂躁不安，言辞颠倒，面色晦略，秽浊如蒙污垢，或面红微赤，口气臭秽，口中黏涎秽浊，尿赤便干或二便失禁，肢麻颤动。舌苔厚腻积腐，秽浊结聚，舌暗或有瘀斑等。

3. 辅助检查

（1）血常规、大生化、甲状腺功能、性激素六项排除相关疾病。

（2）经颅多普勒、头颅核磁、脑电图排除器质性疾病。

（3）痴呆简易筛查量表（Brief Screening Scale for Dementi，BSSD），简明精神病评定量表（Brief Psychiatric Rating Scale，BPRS），日常生活能力量表（Activity of Daily Living Scale，ADL）评定，匹兹堡睡眠质量指数量表。

（三）治疗方案

1. 治疗原则

痴呆的治疗应以补虚益损，解郁散结为总的治疗原则。虚者治以补肾填髓，补益气血之法，以调补精气血，充髓养脑；实者治以开郁逐痰，活血通窍，解毒化浊之法，辅以疏肝解郁，开窍醒脑。

2. 分证论治

（1）髓海不足证。

治法：补肾益髓，填精养神。

主方：七福饮（《景岳全书》）加减。常用药：熟地黄、鹿角胶、龟甲胶、阿胶、紫河车、猪脊髓、当归、人参、白术、甘草、远志、杏仁、杜仲、怀牛膝。加减：腰膝酸软伴头晕耳鸣者，去人参、白术、紫河车、鹿角胶，加怀牛膝、生地黄、枸杞子、女贞子、制何首乌；形寒肢冷者，加附子、巴戟天、益智仁、淫羊藿、肉苁蓉。

（2）脾肾两虚证。

治法：补肾健脾，益气生精。

主方：还少丹（《洪氏集验方》）加减。常用药：熟地黄、枸杞子、山茱萸、肉苁蓉、巴戟天、小茴香、杜仲、怀牛膝、赭石、人参、茯苓、山药、大枣、石菖蒲、远志、五味子。加减：肌肉萎缩者，加紫河车、阿胶、续断、何首乌、黄芪；食少纳呆，加陈皮、半夏、薏苡仁、豆蔻、藿香、佩兰。

（3）痰浊蒙窍证。

治法：豁痰开窍，健脾化浊。

主方：涤痰汤（《证治准绳》）加减。常用药：半夏、陈皮、茯苓、枳实、竹茹、胆南星、石菖蒲、远志、郁金。加减：脾虚明显者，加党参、白术、麦芽、砂仁；喃喃自语伴口多涎沫者，重用陈皮、半夏、胆南星，加莱菔子、全瓜蒌、浙贝母。

（4）瘀血内阻证。

治法：活血化瘀，开窍醒脑。

主方：通窍活血汤（《医林改错》）加减。常用药：麝香、桃仁、红花、赤芍、川芎、葱白、生姜、石菖蒲、郁金。加减：肌肤甲错者，加熟地黄、党参、黄芪；气虚血瘀为主者，可与补阳还五汤合用；阴血亏虚者，加熟地黄、阿胶、鳖甲、制何首乌、女贞子；痰瘀交阻者，加半夏、橘红、枳实、杏仁、胆南星；病久入络者，加全蝎、僵蚕、蜈蚣、地龙、水蛭、天麻、葛根。

（5）气血亏虚证。

治法：益气养血，安神宁志。

主方：归脾汤（《济生方》）加减。常用药：人参、黄芪、白术、甘草、当归、茯神、酸枣仁、龙眼肉、远志、木香。加减：纳呆食少者，加麦芽、鸡内金、山楂、陈皮；多梦易醒者，加首乌藤、合欢皮；易忧善愁者，加郁金、合欢皮、白梅花、佛手。

（6）毒损脑络证。

治法：解毒化浊，通络达邪。

主方：黄连解毒汤（《外台秘要》）加减。常用药：黄连、黄芩、栀子、黄柏、生地黄、菖蒲、远志、合欢皮、柴胡、当归、全蝎、地龙等。加减：痰热盛者，加天竺黄、郁金、胆南星；大便干结者，加大黄、火麻仁；热毒较甚者，加龙胆草、夏枯草、蒲公英；肢麻颤动者，加全蝎、僵蚕、地龙、天麻、葛根。

四、不寐病

（一）定义

不寐是以不能获得正常睡眠为特征的一类病证，主要表现为睡眠时间、深度的不足，轻者入睡困难，或寐而不酣、时寐时醒，或醒后不能再寐，重则彻夜不寐，常影响人们的正常生活，工作、学习和健康。

不寐在《黄帝内经》称为"不得卧""目不瞑"。《黄帝内经》《伤寒论》等多部医书均有对睡眠问题的论述，在辨证和治疗经验上可为后世垂范，对睡眠多表述为"卧、寐、眠、睡"。《素问·逆调论》记载有"胃不和则卧不安"，后世医家引申为凡脾胃不和，痰湿、食滞内扰，以致寐寝不安者均属于此。《灵枢·营卫生会》云："其营气衰少而卫气内伐，故昼不精，夜不瞑。"《灵枢·大惑论》曰："卫气不得入于阴，常留于阳；……，不得入于阴则阴气虚，故目不瞑也。"汉代张仲景《伤寒论》及《金匮要略》中将其病因分为外感和内伤，提出"虚劳虚烦不得眠"的论述，至今临床仍有应用价值。《景岳全书·不寐》亦云："不寐证虽病有不一，然惟知邪正二字，则尽之矣。……其所以不安者，一由邪气之扰，一由营气之不足耳。"将不寐病机概括为有邪、无邪两种类型。后世医家认为不寐的病因与肾阴衰及阳虚有关，以上论点对本病的认识颇值得注意。

（二）诊断

1. 疾病诊断

（1）中医诊断：参照《中医内科学》（吴勉华、王新月，中国中医药出版社，第9版，2012年）。入睡困难，或睡而易醒，醒后不能再睡，重则彻夜难眠，连续4周以上；常伴有多梦、心烦、头昏头痛、心悸健忘、神疲乏力等症状；无妨碍睡眠的其他器质性病变和诱因。

（2）西医诊断：①主诉入睡困难，或难以维持睡眠，或睡眠后不能恢复精力或质量令人不满意，并且是在有充分睡眠机会和良好睡眠环境的情况下发生的。②日夜专注于睡眠问题，过分担心失眠的后果。③白天存在与夜间睡眠不满意相关的一些症状，如感到明显苦恼，容易疲乏，动力不足，情绪不稳、易激惹等，对日常的工作、学习、生活带来一定不良影响。④睡眠紊乱每周至少发生3次并持续1个月或以上。

（3）实验室检查。必需的检查项目：血常规、尿常规、便常规、肝功能、肾功能、血糖、电解质、甲状腺功能、心电图、胸部X线片、脑电图及心理测量（如症状自评量表、艾森克人格问卷、抑郁自评量表、焦虑自评量表或汉密尔顿抑郁量表）。根据病情酌加头颅CT或核磁、雌激素水平、B超、经颅多普勒等。

2．辨证分型

（1）肝气郁结证。精神抑郁，易怒少寐，善太息，胸胁胀闷，脘闷嗳气，纳差，女子月经不调，倦怠乏力，舌质淡红，苔薄白，脉弦。

（2）痰热内扰证。心烦少寐，胸闷呕恶，惊悸不宁，多梦，头痛头晕，口苦口干，痰多黄稠。舌质红，苔黄腻，脉滑数。

（3）阴虚火旺证。烦躁多疑，少寐多梦，五心烦热，头晕耳鸣，心悸盗汗，神疲健忘，腰膝酸软，口干少津。舌质红，苔少，脉细数。

（4）心脾两虚证。心悸不寐，神疲健忘，短气乏力，头晕目眩，面色萎黄，食少便溏，月经失调。舌质淡，苔薄白，脉细弱。

（5）心胆气虚证。心悸不安，胆怯易惊，恶闻声响，不寐多梦，神疲乏力，气短自汗，食少纳呆。舌质淡，苔薄白，脉弦细。

（6）肾阳不足证。精神疲惫，头昏耳鸣，气短乏力，健忘少寐，面色苍白，阳痿早泄，畏寒肢冷，夜尿多。舌质淡，苔白，脉沉细无力。

3．辅助检查

（1）血常规、大生化、甲状腺功能、性激素六项排除相关疾病。

（2）头颅核磁、脑电图、脑涨落图排除器质性疾病所致睡眠障碍。

（3）匹兹堡睡眠质量指数（PSQI）得分大于7分。

（4）多导睡眠监测：睡眠呼吸监测被认为是诊断各种睡眠障碍的金标准，可为选择治疗方法和评价治疗效果提供参考信息。

（三）治疗方案

1．分证论治

（1）肝气郁结证。

治法：疏肝解郁，宁心安神。

主方：逍遥散（《太平惠民和剂局方》）加减。常用药：柴胡、当归、白芍、白术、茯苓、炙甘草、生姜、薄荷。加减：不寐者，加首乌藤、炒酸枣仁；精神抑郁甚者，加合欢皮；两胁胀痛者，加川芎、佛手。

（2）痰热内扰证。

治法：化痰清热，和中安神。

主方：黄连温胆汤（《六因条辨》）加减。常用药：黄连、制半夏、陈皮、茯苓、甘草、生姜、枳实、竹茹。加减：肝郁者，加柴胡、郁金；热盛者，加栀子、牡丹皮、石菖蒲；失眠少寐者，加酸枣仁、首乌藤。

（3）阴虚火旺证。

治法：滋阴降火，安神定志。

主方：黄连阿胶汤（《伤寒论》）加减。常用药：黄连、黄芩、白芍、鸡子黄、阿胶。加减：肾阴亏虚甚者，可与左归饮合用；心火亢盛者，可与朱砂安神丸合用；心悸甚者，可与天王补心丹合用。

（4）心脾两虚证。

治法：健脾益气，养心安神。

主方：归脾汤（《济生方》）加减。常用药：黄芪、当归、人参、白术、茯苓、甘草、木香、龙眼肉、远志、酸枣仁。加减：心胸郁闷、精神不舒者，加柴胡、郁金、佛手；遇事易惊、夜多噩梦者，加龙齿、生牡蛎、琥珀粉；悲伤欲哭者，加浮小麦、大枣。

（5）心胆气虚证。

治法：益气镇惊，安神定志。

主方：安神定志丸（《医学心悟》）加减。常用药：石菖蒲、远志、茯神、茯苓、龙齿、党参、朱砂。加减：心火炽盛，症见心烦不眠者，加栀子、牡丹皮；心脾两虚者，可与归脾汤合用；心肾不交者，可与交泰丸合用。

（6）肾阳不足证。

治法：温补肾阳，补益心神。

主方：右归饮（《景岳全书》）加减。常用药：熟地黄、山药、山茱萸、枸杞子、甘草、杜仲、肉桂、附子。加减：肢冷者，加淫羊藿、仙茅；不寐者，加炒酸枣仁、百合；泄泻腹痛者，加人参、肉豆蔻；腰膝软痛者，加当归、白芍。

2. 其他疗法

1）中成药。

（1）甜梦胶囊（口服液）：适用于心脾两虚型神经衰弱。

（2）枣仁安神胶囊：适用于心脾两虚型神经衰弱。

2）针刺疗法。针刺时取穴以任督二脉、膀胱经及心经为主，行针宜用虚补实泻的方法。耳针针刺时取神门、心、肾、皮质下、内分泌、交感等耳穴，亦可压籽。

五、惊病

（一）定义

惊病是一种常见的情志失和类神志病。临床以善惊、易惊为主要特征，相当于西医的"精神分裂症""神经症"等疾病。

（二）诊断与鉴别诊断

1. 临床表现

易受惊吓，见人即惊避，闻响即惊，紧张害怕，惕惕然不安，神志恍惚，爱居暗室，时而急躁易怒，乍惊乍喜等。

2. 辅助检查

头颅 CT、MRI 检查排除其他器质性病变。简明国际神经精神障碍交流检查表、简明精神病评定量表、阳性与阴性精神症状评定量表、明尼苏达多相人格测验对本病的诊断有参考作用。

3. 鉴别诊断

惊病当与恐病、怔忡、心悸鉴别。

4. 辨证分型

惊病之辨证以虚实为主。情志不遂，肝郁化火，耗伤阴血，则肝郁血虚易惊。肝郁化火，炼津成痰，痰火上扰脑神而易惊。久病暗耗阴精，阴血亏虚，髓海不足，脑神失养而易惊。心胆气虚，脑神失于决断而处事易惊。

（1）心胆气虚证。心慌易惊，胆怯怕事，语言低微，气短乏力，少眠多梦。舌质淡，苔薄，脉弱。

（2）阴血亏虚证。遇事易惊，不敢出门，虚烦失眠，潮热盗汗，手足心热。舌质红，少苔，脉细。

（3）痰火上扰证。惊而外走，夜寐易惊，噩梦易醒，心烦意乱，急而不怒，口干口苦。舌质红，苔黄厚腻，脉滑数。

（4）心火旺盛证。心烦易惊，周身瘙痒，渴喜冷饮，自语自笑，语笑时惊，面红目赤，小便赤。舌质红，苔薄黄，脉数。

（5）肝郁血虚证。烦躁易怒，遇事易惊，胸胁胀满，情怀不畅，面色爪甲苍白。舌质暗或淡，苔薄，脉细弱。

（三）治疗

1. 治疗原则

惊病的治疗以补虚泻实为总的治疗准则。实者治以清心泻火，豁痰宁神之法；虚者治以益气养阴，补血安神之法。同时辅以疏肝解郁之法。

2. 分证论治

（1）心胆气虚证。

治法：益养心脑，化痰温胆。

主方：四君子汤（《太平惠民和剂局方》）加减。常用药：人参、白术、半夏、陈皮、枳实、竹茹、茯苓、甘草、生姜、大枣。加减：心慌易惊者，加紫石英（先煎）；少眠多梦者，加柏子仁、酸枣仁、生牡蛎。

（2）阴血亏虚证。

治法：填精充髓，养血宁心。

主方：归芍地黄汤（《症因脉治》）加减。常用药：熟地黄、山药、山茱萸、白茯苓、泽泻、牡丹皮、当归、白芍。加减：遇事易惊者，加珍珠母、琥珀粉；潮热盗汗者，加五味子、糯稻根。

（3）痰火上扰证。

治法：清火豁痰，降火舒脑。

主方：黄连温胆汤（《六因条辨》）加减。常用药：黄连、竹茹、枳实、半夏、橘红、茯苓、甘草、生姜。加减：口干口苦者，去枳实、半夏，加生地黄、麦冬、白芍、地骨皮；大便秘结者，加大黄。

（4）心火旺盛证。

治法：清心泻火，凉血宁脑。

主方：泻心导赤散（《医宗金鉴》）加减。常用药：木通、生地黄、黄连、甘草、灯心草。加减：烦躁易惊者，加石决明、牡蛎、钩藤、白芍、珍珠母；口舌生疮者，加淡竹叶、黄芩、黄连。

（5）肝郁血虚证。

治法：养血疏肝，悦脑安神。

主方：丹栀逍遥散（《太平惠民和剂局方》）加减。常用药：当归、白术、柴胡、白茯苓、生甘草、薄荷、牡丹皮、栀子、煨姜。加减：烦躁易怒者，加枸杞子、石斛、女贞子、生地黄；遇事易惊者，加首乌藤；胸胁胀满者，加玫瑰花、白梅花、合欢花；惊而欲狂者，加珍珠母、磁石、朱砂。

3．其他疗法

（1）针灸疗法。针刺时取穴以劳宫、涌泉、大陵、神门、丰隆、足跟穴（经外奇穴，足底后 1/5 处）等穴为主，同时配合灸双侧足三里。

（2）单验方。白果 10 个，红枣 10 枚，冰糖适量，或煎或炖，每晚睡前顿服。

六、悲病

（一）定义

悲病是一种常见的情志失和类神志病，又名善悲。临床以无故悲伤，不能自控为主要特征。相当于西医的"抑郁症""神经症"等。

（二）诊断与鉴别诊断

1．临床表现

情绪低落，无故悲伤，悲痛欲哭，平素遇事易激动流泪，易悲伤，不能自控。

2．辅助检查

头颅 CT、MRI 检查排除其他器质性病变。汉密尔顿抑郁量表、汉密尔顿焦虑量表及明尼苏达多相人格测验对本病的诊断有参考作用。

3．鉴别诊断

悲病当与卑慄、脏躁、郁病鉴别。

4．辨证分型

悲病辨证以虚实为主，主要责之于肺。忧愁思虑，劳伤心肺，气虚心神不安，肺气虚，魄不守而气短而悲；或情志不舒，思虑过度，肝脾失调而悲，进而脾虚生痰，痰浊内阻，蒙塞清窍而悲。

（1）心肺气虚证。善悲欲哭，情绪低沉，心悸气短，失眠多梦。舌质红，苔白，脉象沉细。

（2）肝脾失调证。善悲欲哭，以哭为快，甚则大哭倒地，或悲而易怒，心烦不寐，坐卧不宁，腹胀便溏。舌质红，苔白或少津，脉沉细。

（3）痰浊内盛证。善悲欲哭，表情呆滞，记忆力减退，言语含糊不清，头晕头重，胸膈满闷，或喉中痰鸣，痰多色白质稠，面色灰暗。舌质淡，舌体胖大，舌苔厚腻，脉弦滑。

（三）治疗

1. 治疗原则

悲病的治疗应以补益心肺、调补肝脾为总的治疗原则。虚者治以补心养肺健脾之法；实者治以疏肝解郁、豁痰开窍之法。

2. 分证论治

（1）心肺气虚证。

治法：补益心肺。

主方：四君子汤（《太平惠民和剂局方》）加减。常用药：党参、白术、茯苓、当归、炒枣仁、炙甘草。加减：心悸气短者，加麦冬、五味子；善悲欲哭者，加玫瑰花、佛手、香橼。

（2）肝脾失调证。

治法：疏肝理脾。

主方：柴胡疏肝散（《景岳全书》）加减。常用药：陈皮、柴胡、川芎、香附、枳壳、白芍、茯苓、白术、甘草。加减：不寐者，加百合、酸枣仁、龙眼肉；腹泻者，加薏苡仁、白扁豆。

（3）痰浊内盛证。

治法：健脾涤痰，开窍醒神。

主方：十味温胆汤（《证治准绳·类方》）加减。常用药：半夏、枳实、陈皮、白茯苓、酸枣仁、远志、五味子、熟地黄、人参、甘草。加减：喉中痰鸣者，加葶苈子、白芥子、莱菔子；胸中烦闷者，加薤白；言语含糊不清者，加佩兰、豆蔻、全瓜蒌、贝母。

3. 其他疗法

针刺疗法：心肺气虚者，选灵道、心俞、肺俞、通里、足三里，采用补法。肝郁脾虚者，选章门、期门、足三里、三阴交、中脘、足三里，辅以通里或神门以安神，采用平补平泻法。痰浊内盛者，选丰隆、脾俞、中脘、气海，采用泻法。不寐者，选神庭、四神聪、本神、神门、三阴交等。呆滞者，选水沟、隐白、涌泉；焦虑者，选内关、神门、太渊、三阴交、太冲。情绪低落者，电针百会、印堂。

七、恐病

（一）定义

恐病是一种常见的情志失和类神志病，又名善恐。临床以善恐、恐惧不安为主要特征。相当于西医的"精神分裂症""恐怖性神经症"等。

（二）诊断与鉴别诊断

1. 临床表现

恐惧怵惕，如人将捕之，胆小，触事易惊，终日恐惧，忧思多虑，郁郁寡欢，坐卧不安，不能自止。常伴有健忘，心悸，不寐，多梦且易噩梦纷纭，腰膝酸软，倦怠乏力等。

2. 辅助检查

头颅 CT、MRI 检查排除其他器质性病变。简明国际神经精神障碍交谈检查表、简明精神病评定量表、阳性与阴性精神症状评定量表、明尼苏达多相人格测验对本病的诊断有参考作用。

3. 鉴别诊断

恐病当与惊病鉴别。

4. 辨证分型

恐病辨证以虚者居多，主要责之于肾。久病耗伤，或房劳过度，肾精不足，气血亏虚，脑神失养而善恐；情志不遂，心胆气虚，脑神失于决断而善恐。

（1）肾精不足证。恐惧不安，心慌烦躁，精神不振，腰膝酸软，遗精盗汗，失眠虚烦。舌质红，苔少，脉细弱。

（2）气血两虚证。触事易恐，忧思多虑，郁郁寡欢，身倦乏力，自汗气短，心慌心悸，面色无华。舌质淡，苔薄，脉细弱。

（3）肝胆两虚证。虚怯善恐，胆小易惊，遇事数谋寡断，两胁不舒，坐卧不安。舌质淡，苔薄，脉弱。

（三）治疗

1. 治疗原则

恐病的治疗应以补肾益精、充脑安神为总的治疗原则。治以填髓定志、补益气血、助益肝胆之法为主，辅以疏肝解郁之法。

2. 分证论治

（1）肾精不足证。

治法：补肾益精，充脑安神。

主方：六味地黄丸（《小儿药证直觉》）加减。常用药：生地黄、熟地黄、山药、山茱萸、泽泻、茯苓、牡丹皮、远志、枸杞子、猪脊髓（另炖和服）。加减：遗精盗汗者，加知母、黄柏；崩漏下血者，可与二至丸合用；头晕目眩者，加决明子、龟甲；腰膝酸软者，加怀牛膝、桑寄生。

（2）气血两虚证。

治法：补益气血，填髓定志。

主方：远志丸（《三因极一病证方论》）加减。常用药：远志、石菖蒲、茯神、人参、朱砂（兑服）、茯苓、当归、川芎、白芍、熟地黄、白术、甘草。加减：身倦乏力者，加黄芪；寐不宁者，加首乌藤；心慌心悸者，加麦冬、五味子、牡蛎。

（3）肝胆两虚证。

治法：助益肝胆，健补脑气。

主方：补胆防风汤（《张氏医通》）加减。常用药：防风、人参、细辛、甘草、茯神、独活、前胡、川芎、生姜、大枣。加减：虚怯善恐伴不寐者，加远志、酸枣仁、柏子仁、龙眼肉；两胁不舒者，加白芍、乌梅、木瓜、川楝子、生麦芽、白梅花、玫瑰花。

3. 其他疗法

针刺疗法：针刺时取穴以郄门、神门、肾俞、巨阙为主；耳针取穴以心、肾、脑、神门为主。

八、梅核气

（一）定义

梅核气是一种常见的形神失和类神志病。临床以自觉咽喉部有异物梗塞感，吐之不出，咽之不下为主要特征。相当于西医的"咽部神经官能症""癔球症""咽异感症"等。

（二）诊断与鉴别诊断

1. 临床表现

自觉咽喉部有梅核或炙脔，或其他异物梗塞感，吐之不出，咽之不下，不妨碍饮食，但随情绪波动而变化。

2. 辅助检查

耳鼻咽喉常规检查、鼻咽纤维镜检查、鼻窦 CT、颈部 CT、颈部 X 线、颈部和甲状腺 B 超、X 线食管钡剂、纤维食管胃镜，以及血常规、红细胞沉降率、抗链球菌溶血素 O 试验，以及肿瘤，甲状腺功能检查对本病的诊断有参考作用。

3. 鉴别诊断

梅核气当与虚火喉痹、噎膈、奔豚气等鉴别。

4. 辨证分型

梅核气辨证以虚实为主，以痰气郁结为主要病理特点。实者多由情志不遂，肝郁气结，血行瘀滞；或肝郁横逆犯脾，脾虚津液失布，蕴湿生痰，痰气郁结为患；或气郁化火，痰热上扰所致。虚者多由思虑不解，损及心脾，或五志过极，气郁化火，津伤耗液，虚火上扰所致。初起伤及气分，久病伤及血分，病情缠绵。

（1）肝郁气滞证。咽中有梗阻感，嗳气频频或呃逆，胸胁胀痛，走窜不定，善太息，嗳气则舒，怒则加剧。舌质淡，苔薄白，脉弦。

（2）气滞血瘀证。咽喉不适如有异物堵塞，空咽明显，无碍饮食，胸胁胀痛，妇女月经不调，量少而紫暗。舌质暗，苔薄白，脉细涩。

（3）痰气郁结证。咽中如物梗塞，咯之不出，咽之不下，不妨碍进食，每因情志波动而加重，多疑善虑，胸脘胀满，嗳气叹息，口腻痰黏，咳吐不爽。舌质红，苔薄或腻，脉弦滑。

（4）痰热互结证。咽部似有异物留储，胸胁满闷，烦躁易怒，失眠多梦，咳痰黄稠，口干，便秘。舌质红，苔黄腻，脉滑数。

（5）心脾两虚证。咽中有异物感，不思饮食，口中无味，面白神疲，少气懒言，或时时悲伤欲哭，夜寐不实，易惊醒或惶恐不安，小便清长，大便溏薄。舌质淡，苔白，脉弱。

（6）阴虚火旺证。咽中有堵塞感，咽部干痒甚至疼痛，口渴喜冷饮，手足心热，面色潮红，头晕，耳鸣，口苦，小便黄。舌质红，无苔或少苔，脉细弱或细数。

（三）治疗

1. 治疗原则

梅核气的治疗应以疏肝理气、化痰散结为总的治疗原则。初起多以肝气郁结为首发病机，治宜疏肝理气；进而痰气互结或气血瘀滞或痰热相兼，或以某一病理因素为主，治宜理气活血，清热化痰；后期久病耗伤气血，出现虚实夹杂之候，治宜益气养血，滋阴降火。

2. 分证论治

（1）肝郁气滞证。

治法：疏肝解郁，理气散结。

主方：柴胡疏肝散（《医学统旨》）加减。常用药：柴胡、陈皮、川芎、枳壳、白芍、香附、郁金、菊花、甘草。加减：嗳气反酸者，加旋覆花、代赭石、半夏、黄连、吴茱萸；腹痛、腹泻者，加苍术、厚朴、茯苓、乌药；化热者，加竹茹、全瓜蒌、黄芩、黄连；胸胁刺痛者，加当归、丹参、郁金、红花；脾虚者，加党参、黄芪、升麻、柴胡；肝火上炎而见头痛、目赤、耳鸣者，加菊花、钩藤；热盛伤阴者，加生地黄、麦冬。

（2）气滞血瘀证。

治法：疏肝理气，活血化瘀。

主方：血府逐瘀汤（《医林改错》）加减。常用药：当归、生地黄、桃仁、红花、枳壳、赤芍、川芎、柴胡、桔梗、郁金、威灵仙、山豆根、甘草。加减：郁而化热者，加竹茹、全瓜蒌、黄芩、黄连；脾虚者，加党参、黄芪、升麻、柴胡。

（3）痰气郁结证。

治法：疏肝理气，化痰散结。

主方：半夏厚朴汤（《金匮要略》）加减。常用药：制半夏、厚朴、茯苓、生姜、紫苏叶。加减：湿浊中阻者，加香附、佛手、苍术；化热者，加竹茹、全瓜蒌、黄芩、黄连；脾虚者，加党参、黄芪、白术。

（4）痰热互结证。

治法：清热化痰，疏肝理气。

主方：温胆汤（《外台秘要》）加减。常用药：竹茹、枳实、半夏、陈皮、茯苓、甘草、生姜、菊花、黄芩。加减：失眠者，加首乌藤、合欢皮；盗汗者，加浮小麦、糯稻根；热势较甚，大便秘结者，加龙胆草、大黄、瓜蒌仁。

（5）心脾两虚证。

治法：健脾养心，补益气血。

主方：归脾汤（《济生方》）加减。常用药：白术、当归、茯苓、黄芪、远志、龙眼肉、酸枣仁、人参、木香、炙甘草。加减：心胸不舒者，加郁金、佛手；血虚生风者，加当归、生地黄、珍珠母、钩藤；躁扰失眠者，加酸枣仁、柏子仁、茯神、制何首乌等。

（6）阴虚火旺证。

治法：滋阴降火，理气利咽。

主方：知柏地黄丸（《医方考》）加减。常用药：知母、黄柏、熟地黄、山茱萸、山药、牡丹皮、茯苓、泽泻、木蝴蝶、玄参。加减：盗汗者，加浮小麦、糯稻根；心肾不交者，加黄连、肉桂；遗精者，加芡实、莲须、金樱子。

（四）其他疗法

1. 单方验方

耿鉴庭验方：六花汤（白梅花6g，佛手花4g，玫瑰花6g，金莲花6g，木香花瓣3g，荠菜花10g，陈萝卜叶12g）。

李振华验方：理气消梅汤（白术10g，茯苓15g，陈皮10g，半夏10g，香附10g，厚朴10g，紫苏叶10g，牛蒡子10g，桔梗10g，山豆根10g，射干10g，木香6g，麦冬12g，甘草3g）。

张赞臣验方：白梅利咽汤（生白芍9g，绿萼梅4.5g，南沙参10g，百合9g，桔梗4.5g，射干4.5g，生甘草3g）。

2. 中成药

（1）盐酸川芎嗪注射液：静脉滴注，适用于气滞血瘀型和痰瘀互结型梅核气。

（2）复方丹参注射液：皮下注射，适用于气滞血瘀型和痰瘀互结型梅核气。

（3）甜梦胶囊（口服液）：口服，适用于心脾两虚型梅核气。

3. 药茶

六花利咽茶：菊花20g，金银花20g，红花10g，玫瑰花20g，白梅花20g，佛手花20g，胖大海20g，麦冬20g，陈皮20g。上药混合后，每次20g。开水浸泡15分钟左右，代茶频服。

4. 针刺疗法

针刺时取穴以天突、廉泉、膻中、内关、丰隆、行间为主。肝郁气滞者，加太冲、阳陵泉、期门；肝胃不和者，加太冲、三阴交；气滞血瘀者，加太冲、血海、膈俞；痰气郁结者，加脾俞、中脘；痰热互结者，加内庭、曲池；痰瘀互结者，加脾俞、血海；心脾两虚者，加神门、膈俞、血海、足三里；阴虚者，加三阴交、太溪、神门；阳虚者，加神阙、关元、命门、肾俞。

5. 耳穴敷贴

耳穴选用肝、脾、咽喉、神门、肾、心。用中药磁珠或王不留行籽贴于选好的耳穴上，嘱患者自我按压的同时配合做吞咽动作，每日揉按3～5次，每次3～5分钟，每3天更换1次，10天为1个疗程，两耳交替使用。

第五章

中医治未病临床病案集锦

第一节 亚健康与病前状态病案

一、慢性疲劳

[病例一]

患者梁某，女，46岁，2022年3月24日于门诊以"易疲倦乏力半年余"为主诉初诊。来诊症见：疲劳乏力，下肢尤甚，腰背酸痛，午后明显，经休息后能缓解，胃纳可，眠差，多梦，小便正常，大便干稀不调，平素月经量少色暗。查体：面色泛红，舌暗红，苔薄黄，脉濡缓。

干预过程：

中医诊断：不适和疲劳。

中医证型：气虚湿阻兼血瘀。

中医治法：益气健脾，活血通络。

初诊方药：补中益气汤和桃红四物汤合方加减。

黄芪 20 g	人参 6 g	当归 6 g	白术 6 g
陈皮 6 g	炙甘草 6 g	柴胡 6 g	黄芩 6 g
升麻 6 g	姜半夏 6 g	熟地黄 9 g	白芍 9 g
川芎 6 g	苍术 6 g	黄柏 6 g	桃仁 6 g
红花 6 g	茯苓 6 g		

7剂，水煎服。同时予针刺加健脾脐灸辅助治疗。

2022年4月6日二诊：诉疲劳症状明显缓解，下肢无乏力感，夜晚睡眠恢复正常，大便成形。效不更方，守上方5剂。

2022年4月18日三诊：上证均得到明显缓解，要求开中药调理一下体质状态。

按：患者为中年女性，平素疲劳乏力，腰酸背痛，下肢尤甚，大便易不成形，舌质暗，脉濡缓，结合体质辨识、疲劳状态评估考虑患者为长期以气虚夹瘀体质为主，属于现代医学的"慢性疲劳综合征"，中医学称之为"虚劳"。肢体乏力引起的疲劳与脾脏有较为密切的关系，脾失健运，气血生化不足，四肢百骸失去濡养，加之岭南湿温多雨，易为湿阻，故见疲劳困倦，下肢尤甚等症；气为血帅，血的运行依赖于气的推动作用，脾气虚弱，无力推动，使血行迟缓而瘀阻体内，故腰酸背痛，月经量少色暗，舌质较暗。

《素问·至真要大论》曰"劳者温之""损者温之"，故本案应用李东垣《脾胃论》之补中益气汤，补中益气，补气养血，结合桃红四物汤养血活血，两方相合，共奏补中益气，养胃健脾，活血行血补血之功。针灸和中药汤剂都是中医的常见疗法，健脾脐灸与针刺相结合，可达到温经通络、温补中焦、行气除湿的功效。取穴以足阳明胃经、任脉及足太阴脾经为主，这三条经脉主治脾胃疾病，可调理中焦脾胃，条畅气血，其中足三里、天枢穴为足阳明胃经穴位，可调理脾胃、补中益气、通经活络；三阴交、阴陵泉、太白为足太阴脾经穴，可益气健脾祛湿；结合健脾脐灸对脐周上述三条经脉进行刺激，可温补脾胃、行气活血，缓解疲劳。

本案患者服药及治疗后疲劳乏力症状即缓解。补中益气汤是治疗慢性疲劳综合征脾虚证的经典方，然仔细辨证，该患者除气虚证外，气虚血运不畅所致气虚络瘀见证亦较明显，且患者气虚夹瘀之体质属于长期状态，切不可掉以轻心，故应按上法加减继续调养，以巩固疗效。

[病例二]

患者黄某，女，37岁，2021年6月10日于门诊以"自觉疲劳乏力2年"为主诉初诊，休息不能缓解，疲劳严重影响社会功能，日常活动减少过半。疲劳白天明显，早晚略轻，运动后稍有缓解。身体两侧疲劳感不一致，左半身疲劳感较右半身重，同时伴反复左侧肩颈痛、左侧头痛、左侧舌部麻木不适。月经色淡量少夹有血块，经期乳胀、小腹坠胀。间有目眩，情志不畅，心烦善怒，健忘，纳一般，便调，眠安。末次月经2021年6月5日。2020年5月13日头颅CT检查示"未见异常"，颈椎CT检查示"颈椎生理弯曲变直，部分椎体及椎小关节轻度骨质增生"。

干预过程：

状态评估：

2021年6月10日初诊检查如下。疲劳自评量表（FSAS）：重度疲劳。症状自评量表（SCL-90）：焦虑、抑郁因子轻度异常。体质测评：血虚气郁质。

中医诊断：懈怠。

中医证型：肝气虚弱，郁结不舒。

中医治法：疏肝解郁，益气活血。

2021年6月10日初诊：适逢月经干净，疲劳尤重；神疲声低，语速较缓，舌淡红苔薄白，脉细弦；四诊合参，辨证为肝气虚弱、郁结不舒。

初诊方药：升肝舒郁汤加栀子。

黄芪 30 g	当归 10 g	知母 15 g	柴胡 5 g
醋乳 15 g	醋没 15 g	川芎 5 g	炒栀子 5 g

7剂，水煎服。内外合治，内服中药，配合传统外治法。

2021年6月17日二诊：疲劳缓解20%，虽无覆杯之效，却是屡屡寻医问药效果最好的一次。既然从肝虚论治初有成效，且加大补肝气力度以观其变，遂将黄芪加量至50 g。少佐栀子有一举两得之意，一则除烦，二则取其苦寒下行之性，削弱黄芪升阳之弊。秦艽味苦、辛，性平，功效为祛风利湿，善治身体上部疼痛。加秦艽有一石三鸟之妙，一则祛除时令暑湿，二则针对治疗患者头肩痛，三则秦艽为风药，用风药调肝。"风气通于肝"，风药能顺应肝木条达升发之性，可散可升，通行肝络，开郁散结，不若行气疏肝之青皮、香附类，只疏不升，且性燥易耗气，有违与本方以补为通之立意。

方药：

黄芪 50 g	当归 15 g	知母 15 g	柴胡 5 g
醋乳香 15 g	醋没药 15 g	川芎 5 g	炒栀子 10 g
秦艽 10 g			

7 剂，水煎服。

2021 年 6 月 24 日三诊：因疫情管控不便，患者微信复诊，喜诉疲劳缓解 5 成，左侧身体疲劳感缓解明显，且左侧肩颈痛、头痛、舌麻等不适也同步减轻，身轻神爽，心情愉悦，做事效率倍增。嘱按照前方在当地医院取药 2 周，服后复诊。

方药：守方 14 剂。

按：慢性疲劳综合征（简称慢疲）的发病率显著低于亚健康疲劳状态，其疲劳的严重程度、复杂程度及治疗难度均明显高于亚健康疲劳状态。慢疲的疲劳特征为休息不能缓解的疲劳，疲劳导致日常活动减少一半以上，同时伴有疼痛、情绪、认知等方面症状。临床研究表明持续 2 年以上的慢疲干预难度显著增加。

疲劳在中医古籍中被描述为"懈惰""懈怠""四肢劳倦""四肢不欲动"。《素问·六节藏象论》中载"肝者，罢极之本"，指出肝司运动，肝主筋，若筋脉失养、筋力不健，则引起疲劳，加之慢疲多有情绪症状，因此从肝论治慢疲是常见思路。对于肝的病理证候，历来医家较多关注肝的实证，如肝气郁滞、肝火上炎等，对肝的虚证认识仅限于肝阴虚、肝血虚证，而对肝气虚证所论甚少。

张锡纯主张肝主气化，通达元气，因此肝之气化失职并非仅有气机塞滞，亦可因化源不足而出现肝气亏虚。气机塞滞属实证，治疗在于疏通气机，而肝气亏虚，则应虚补肝气。

张锡纯所说的肝气虚证的主要表现有腹胀、脘腹冷痛，便溏；或腰腿及四肢疼痛，左半身必觉有不及右半身处，卧时不敢向左侧，坐时左半身下坠；或小便难，滴沥不畅；或妇女阴挺；带下色白清稀量多；或有寒热等。肝气虚，气化不利，木不疏土，首先影响脾胃；肝气虚，气机下陷，脏器下垂。此外，最为特征性的表现为肝气虚引起的很多症状都是以身体左侧症状较为明显，这是因为肝虽居于右，但其气先行于左，肝气虚的患者往往左侧身体不适，甚至脉象上也呈现出"左脉微弱不起"的特点，这也是肝气虚的辨证眼目之一。

肝气虚为肝阳不振、气机不畅所致，张锡纯治疗肝气虚常采取温补肝气、补中寓通之法。以补为通是张锡纯治疗肝病的理论特色之一。他虽主张疏通肝气，但忌用散法、泻法，以免徒伤肝气。平肝之法、升散之法、柔肝之法亦不可过量、久用，防止其耗伤气血。"过平则人身之气化必有所伤损也""升散常用，实能伤气耗血，且又暗伤肾水以损肝木之根也""润药屡用，实与脾胃有碍"。

张锡纯补肝气之虚首选黄芪，重用补肝，少佐理气或温通之品，其意在补肝气、振奋肝阳。代表方为升肝舒郁汤（生黄芪 6 钱，当归 3 钱，知母 3 钱，柴胡 1 钱 5 分，生明乳香 3 钱，生明没药 3 钱，川芎 1 钱 5 分），主治肝气虚弱、郁结不舒。肝属木，喜生发条达，黄芪之性温而上行，用黄芪补肝有同气相求之理。黄芪味微甘，归肺、脾、肝、肾经，为补药之首，可补全身亏虚之气，兼能升气通气。

临证切忌但见疲劳辨证气虚便用补气，但见情志不畅辨证肝郁便用疏肝，如此直线思维，焉得中医之妙哉！

二、失眠

患者，女，65 岁，2021 年 10 月 8 日就诊，患者因"失眠 10 余年，加重 1 周"就诊。患者长期失眠，自诉每晚最多睡 3～4 小时，甚至彻夜未眠，白天疲倦乏力，纳差，消瘦，大便稀，小便正常。间断服用阿普唑仑，服药时尚可入睡，停药后仍失眠，否认情绪压抑、焦虑等问题。为寻求中医治疗，遂来就诊。既往有胃痛病史。舌淡暗，苔白腻，脉弦细。

干预过程：

中医诊断：不寐（心脾两虚）。

中医证型：心脾两虚。

中医治法：健脾益气，补血养心安神。

初诊方药：归脾汤加减。

党参 15 g	茯神 15 g	丹参 10 g	制远志 10 g
当归 10 g	木香 5 g（后下）	柏子仁 10 g	大枣 10 g
白术 10 g	合欢皮 10 g	甘草 5 g	

7 剂，水煎服，每日 1 剂。配合心理治疗，交代患者积极运动，按规律服药。

2021 年 10 月 25 日二诊：用药后患者睡眠略有好转，精神状态较之前好转，舌仍觉纳差。上方加山药 15 g、黄芪 15 g，7 剂，水煎服，每日 1 剂。

2021 年 11 月 3 日三诊：患者睡眠及胃口较之前明显好转。继续守方。

按：患者既往长期胃痛，脾胃素虚，生化不足，心失所养而致失眠，故以归脾汤加减养血宁心、益气健脾，药证相符，故效果明显。

《难经·四十六难》中描述老人不寐的病机："老人血气衰，肌肉不滑，荣卫之盗涩，故昼日不能精，夜不得寐也。故知老人不得寐也。"最早提出不寐这一病名。同时《症因脉治·内伤不得卧》中曰："心血虚不得卧之因，曲运神机，心血耗尽，阳火旺于阴中，则神明内扰，而心神不宁，不得卧之症作矣。"本案主因脾胃素虚，生化不足，心失所养而致失眠。无邪而不寐者，必营气之不足也。营主血，血虚则无以养心，心虚则神不守舍，故或为惊惕，或为恐畏，或若有系恋，或无因而偏多妄思，以致终夜不寐，及忽寐忽醒而为神魂不安等症，皆宜养营养气为主治。若思虑劳倦伤心脾，以致气虚精陷而为怔忡惊悸不寐者，宜归脾汤。

本案所选归脾汤源自《重订严氏济生方》，方中四君子汤补气健脾，使脾胃强健，则气血自出、气能统血为主药；当归补血，为辅药；柏子仁、远志养心安神，木香理气醒脾，使补而不滞，均为佐药；大枣、甘草调和营卫，为使药。诸药合用，共奏益气健脾、补血养心之效。

三、眩晕

患者李某，女，58 岁，2022 年 3 月 10 日来诊，诉近 1 年来，自觉头重而晕，胸胁满闷，痰多，恶心欲吐，站立不稳，脚下踩棉花样，饮食少，曾在当地就诊，予活血通络通血管药物，改善脑循环，效果不明显，遂来就诊。来诊症见：头晕，脚下站立不稳，精神疲倦，口干，恶心，纳差，眠差，大便稀，小便可。查体：舌体胖，有齿痕，苔白腻，脉滑。

干预过程：

中医诊断：眩晕。

中医证型：痰饮中阻，清阳不升。

中医治法：温阳化饮，降逆化浊。

初诊方药：苓桂术甘汤加减。

| 茯苓 25 g | 白术 20 g | 桂枝 10 g | 炙甘草 10 g |
| 陈皮 15 g | 法半夏 15 g | 生姜 15 g | |

2022 年 3 月 17 日二诊：眩晕减轻，不恶心欲呕，脚下力量增加，站立行走较前稳，大便稀溏有所好转。

方药：

茯苓 25 g	白术 20 g	桂枝 10 g	炙甘草 10 g
怀牛膝 15 g	陈皮 15 g	法半夏 15 g	生姜 15 g
泽泻 20 g			

7 剂，每日 1 剂，水煎温服，每日 2 次。

2022 年 3 月 24 日三诊：上证均得到明显缓解，要求开中药调理一下体质状态。

再守上方 3 剂，眩晕症状消失，整个人感觉清爽不少。

按：《伤寒论·辨太阳病脉证并治中》第 67 条曰："伤寒若吐、若下后，心下逆满，气上冲胸，起则头眩，脉沉紧，发汗则动经，身为振振摇者，茯苓桂枝白术甘草汤主之。"《金匮要略·痰饮咳嗽病脉证并治》曰："心下有痰饮，胸胁支满，目眩，苓桂术甘汤主之。"此患者表现为头晕、昏沉感，有时恶心，便溏，舌淡红润，此症状群符合上述条文。究其原因，患者脾阳亏虚，不能温化水饮，饮邪上犯扰及清窍，故发头晕、昏沉。水湿不化、下注肠道则发为便溏。舌淡红润提示水饮不化。

苓桂术甘汤中桂枝辛温通阳，化气行水；茯苓淡渗利水，健脾宁心，桂枝与茯苓合用，能通阳化气、畅利三焦；白术健脾燥湿，与茯苓淡渗利水合用，是常用健脾利水的药对。因患者时有恶心，故加半夏以降逆止呕。二诊时药已中的，再加泽泻，与白术配伍为泽泻汤，有《金匮要略·痰饮咳嗽病脉证并治》"心下有支饮，其人苦冒眩，泽泻汤主之"之意，泽泻汤加强利水渗湿之作用。但缓解头晕等症状迅速。

心下有痰饮，何以会引起眩晕？这个问题，尤在泾的解释是："水饮之邪，上乘清阳之位，则为冒眩。"程林的解释是："支饮留于心膈，则上焦之气浊而不清，清阳不能走于头目，故其人苦冒眩也。"陆渊雷说："胃有蓄水，故胸胁支满，目眩，当因自家中毒之故。"综观各家的意见，多数认为是由于"清阳不升，浊阴不降"所引起的。所谓"清阳"是指水谷之精微，即饮食物中的营养成分；所谓"浊阴"，是指胃中饮食不消化而产生的病理产物，如痰、饮、湿等（清阳主升，浊阴主降，清升浊降，是正常的生理状态）。若饮食失节，损伤脾胃，是脾胃气虚，运化功能减退，不能腐熟水谷，化生精微（清阳）而上升于肺，由肺而输布全身，营养机体，必然会聚湿成痰成饮（浊阴），阻滞中焦而不下泄，于是形成"清阳不升，浊阴不降"的病理状态。由于头目得不到水谷精微的濡养灌溉，势必发生头昏眼花，这就是心下有痰饮而引起眩晕的发病机理，因此治疗由痰饮中阻，清阳不升，浊阴不降而导致的眩晕，必须着眼中焦，化痰涤饮，使清升浊降，头目自能清爽而眩晕自除，此即《素问·阴阳应象大论》所谓"治病必求于本"之意。

水饮内停是中医常见病理现象，有形之水饮常趋于下，停滞于膀胱、肠道、下肢等，无形之水气常逆于上，凌心犯肺、上蒙清窍等。水饮内停的病因、病位及兼夹证不同，则治疗也不尽同，其治疗原则当遵仲景"病痰饮者，当以温药和之"，具体治法可据证采用温阳、行气、开表、利水、通络等方法。本案为脾失健运，水饮内停，水气上逆，凌心蒙窍，则头晕昏沉，恶心舌润；水湿下趋肠道则便溏；脾不散津，津液不能有效输布，故眼干脉细。一诊用苓桂术甘汤合小半夏汤，培土利水，降逆和胃；二诊时胃气已和，加强淡渗利水功能，用苓桂术甘汤合泽泻汤，加怀牛膝引药引水下行，效果理想。

四、脱发

患者黄某，女，28岁，2022年2月23日于门诊以"脱发2年"为主诉初诊。询问既往病史，得知患者3年前自怀第一胎时就开始脱发，直至第一胎产后脱发越发严重，1年半前怀第二胎时脱发持续加重，现第2胎产后2月余，脱发未见好转，持续加重。来诊症见：头顶部头发几乎脱落80%，毛囊稀疏，枕部头发存在，腰酸，无疼痛，疲劳感明显，面色少华，无口干口苦，无汗出，纳可，二便正常，产后未哺乳，月经未来潮。查体：舌淡暗苔薄白，脉沉细无力。

干预过程：

中医诊断：脱发。

中医证型：血虚血瘀，肝肾不足。

中医治法：温补肝肾，养血活血。

初诊方药：六味地黄丸合四物汤加减治疗。

熟地黄 15 g	山药 20 g	山茱萸 20 g	盐菟丝子 15 g
续断 10 g	淫羊藿 10 g	当归 10 g	白芍 10 g
川芎 10 g	制何首乌 25 g	茯苓 15 g	丹参 15 g
升麻 10 g	黄芪 20 g		

14剂，水煎服用。同时予梅花针1周1次，并用鲜姜汁涂抹局部。

2022年3月14日二诊：第1次梅花针后，用鲜姜汁涂抹局部，头顶毛囊明显增加；

第2次予梅花针后，头顶头发开始生长，腰酸好转，效不更方，守上方14剂，继续按疗程治疗。

2022年3月28日三诊：上证均得到明显缓解，继续予梅花针及局部鲜姜汁治疗，中药继续首前方。

2022年4月11日四诊：患者诸症缓解，头顶头发明显增多（图5-1），前额发际线下移，继续守前方治疗。

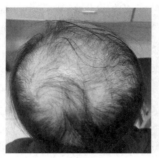 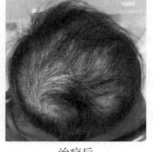

治疗前　　　　　　　　　　　　治疗后

图5-1　脱发治疗前后对比

按：患者为青年女性，既往有产后脱发病史，临床上脱发常见的体质则多以气虚质、气郁质、血瘀质为主。而产后女性体质则是以多虚多瘀为主。从本案患者面色少华、舌质淡暗苔薄白、脉沉细无力等可分析患者的目前体质应以血虚质、血瘀质或气虚质为主。患者第1次孕产时未及时养护，导致气血亏损，后再次怀孕，产后失养，气血进一步亏虚，造成肝肾精血乏源。血虚易生风，气血不足亦致血瘀，导致脱发进一步加重，并出现腰酸、疲倦乏力等症，第二胎产后未哺乳，月经2个月未来潮更进一步说明肝肾亏损严重。

患者产后失养，肾精亏虚、肝血不足，血虚易生风，气血不足亦致血瘀，风邪上扰巅顶，瘀阻经络，毛发失于濡养而脱落。故辨证为血虚血瘀、肝肾不足。治法当养血活血，滋补肝肾。

脱发在《黄帝内经》称"毛拔""毛坠"，《难经》称"毛落"。《诸病源候论》载："冲任之脉，为十二经之海，谓之血海……若血气衰弱，经脉虚竭，不能荣润，故须发秃落。"发者，血之余，肝藏血，故发为肝血所主。若肝血亏虚，不能上荣头面则须发失养易于脱落。中医有肝肾同源之说，故治疗脱发首当益肾养血。

本案患者产后失养，肾精亏虚、肝血不足，导致血虚生风致瘀，风邪上扰巅顶，瘀阻经络，毛发失于濡养而脱落。因此，治疗脱发应注重益肾养血、活血化瘀。本案遣方用药时考虑患者产后血虚和肝肾不足并存，故制何首乌补肝肾、益精血为君药。补肾之品熟地黄、山药、山茱萸、菟丝子、续断、淫羊藿和益气养血的当归、芍药、川芎、炙黄芪为臣药，寓有六味地黄丸和四物汤之意，诸药合用成为肝肾气血同补之剂。当归、芍药、川芎、茯苓、丹参合用共奏养血活血之功，暗合当归芍药散之意，共为佐药；王清任云"无病脱发，亦是血淤"，治宜活血化瘀以生发固发，可用当归芍药散、血府逐瘀汤等，临证时治脱发，在辨证方中选加适当的活血化瘀之品，也增疗效。升麻益气升阳为使药，引诸药上行头面。

梅花针是古代九针中的"馋针"，它是由《黄帝内经》中"浅刺"针法而改进、创造出的一种疗法，对于很多疾病具有独特的疗效。梅花针为丛针浅刺法，是我国古代"半刺""浮刺""毛刺"等针法的发展。通过梅花针叩刺局部皮肤调整孙络、络脉和经脉的脏腑功能，加上含有姜辣素、姜烯油等成分的鲜姜汁，共奏疏经通络，调畅气血之功。故本案联合运用梅花针及鲜姜汁治疗病变部位，着手疏通局部经络，再结合补肾养血祛瘀的中药来改善病变部位周围的环境，发挥皮部反应区域的正常作用，疗效显著。

本案患者有明显产后血虚的病史，精血同源，故益精养血是治疗时的必然原则，体现了治病求本的治疗大法。

五、头汗

汗症是指人体阴阳失调、营卫不和、腠理开合不利而引起汗液外泄的病症，在临床及日常生活中很常见，根据汗出的表现，一般可分为自汗、盗汗、绝汗、战汗、黄汗等。历代医家对于汗症的辨证论治亦多从汗症临床常见病症着手，如自汗多因营卫不和，脾胃气虚，盗汗多因阴虚火旺，心血不足等。而明代张景岳在《景岳全书》中提及"自汗、盗汗亦各有阴阳之证，不得谓自汗必属阳虚，盗汗必属阴虚也"，故亦有阳虚盗汗，阴虚自汗之说，更增加了汗症病机的复杂性。就自汗与盗汗二症来讲，有的单见其一，有的二者并见；有的全身出汗，有的仅见头汗出或半身出汗，加之汗症临床纯实证或纯虚证较少见，多是虚实夹杂，故汗症病机错综复杂，辨治难度较大。今分享一例白虎加人参汤治疗多年头汗出的病例，探讨汗证病机的同时，分析组方用药，以期为大家临症提供思路。

患者，女，34岁，反复头面部伴胸背部大汗多年，饭后及活动后明显，汗流浃背如雨下，伴口渴，喜冷饮，平素爱食肉类，大便时烂，舌红，苔薄，脉滑。曾先后服用过玉屏风散、桂枝汤、葛根汤、白虎加人参汤加减，均未显效。

干预过程：

中医诊断：汗证。

中医证型：阴虚内热。

中医治法：清热止汗，生津止渴。

初诊方药：白虎加人参汤加减。

生石膏 50 g	知母 30 g	炙甘草 10 g	粳米 20 g
人参 15 g	天花粉 30 g	麦冬 25 g	黄连 10 g
黄芩片 10 g			

3剂，每日1剂，水煎服，每日2次。

药后头汗明显减少，上半身仍有少量汗出。

按：本病例患者，因平素爱食肉类，使阳明经胃热郁内。《素问·经脉别论》云："饮食饱甚，汗出于胃；惊而夺精，汗出于心；持重远行，汗出于肾；疾走恐惧，汗出于肝；摇体劳苦，汗出于脾。""头为诸阳之会"，热越头面，迫津外泄，故出现头面汗出，尤其在进食后引动内热时，阳明热盛，邪热郁蒸则汗出更甚，久则耗气伤津，故口渴喜冷饮，热迫大肠，所以时常大便烂，治宜清热止汗，生津止渴，方用白虎加人参汤加减，药后头汗明显减少。白虎加人参汤出自《伤寒论》，方中石膏清热解肌、透热出表；人参大补元气、补脾益肺、复脉固脱、生津止渴；粳米健脾和胃、益气生精、除烦止渴；知母清热养阴，与石膏相配，以增强清热止渴除烦之功效；生甘草止咳化痰、泻火解毒，配石膏可祛邪不伤正、甘寒生津，配粳米能护养胃气。诸药合用共奏清热止渴、益气生津之功效。

值得一提的是，前医也曾用过白虎加人参汤加减，未曾见效，为何再用却效如桴鼓？对比前后发现，原来玄机在于石膏用量，前医石膏用量仅 30 g，此次石膏用量为 50 g，并加入黄连、黄芩增强清热之力，方才显效。由此可见同用石膏，剂量大小是起效的关键，赖海标教授常说石膏需要重用才能显效，张仲景在白虎汤中所用石膏量为一斤。事实上，从《神农本草经》开始，古代医家就认识到生石膏具有清热的功效，被列为中品，为清解气分实热的首选药，因其味辛、甘，性大寒，又被列入峻药和猛药，一度被医家们畏惧。近代医家对石膏的用量也有不同见解，多提出石膏重用才能显效。仝小林白虎汤中重用生石膏，用于糖尿病及糖尿病酮症酸中毒见大热、大渴者，为 120～500 g。仝小林教授认为石膏并非大寒之药，之所以把它列为寒药，是因它发汗作用强，汗出而身凉，故临床上用生石膏治疗热病时把它当作发汗药，而不是寒凉药，为 30～120 g，最多可用至 300 g，对于流行性出血热、严重急性呼吸综合征（Severe acute respiratory syndrome，SARS）等急进性高热疾病效果显著。赖海标教授曾诊治一日饮水 23 L 的口渴患者，每剂石膏用到了 100 g，仿民国张锡纯用法，要求患者 60 g 入煎剂，40 g 石膏粉直接冲水口服或用雪梨片蘸石膏粉吃，效果卓著。

中医讲究理、法、方、药，明确发病机理是治病的前提，确定治法治则是处方用药的方向，同时精准的组方遣药也是起效的关键。中医界盛传的"重剂起沉疴""中医不传之秘在于量"等话不无道理，同一种药物，有时用量不同，功能主治就不一样，临床效果就会差别很大，有时甚至会产生相反的效果，所以深入挖掘药物的剂量和效用之间的关系是提高临床疗效至关重要的环节。

六、口腔及外阴溃疡

患者郝某，女，57 岁，2019 年 8 月 30 日于门诊以"反复发作性口腔及外阴溃疡 1 周"为主诉初诊。询问既往病史，患者口腔及外阴溃疡病史 10 多年，发作频率为 2～3 次/月，曾在市人民医院诊断为白塞综合征，经多方治疗，仍反复发作，时而加重，遂来我院寻求中医治疗。来诊症见：形体偏瘦，面色少华，口腔、舌体及外阴溃疡疼痛，外阴瘙痒疼痛，行走困难，倦怠乏力，头晕眼花，五心烦热，腰膝酸软，劳累时尤甚，双目干涩，视物不清，鼻干、口干，夜间甚。纳可，失眠噩梦多，二便调，舌红，苔薄黄，脉沉细略数。

干预过程：

中医诊断：狐惑病。

中医证型：阴虚火旺证。

中医治法：清热解毒养阴以治标，兼顾渗湿醒脾。

初诊方药：

土茯苓 30 g	百合 30 g	乌梅 15 g	北沙参 15 g
麦冬 15 g	生地黄 15 g	金银花 15 g	当归 10 g
栀子 10 g	淡竹叶 6 g	黄连 10 g	黄芩 10 g
生石膏 20 g	生甘草 10 g		

7 剂，水煎服，每日 1 剂。

2019 年 9 月 7 日二诊：口干、眼干、头晕眼花、口腔及外阴溃疡均减轻，时有自汗盗汗，余无不适，脉沉细少力。效不更法，前方去沙参、金银花，易为太子参 20 g，继加炒麦芽 15 g、炒六神曲 10 g，渐加益气健脾之力。10 剂，水煎服，每日 1 剂。

2019 年 9 月 17 日三诊：10 剂药后前症继续减轻，口腔及外阴溃疡基本消失，脉沉细较前略有力。于溃疡貌轻时减少清热解毒药，注重调理阴虚气虚状态。去黄连易为黄芪 15 g、党参 20 g。10 剂，服法同上。

2019 年 9 月 28 日四诊：复发舌面多处溃疡，脉象虽沉却已明显有力。正气虽健，溃疡又发，故暂停益气，专攻阴虚有热，方药调整为：

土茯苓 20 g	百合 30 g	乌梅 15 g	天冬 10 g
石斛 20 g	酒女贞子 20 g	墨旱莲 20 g	炒牛蒡子 20 g
皂角刺 20 g	升麻 10 g	白芷 15 g	桔梗 15 g
黄连 15 g	炒酸枣仁 20 g	赤芍 15 g	

10 剂，水煎服，每日 1 剂。方中增牛蒡子、皂角刺等专病专药，用"二至丸"加强养阴，佐升麻、白芷、桔梗等引经药将药力引入头面。

2019 年 11 月 5 日五诊：

溃疡已愈，仍有少许口眼干燥、头晕眼花、乏力，自汗盗汗，腰酸软，睡眠差，嘱患者开始服用膏方调理体质，巩固疗效。

方药：土茯苓 300 g、百合 300 g、知母 150 g、乌梅 150 g、北沙参 150 g、麦冬 150 g、天冬 100 g、酸枣仁 100 g、熟地黄 100 g、生地黄 150 g、金银花 150 g、当归 100 g、栀子 100 g、淡竹叶 60 g、黄连 100 g、黄芩 100 g、五味子 50 g、石斛 200 g、女贞子 100 g、墨旱莲 150 g、茯苓 300 g、白芍 60 g、山药 100 g、炒白术 100 g、炒神曲 100 g、麦芽 300 g、鳖甲 100 g、龟甲胶 100 g、阿胶 100 g、蜂蜜 250 g，加工成膏方。每日 2 次，每次 20 g，白开水调匀，饭后半小时服用。连服 2 月，至今未复发。

按：鉴于"狐惑病"初期予以辨证治疗往往能取得一时疗效，但易复发，缠绵难愈，该患者患病 10 余年，笔者今次采用"三辨模式"即"辨体—辨病—辨证"相结合的诊疗思维，以体质、疾病、证候三者之间的相互关系为前提，依据"体病相关"和"体质可调"理论，来进行辨体论治。

体质的相关理论早在《黄帝内经》中有所体现，如《灵枢·百病始生》提到："风雨寒热，不得虚，邪不能独伤人，卒然逢疾风暴雨而不病者，盖无虚，故邪不能独伤人。此必因虚邪之风，与其身形，两虚相得，乃客其形。"说明体质与疾病的发生有密切关系。故患者初诊时即对其进行体质辨识，辨识结果为阴虚夹气虚质。阴虚体质是由于体内津液精血等阴液亏少，以阴虚内热为主要特征的体质状态，易发阴亏燥热的病变，或病后易表现为阴亏症状。王琦教授也认为，复发性口腔溃疡的体质因素是以湿热体质为主或兼夹阴虚体质，湿热或阴虚体质既是口腔溃疡发病之根，也是其复发之本。因此治法应以舒肝健脾、养正去邪、导泄郁热为主，方用老中医朱良春教授自拟的土苓百合梅草汤加减，方中重用百合以清心润肺，益气安神；土茯苓甘淡健脾培阴土，合北沙参，麦门冬清肺益胃补阳土；"盖肝最不平……，敛之则平，敛肝之功，擅之乌梅"，故重用乌梅；本方有生地黄、甘草、淡竹叶取局方"导赤散"之意，导赤散用生地黄，乃治虚邪，虚邪责之水不足，壮水以制火。淡竹叶甘淡寒，《药品化义》云："气味俱清且专清心气，味淡利窍，使心经热血分解，又气清入肺，是以清气分之热，非淡竹叶不能。"此方集敛肝舒土、滋水涵木、清金制木、培土抑木四法于一炉，围绕肝木，以平主要矛盾，更兼顾脾肺。

二诊、三诊随着病情稳定逐渐减少清热解毒之品，而顾护脾胃，注重调理气虚阴虚状态。

四诊、五诊患者口腔溃疡仍有反复，症见口干、眼干乃阴虚有热；平素头晕眼花，倦怠乏力，脉沉细少力等也提示正气不足。此乃阴虚兼气虚体质。《医门棒喝》曰："此阳旺阴虚之质也，每病多火，须用滋阴清火。"故此阶段的主要矛盾是肝肾阴虚，治疗贵在治本，纠正体质偏颇，防旧疾复发。整体调治选用膏方，采用清胃泻火、养阴益气、凉血活血之法，标本兼顾。以"土苓百合梅草汤""百合知母汤""三甲复脉汤"等兼以麦芽、神曲时时顾护脾胃，诸药合用，以养五脏虚羸，清体内邪热。长期服用，不仅能促进溃疡愈合，更能达到防止复发的目的。

本案采用"辨体—辨病—辨证"相结合的诊疗思维，不仅能改善患者的整体状态，中医体质辨识对传统辨证论治更有补充作用，正如《黄帝内经》中所言"正气存内，邪不可干"，于此基础上再进行辨证治疗，远期效果明显可见。

七、口干证

患者刘某，女，51岁，门诊病例，2020年6月3日以"口干2月余"为主诉初诊。既往体健，5月份在外院行健康体检未见明显异常。因口干症状在外院就诊数次，服用中药及两种西药（具体不详）后未见减轻，反而有愈来愈重趋势，遂来我院门诊就诊。初诊症见：口干，夜晚加重，不欲饮水，饮水喜热饮，伴舌体及口腔上部干涩感，自觉有东西黏住不清爽；无多食，无尿频，无消瘦，无口苦。平素入睡困难，易醒，头部多汗，无恶风寒，大便时干时稀，纳可。舌质淡暗，舌体稍胖大，苔白稍厚偏干，脉沉弦稍细。

干预过程：

中医诊断：口干证。

中医证型：寒湿内生，湿浊上犯。

中医治法：清少阳热，温太阴寒。

初诊方药：柴胡桂枝干姜汤加减。

柴胡 15 g	黄芩 10 g	桂枝 10 g	干姜 10 g
炙甘草 10 g	天花粉 10 g	牡蛎 15 g	合欢皮 10 g
首乌藤 30 g	酸枣仁 30 g		

7 剂，水煎服，每日 1 剂，分 2 次温服，以中药内服治疗为主，禁食寒凉、辛辣刺激之物。

1 周后复诊，诉口干、入睡困难，易醒明显好转，头部出汗，舌体、口腔上部干涩感减轻，仍大便先干后稀，吞咽口水时咽喉有少许疼痛，查体，咽部未见红肿，舌质如前，舌苔已转薄白且较润，脉象如前，遂上方减去合欢皮、首乌藤，加白术 15 g，山药 15 g，薏苡仁 15 g，开 7 剂，嘱若有不适就继续复诊，若无不适，不必复诊，坚持平性饮食即可。后患者未再就诊，因书写病案需要，遂电话随诊，诉上述不适症状消失，大便已正常。

按：口干证是临床常见的一种病症，也是中医常规的基本问诊内容之一。问诊时欲饮与否、饮后能否缓解、饮水量多少、喜温还是喜凉等是辨证的关键点。临证中口渴不欲饮，多为津液未伤，常见于寒证、湿证；口渴欲饮，是津液已伤的表现，多见于燥证、热证。本案患者口干，但不欲饮水，而且若喜饮热水，可初步断定为寒证、湿证范畴。加之伴舌体及口腔上部干涩感，自觉有东西黏住不清爽，可大概分析出现上述症状多是由中焦寒湿内生，致使气机升降失常、脾不升清、津液难承口咽、湿浊上犯口腔所致。然而影响中焦转输失常不外是由脾胃本身的病变导致，抑或是他脏病变影响所致。本案患者纳可，且无腹部不适之症，若简单归结为脾胃本身的病变似有不妥。再从患者头部多汗，无恶风寒，大便时干时稀则不难看出患者尚有热象存内，因此该案当属寒热错杂。再细思患者有代表性的特征症状"口渴，不欲饮，头部汗出"，顿如醍醐灌顶，这正是柴胡桂枝干姜汤证。

柴胡桂枝干姜汤出自《伤寒论·辨太阳病脉证并治下》147 条载："伤寒五六日，已发汗而复下之，胸胁满微结，小便不利，渴而不呕，但头汗出，往来寒热，心烦者，此为未解也，柴胡桂枝干姜汤主之。"该方属于伤寒名方，历代医家对其功效有诸多看法，目前有代表性且被大家广泛赞誉认可的当属当代伤寒大家刘渡舟和胡希恕两位老先生。刘渡舟教授认为，"由于本方寒热并用，肝脾同治，既清肝胆之热，又温脾胃之寒，用于治疗寒热错杂的肝脾疾患，疗效卓著"，并将本证概括为少阳肝胆郁热、太阴脾家虚寒之证。胡希恕则认为，本方可以看作是由柴胡去半夏加栝蒌汤变化而来，再用桂枝甘草汤平气上冲，兼解表证；苦寒黄芩配伍辛温干姜辛开苦降，即平调寒热清上温下之功。虽然二老的立论稍显不同，但却一致认为该方有清热温寒，寒热并调的功效。

该案患者因有少阳郁热，故胆火上炎煎灼津液使人口渴，因肝胆经行于子时，故夜晚加重；邪热郁结在内却不得宣发，上蒸头面，故头部多汗出；少阳枢机不达，胆气郁结化火，灼津成痰，痰火扰心以致入睡困难，易醒；邪气阻滞三焦，损伤脾气致使太阴虚寒，故口干不欲饮水，且喜饮热水，同时出现口腔黏腻不爽感。因郁热和寒湿并存，亦不排除患者平素的饮食影响，故大便时干时稀。再结合舌诊脉象分析，确符合肝胆郁热兼脾胃虚寒之病机。因此论治当清少阳热与温太阴寒并行，方选柴胡桂枝干姜汤，同时配合枣仁、合欢皮，首乌藤养肝安神，取得明显效果。复诊时，因郁热之象缓解，考虑湿热许久有伤阴之嫌，故减去合欢皮、首乌藤，加白术、山药、薏苡仁等化湿坚阴之品，患者诸症解除。

细究本案符合柴胡桂枝干姜汤证的主证不多，如口苦、心烦、小便不利等常见症状均没有，但何以选用该方且疗效不错呢，笔者认为临证中应熟练掌握各方证的病机分析，不能看症选方，毕竟个体差异不同，临床病症亦千变万化，但万变不离其宗，只要辨证合参，能切中病机概要，即可有的放矢，这也正是中医辨证论治的精髓。

初诊和复诊时的舌象分别见图 5-2、图 5-3。

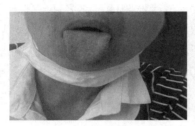
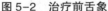
图 5-2　治疗前舌象

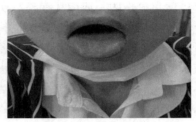
图 5-3　治疗 1 周后舌象

八、口腔扁平苔藓

蒋某，男，65 岁，2019 年 5 月 15 日初诊。反复舌痛、咽痛、两颊痛 3 月余，疼痛呈灼痛，食辛辣及刺激食物后加重。无头痛，无恶心呕吐，无恶寒发热。既往有高血压病史几年余，规律服药。曾在门诊就诊，服用天麻钩藤饮方加减，自觉症状稍有改善，后用龙胆泻肝汤加减，未见明显效果。来诊症见：头晕、呈昏沉感，口干胸闷，不欲饮水，膝关节酸软乏力，平素大便多稀溏，夏季时尤嗜食冰冻饮料及凉茶。舌质偏红，稍胖大，苔白腻，脉寸部滑数，关部稍弱。查体：咽部不红，口腔两颊部可见稍许条状白色黏膜，余未见异常。

干预过程：

状态评估：体质辨识提示气郁阳虚质为主。

中医诊断：口疮。

中医证型：阳虚湿阻化火。

中医治法：升脾阳，散郁火。

初诊方药：升阳散火汤。

柴胡 25 g	升麻 15 g	葛根 15 g	羌活 15 g
独活 15 g	人参 15 g	白芍 15 g	防风 10 g
炙甘草 10 g	生甘草 5 g		

7 剂，水煎服，每日 1 剂，分 2 次温服。

1 周后复诊，诉舌痛、咽痛、两颊部疼痛频率减少，且疼痛程度减轻，头晕、膝关节酸软乏力均好转，口干缓解，大便仍稍软，继服 14 剂巩固。后电话随诊时诉，上述不适症状消失，大便已成形，自觉精神状态良好。

按：在口舌疾病的治疗上，临床多考虑火证，且认为心肝火旺证居多，常用苦寒泻火药以泻火止痛。然火证有实火、虚火、相火、郁火之分，治法上亦各不相同，即实火者宜清、虚火者宜补、相火者宜滋、郁火者宜散。笔者经过长期临床观察发现，对于反复口腔溃疡、反复出现的咽喉上火、口腔黏膜病变及舌体感觉异常如烧灼感、麻木感等口腔舌面类疾患，可多从虚火、郁火考虑。本病案患者反复舌痛、咽痛，两颊痛已3月多余，可排除急性实火类疾病。查体发现，患者咽部不红，口腔两颊部见稍许条状白色黏膜更可确定患者的疼痛症状应来自虚火或郁火。如何进一步区分虚火与郁火呢？虚热（火）多为内伤，有阴虚内热（阴虚火旺）、气虚阴火之分。主要病因多为阳邪伤阴，或因五志过极，化火伤阴，或因久病伤阴所致，或素体阴虚。郁火是阳气不得发散，郁于体内而化火的一种热性病证。《证治汇补》中明确提出了郁火的3种病因病机，包括素体内热者外感风寒所致郁火者，情志不遂肝郁化火者以及脾胃虚弱阳气被遏导致郁火者。李东垣称郁火证为"阴火"，有"脾胃气虚，则下流于肾，阴火得以乘其土位"之论，明确指出该病的核心病位在于中焦脾胃。其病变主要乘袭人体之眼、耳、口、鼻、咽喉等官窍及肌表皮肤，表现为火热之症。

从本案例患者的全身症状分析，患者有头昏沉感、口干不欲饮水、胸闷、下肢关节酸软乏力、大便稀溏，夏季嗜食冰冻饮料及凉茶等症状及习惯，结合舌脉象可判断该病的病变部位应在中焦脾胃，可从李东垣的"阴火"论治。分析患者之前服用天麻钩藤饮方、龙胆泻肝汤无太大改变，亦可确定患者的火证应来自脾胃气虚、气机郁闭所致的"郁火"。其病机应为：长期嗜食冷饮导致脾阳受损，湿浊内生，进而脾胃功能升降失常，阳郁湿阻化火，上蒸于口咽所致。《素问·六元正纪大论》云"火郁发之"，提出了火郁于内而应发散之治则。李东垣在《脾胃论》提到"惟当以辛甘温之剂，补其中而升其阳，甘寒以泻其火则愈矣"。他创制的升阳散火汤中柴胡用量最大，为君药，盖因土虚易致木郁，遂用柴胡发散少阳之火，升麻、葛根发散阳明之火；羌活、防风发散太阳之火；独活发散少阴之火；芍药敛厥阴之火；生甘草泻太阴脾火；诸种风药味薄气轻，上升举三阳，下泄三阴，阳升阴降，气机协调，则三焦通畅，火邪可散。又人参、炙甘草甘温补中，升散诸阳之火而不伤阴。李东垣善用风药治疗脾胃病，因风药不仅"引元气之升治"，且"风能胜湿治"，这也正符合《素问·阴阳应象大论》的"其高者因而越之治"之旨。本病案运用升阳散火汤治疗，虽与该方所主治病症不尽相同，然探其发病机理相同，辨证相符，即可宗"异病同治"之旨使用。且在处方时紧扣病机原方用量，尊原方配伍严谨之旨，未敢随意增减，果效如桴鼓，令人惊叹。

九、重症舌溃疡

黄某，女，75岁，籍贯为中山。患者既往体健，18天前无明显诱因出现右侧舌边溃疡，溃疡面约黄豆大小，疼痛难忍，只能喝稀粥充饥。舌溃疡超过2周未愈，恐为绝症，到口腔科就诊，因号满而转至中医预防保健科调理。患者长期睡眠差，夜间睡眠时间3～4小时，睡眠浅，梦多，纳可，大便量少不畅。查体：精神可，皮肤干燥，右侧舌边黄豆大小溃疡面，基底黄色，疮缘发红。舌质红，裂纹，苔黄腻，脉细数。

干预过程：

状态评估：体质测评为阴虚质。

中医诊断：舌疮。

中医证型：阴虚湿热。

中医治法：养阴，清热，祛湿。

2020 年 5 月 8 日初诊方药：甘露饮加减。

生地黄 40 g	天冬 10 g	麦冬 10 g	石斛 15 g
制枳壳 10 g	茵陈 15 g	枇杷叶 10 g	炙甘草 10 g
黄柏 15 g	六神曲 15 g	玄参 15 g	

5 剂，每日 1 剂，水煎温服，每日 2 次。

嘱患者复诊，必要时到口腔科检查排除舌癌。

2020 年 5 月 14 日二诊：舌溃疡较前平整，疼痛消退，睡眠时间较前增加，夜间睡眠 5~6 小时。舌质红，裂纹，苔白，脉细数。守方 5 剂。

2020 年 5 月 20 日三诊：舌溃疡稳定向愈，余症稳定，患者精神状态好。上方，生地黄减量为 30 g，黄柏减量至 5 g；5 剂。

2020 年 5 月 28 日四诊：舌溃疡基底变白。生地黄减量为 25 g，隔天服药以善后。

2020 年 6 月 16 日电话随访：舌溃疡已痊愈，睡眠也稳定，患者表示感谢。

初诊、二诊和四诊时的舌象分别见图 5-4 至图 5-6。

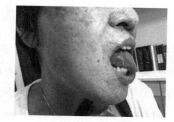 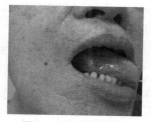 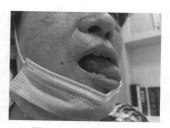

图 5-4 初诊时舌象　　　　图 5-5 二诊时舌象　　　　图 5-6 四诊时舌象

按：舌溃疡，中医病名为"舌疮"。现代医学认为，舌溃疡致病原因尚不明确，与多种因素相关，包括遗传因素、饮食因素、免疫因素、创伤性因素等，一般有自限性，亦有反复发作或迁延难愈者，严重影响生活质量，其中长期不愈者应注意与舌癌鉴别。

舌疮当责之于火，此火当分虚实。实者心火炽盛、胃热上攻，虚者阴虚火旺、气虚火浮，虚实夹杂者脾虚湿热等，均为临床常见证型。本案辨证为阴虚湿热，乍看是矛盾的证候组合，往往易被忽略。

阴虚与湿热，一个以阴液津血不足为特征，一个以水湿痰热壅盛为特征，二者一燥一湿，似乎相互对立而不可共存，但临床实际中阴虚与湿热同病、互病的情况普遍存在，特别是在久治不愈的疑难重证中，区别只在于病变程度轻重以及层次、部位差异。

目前中医学界对阴虚与湿热同病的临床证候之病机实质的认识还不统一，本文特指需要将"滋阴津"和"祛湿热"两法同施并行的对象，概称为"阴虚"与"湿热"同病。

"阴虚"与"湿热"同病的主要病因病机有以下几种。

1. 以湿热内蕴为始，伤阴耗液为继之湿热致阴伤

《读医随笔》中具体阐释了湿热内蕴而伤阴耗液之理："六淫之邪，亢甚皆见火化，郁甚皆见湿化，郁极则由湿而转见燥化。"这说明，包括湿热在内的六淫浊气偏亢，有升无降，故见火化燥化而伤阴；此外，六淫邪气郁阻则津液不通而有所聚，聚则生湿；积久不能生新，则阴伤自见。

2. 由阴虚助生湿热形成二者同病

（1）以素体阴虚失摄为本，湿热乘虚客居为标。叶桂《临证指南医案》云："阴水素亏，酒食水谷之湿下坠，阴弱不能包涵所致。"阐述了素体阴虚失摄为本，湿热乘虚客居为标之阴虚致湿热的病因病机。细究其理，传统发病学与病因学认为，"邪之所凑，其气必虚""至虚之处，便是容邪之所"。湿热为病，或从外感，或由内生，其为致病因素，属病邪范畴；而阴液为濡养人体的精微之一，为生理物质，属正气范畴。正邪交争时，正气相对不足则病邪更易侵入。可见素体阴虚则易招致邪气（包括湿热）入侵，湿热侵袭也是以正气（包括阴液）亏虚为基础。

（2）以阴虚相火妄动为本，湿热被其蒸动为标。关于湿热病的形成，刘完素提出"湿病本不自生，因生于火热怫郁"，这说明如阴液亏虚，阳无所制而易偏亢甚则阴虚火旺，则邪热内炽。必煎熬津液，使水液搏结而成痰；或蒸腾津液，使水液蒸腾弥漫而成湿。而以滋阴派著称的朱丹溪，针对"阴不足，阳有余"的病理机理的阐发，并非完全专一补阴，而是在"阴不足"理论基础上，进行气、血、痰、郁的辨析，力主阴虚则火旺而蒸动水津化生痰火湿热，反过来痰火湿热又灼伤真阴的论点，推动了"滋阴""祛湿热"合治法的理论发展和临床运用。

综上，"阴虚"与"湿热"同病，可以是湿热致阴伤，也可以是阴虚致湿热。本案中患者为老年女性，长期失眠，肾阴亏虚，皮肤干燥，舌红，裂纹舌，脉细数，皆为阴虚之明证。暑天发舌疮，舌为心之苗，肾水亏虚，心火独亢，灼伤舌体。又暑为阳邪，其性炎热，暑必夹湿，暑湿乘虚而入，故有大便量少不畅，舌苔黄腻之湿热内蕴症状。本案既有阴虚相火妄动，湿热被其蒸动，又有阴虚失摄，湿热乘虚客居，此两种阴虚助生湿热的病机兼有，且阴虚为本，湿热为标。

本案用甘露饮加减。甘露饮是养阴津与祛湿热均等并用的代表方剂之一。第一组从虚而设：生地黄、熟地黄、天冬、麦冬、石斛，滋养心肾肺胃之阴。第二组从实而设：黄芩、黄连、茵陈、栀子、淡竹叶、木通清利心脾湿热。"阴虚"与"湿热"同病，有"湿热"重于"阴虚"，"阴虚"重于"湿热"，"湿热""阴虚"并重或并轻之别。本案属"阴虚"为本，"阴虚"重于"湿热"。故重用生地黄至40 g滋补肾阴是取效的关键，佐用神曲以防生地滋腻碍脾。大量用生地黄时少佐神曲为彭坚教授的用药技巧。另一重用药为黄柏，用量15 g以燥湿坚阴。诸药合用，于大补阴液中兼清热祛湿，切中病机，疗效喜人。

"阴虚"与"湿热"同病属于复杂证候，治疗难度较大，用药避免祛湿伤阴，滋阴蕴湿的弊端。适当选择药物的原则，一方面是，滋阴药宜适当避开熟地黄、黄精、龟甲、鳖甲等血肉厚重之品，以防留湿助热，而应尽量选用生地黄、麦冬、玄参、白芍、石斛、玉竹、天花粉、沙参、百合、旱莲草等清润之品。另一方面，由于一般的辛温苦

燥药物虽有利于祛除湿热，但亦有助热伤阴之弊，对治疗湿热阴虚同病的情形不利，所以祛湿热药物宜选用甘平、甘淡之品以渗湿除热，如茯苓、薏苡仁、泽泻、车前子、滑石、通草之类，是取其甘以润之兼顾阴分之义，或稍兼轻清芳化湿浊之品，如佩兰叶、荷叶亦可。再者，治疗阴虚湿热同病时，如须用清凉之法，亦要注意慎用苦寒之剂，在药性、药量、用药时间等方面应准确把握，以免寒凉过度，损伤中阳，中气下陷，洞泄不止，反而更伤阴液；或寒气冰伏湿邪，造成湿阻愈甚而热伏愈深的后果。

十、喑证

患者李某，女，54岁，已婚，教师。于2019年2月23日以"自觉吐字不清晰2年余"为主诉初诊。患者自觉近2年来开始出现舌体运转不灵活，表达言语不够清晰，在说话超过半小时后，上述症状明显。询问同事亦觉患者说话清晰度较前下降，患者为此事惶恐不安、忧心忡忡，多次在当地医院寻求治疗，效果不佳。近期患者家属告知患者睡眠出现打鼾症状，且呈现进行性加重趋势，遂来我院就诊。就诊时症见：随着交谈时间延长，吐字清晰度较常人下降，患者亦自觉舌体僵硬感，近期眠时易打鼾。无头晕头痛，无恶心呕吐，无四肢乏力，无咳嗽咳痰，纳可，睡眠一般，二便调。查体：血压正常，无口角歪斜，无流涎，伸舌居中，无舌体颤动，神经系统检查未引出阳性体征。行头颅CT亦未见异常。患者的体检报告中，血生化、肝肾功能、血常规、血糖、血脂亦未见异常。舌暗稍胖，苔白腻，脉沉弦细。

干预过程：

中医诊断：喑证。

中医证型：气滞痰阻血瘀。

中医治法：燥湿化痰，理气活血。

初诊方药：血府逐瘀汤和二陈汤。

桃仁10 g	红花10 g	当归10 g	生地黄10 g
川芎5 g	赤芍5 g	牛膝10 g	桔梗5 g
柴胡5 g	枳壳5 g	甘草5 g	陈皮10 g
法半夏10 g	茯苓10 g		

7剂，水煎服。

2019年3月6日二诊：自觉吐字不清晰较前缓解，打鼾症状较前减轻。中药继守原方7剂，后随访上述症状明显改善。

按：患者职业为教师，平素讲话多，思虑多，极易出现心脾不足的症状。脾主运化水湿，脾气虚弱，运化无力，水湿停聚，可渐聚生痰。痰湿内停，则阻滞气机，壅塞经络，又易生风致瘀。气虚亦影响气机的运行，气机的疏通和发散不力易造成气机郁滞，久而造成血行不畅，瘀血乃成。《素问·五脏生成》载："诸血者，皆属于心。"心主血脉，即心气推动血液在脉中运行，流注全身，发挥营养和滋润作用。心开窍于舌，舌为心之苗窍，若风痰蒙蔽心窍、阻于舌根，可表现为舌强语謇，舌体强硬，转运不灵。脾胃虚弱、聚湿成痰也会引起鼾症。《丹溪心法·痰》指出："痰夹瘀血，遂成窠囊。"患者舌淡暗稍胖，苔白腻，脉沉弦细均提示体内有痰瘀的表现。

患者的病症表现在临床中不甚常见，加之伴随症状较少，故四诊在诊治过程中发挥着重要作用。且隋代巢元方《诸病源候论》曰"百病皆有痰作祟"，怪病多从痰论治，也为我们提供了一个大致的思考方向。遂拟祛瘀与化痰相结合的经典名方——血府逐瘀汤合二陈汤，方中柴胡疏肝解郁，升达清阳，且引桃仁、红花、牛膝入少阳经化瘀行气，桃仁、红花、川芎、赤芍、当归、生地黄配伍，祛瘀养血并施，活血不耗血，行气不伤阴，使瘀血祛新血生。《仁斋直指方》云："气者，血之帅也，气行则血行，气止则血止，气温则血滑，气寒则血凝，气有一息之不通，则血有一息之不行。"方中桔梗与牛膝配伍，一升一降，既能升达清阳，又可降气引瘀血下行使气血调和，半夏、陈皮燥湿化痰、理气健脾，佐以茯苓健脾渗湿，湿去脾旺，则痰无以生；方中行气活血化瘀兼健脾祛湿相配伍，以行气为主，气行则痰瘀自除，故疗效甚好。

十一、口臭

患者黄某，男，46岁，2022年4月25日以"口臭7年"为主诉初诊。患者平素饮食不规律，反复口腔溃疡10余年，口臭7年。来诊症见：腹胀满，易打嗝，乏力，大便烂，胃纳佳，无胃痛反酸等不适，口干喜冷饮，睡觉时打鼾明显。舌淡，苔白，脉沉。

干预过程：

中医诊断：口浊。

中医证型：湿热蕴胃。

初诊方药：平胃散加减。

苍术 15 g	厚朴 10 g	陈皮 10 g	半夏 15 g
黄芩 10 g	麦芽 20 g	栀子 10 g	神曲 10 g
白芍 10 g	当归 10 g	淡豆豉 15 g	甘草 5 g

4剂，水煎服，每日1次，早餐后服用。嘱清淡、规律饮食。

2022年4月29日二诊：患者自述服药后肚子舒服很多，口臭减轻，偶有打嗝，胀气，大便烂。守上方10剂。

2022年5月9日三诊：家属描述口臭已减轻70%，睡觉时打鼾消失，无打嗝、胀气，偶有胃部不适，大便烂，胃纳佳。予平胃散和小柴胡汤加减以善后。

方药：

苍术 15 g	厚朴 10 g	陈皮 10 g	半夏 15 g
黄芩 10 g	麦芽 20 g	栀子 10 g	白芍 15 g
淡豆豉 15 g	柴胡 10 g	党参 10 g	茯苓 10 g
大枣 10 g	甘草 5 g		

7剂水煎服，每日1次，早餐后服用。

按：口臭是一种常见的临床疾病，表现为口中散发臭气，多为他人闻到，患病率较高，发患者数多，严重影响人们正常的人际交往、情感交流及身心健康发展。中医认为口臭是五脏六腑功能失调的结果，因口为脾之窍，其中关键在于脾胃功能失调。《诸病源候论·口臭候》认为，口臭是由于五脏六腑气机不调，气壅胸膈，郁而化热，上冲于口，导致口臭。《景岳全书》认为口臭多由胃火或心脾虚火所致，提出清胃热、补心脾的治法。脾胃位居中土，是人体气机的枢纽，脾升胃降，使得气机上下协调平衡，若脾胃不和，脾不升，胃不降，中焦气机不调，浊气上泛脾窍，以致口臭。

平胃散首见于《太平惠民和剂局方》，由苍术、厚朴、陈皮、炙甘草、生姜、大枣组成。用于治疗脾胃不和，不思饮食，心腹胁肋胀满刺痛，口苦无味，胸满短气，呕哕恶心，噫气吞酸，面色萎黄，肌体瘦弱，怠惰嗜卧，体重节痛，常多自利，或发霍乱，以及五噎八痞，膈气反胃等证。方后并注曰："常服调气暖胃，化宿食，消痰饮，辟风寒、冷、湿四时非节之气。"可见《太平惠民和剂局方》创平胃散，不但用于治疗脾胃不和之证，也作为和胃消食的常服保健药。因此，后世医家对此方推崇备至，它已经成为治疗脾胃病的祖方，很多和胃之方均由此方化裁而来。

脾为太阴湿土，居中州而主运化，其性喜燥恶湿，湿邪滞于中焦，则脾运不健，且气机受阻，故见脘腹胀满；胃失和降，上逆则打嗝，湿热上泛则口臭、口腔溃疡；湿为阴邪，其性重着黏腻，故为肢体沉重、怠惰嗜卧。湿邪中阻，下注肠道，则为泄泻。治当燥湿运脾为主，兼以行气和胃，使气行则湿化。方中以苍术为君药，以其辛香苦温，入中焦能燥湿健脾，使湿去则脾运有权，脾健则湿邪得化。湿邪阻碍气机，且气行则湿化，故方中臣以厚朴，芳化苦燥，行气除满，且可化湿。与苍术相伍，行气以除湿，燥湿以运脾，使滞气得行，湿浊得去。陈皮为佐，理气和胃，燥湿醒脾，以助苍术、厚朴之力。使以甘草，调和诸药，且能益气健脾和中。煎加生姜、大枣，以生姜温散水湿且能和胃降逆，大枣补脾益气以襄助甘草培土制水之功，生姜、大枣相合尚能调和脾胃。本案患者湿热蕴胃，故去生姜、大枣之辛温，加黄芩、法半夏、栀子以清热祛湿，加神曲、麦芽、淡豆豉以健脾养胃，加当归、白芍行气活血，综合全方，燥湿与行气并用，而以燥湿为主。燥湿以健脾，行气以祛湿，兼以清热健脾，使湿去脾健，气机调畅，脾胃自和。

刘渡舟教授治疗胃病喜用此方，认为使用本方，当着眼于湿、食二证。胃属阳明，其气为燥，当燥不燥而为湿伤，则胃不和，可见心下痞满、嗳气呃逆、胃脘胀痛、饮食不化、舌苔白厚腻之证。平胃者，削平胃中食滞，祛除胃中湿邪之义。湿邪得去，脾胃健运，则饮食自消。故本方具有健脾和胃，祛湿消食之功。临床用于湿邪伤胃、饮食不化之证，则相得益彰。

临证中对于湿热中阻引起的胃肠道不适，舌苔厚腻的患者，笔者喜用平胃散或二陈汤加减，二陈汤燥湿化痰，理气和中，用治湿痰证，表现为咳嗽痰多，色白易咯，胸脘痞闷，恶心、头眩心悸，苔白腻；平胃散燥湿运脾，行气和胃，用治湿滞脾胃证，表现为脘腹胀满，不思饮食，口腻无味，恶心嗳气，苔白厚腻。简言之，二陈汤里有半夏燥湿化痰，是以健脾化痰以治痰为主的方剂。平胃散里有苍术、厚朴燥湿行气以治湿滞脾胃，脘腹胀满为主的方剂。临证中可以根据实际情况加减配伍使用。

十二、面瘫

患者，男，51岁，2021年12月22日以"左侧口眼歪斜2天"为主诉初诊。现病史：左眼睑闭目不全，口角歪斜，进食及刷牙时漏水明显，耳后无压痛。平日口干口渴，28年来，每日只喝冰水，怕热易汗出，每到冬天无论多冷只穿短袖，平素容易上火，饮凉茶后好转，胃纳睡眠佳，大便不规律，里急后重，夜尿3～4次，舌淡湿润苔薄黄，脉浮大紧数。既往史：血糖异常8个月，未规律服药。

干预过程：

中医诊断：面瘫。

中医证型：真寒假热。

中医治法：针刺结合艾灸。选穴：合谷（双）、中脘、关元、天枢（双）、足三里（双）、太冲（双）。艾灸箱（2根艾条分6段）艾灸腹部，留针30分钟，嘱不要再喝冷水，注意保暖。

2021年12月22日、24日两次针灸后，患者左侧眼睑可以闭全，仍有口角歪斜，但吃饭漏水和怕热情况好转，大便无里急后重感。

12月25日二诊：继续上述针灸治疗配合中药内服。

方药：理中汤合牵正散加减。

党参 10 g	白术 10 g	干姜 5 g	茯苓 15 g
白附子 5 g	僵蚕 5 g	全蝎 5 g	羌活 10 g
防风 10 g	桃仁 10 g	柴胡 15 g	地黄 20 g
黄芪 15 g	甘草 5 g		

3剂，早、晚各1次。嘱患者饮温开水，少食寒凉食物，注意保暖。

2021年12月27日三诊：患者已不喝冰水，怕热汗出好转，药后大便烂，小便好转，口角歪斜减轻，舌淡润，脉较前和缓。继续针刺结合艾灸治疗。选穴：在一诊选穴基础上加左侧翳风、地仓、迎香、颧髎、颊车穴，留针30分钟。艾灸箱（2根艾条分6段）艾灸腹部，艾条悬灸颧髎、颊车穴。

治疗隔日1次。

2021年1月10日四诊：患者口角歪斜好转，平时已看不出来，只有讲话时歪斜，口渴、怕热好转，已饮温水，大便好转，舌淡，脉和缓。守上方3剂，继续针灸治疗以善后。

按：患者首诊以面瘫为主诉，但除面瘫发作的病史外细问患者生活饮食发现他怕热易汗出，口渴，28年只饮冰冻之水，大便难，舌苔黄，一派阳明里热之证，但舌淡，脉象浮数中偏紧。李士懋教授说过："虽曰四诊合参，但四诊之中起决定作用是脉诊，这在经典、名著及历代名家医案中，都可得到充分印证。"虽然本案患者一派热象，但是脉象出现紧脉，与热证不符。《濒湖脉学》记载："紧为诸痛主于寒，喘咳风痛吐冷痰，浮紧表寒须发越，紧沉温散自然安。"考虑患者常年只饮冰冻之水，即使早期可能有热象，但多年的极寒之水也必然损伤其阳气，可能是真寒假热，于是大胆用温中的方法，针刺选择温中健脾行气的黄帝六针穴位，配合"面口合谷收"的合谷穴，以及肝经原穴太冲穴，艾灸箱艾灸腹部。3 次针灸后患者眼睛已经可以完全闭合，口角歪斜减轻，大便顺畅，大热大渴减轻，没有再喝冷水。二诊考虑患者温中方法起效，证明辨证准确，确是真寒假热之证，平日里经常咽痛上火，口渴喜饮冻水，究其原因，是因为"假热"程度较甚或持续时间较长，使虚火聚于上焦，饮冰水借此来清解上焦的虚火。故配合中药理中汤合牵正散加减以温运中州，助针灸一臂之力。

一般而言，疾病本质与患者症状是相应的，热见热象，以寒清之；寒见寒象，以热温之。然而当疾病发展或病情复杂，往往会出现不相应的假象。《景岳全书·传忠录》载："寒热有真假者，阴证似阳，阳证似阴也。盖阴极反能燥热，乃内寒而外热，即真寒假热也。"若不仔细辨析，为假所惑，妄投寒凉，变证丛生。

真寒假热证指阴寒内盛而外见热象的证候。《中医大辞典》引述明代医家张景岳为真寒假热证所下的定义："凡假热之脉，必沉细迟弱，或虽浮大紧数而无力无神。此乃热在皮肤，寒在脏腑，所谓恶热非热，实阴证也。"真寒假热证临床表现复杂多变，扑朔迷离，疑似难辨。陈修园言："良医之救人，不过能辨认此阴阳而已；庸医之杀人，不过错认此阴阳而已。"寒证、热证二者性质截然相反，治则治法亦迥然不同，辨证不同，疗效自有天壤之别。赖海标教授常教导我们要有中医思维，所谓中医思维就是要整体辨证，探求病机，患者就诊时的某个症状或体征仅仅是疾病的表面现象，而不是病变的本质，要透过现象看本质，如寒象、热象并不一定都反映疾病的寒热性质，在辨证诊断中关键是对每一症状进行病机分析，认清病变的机理，探求病机实质，才能不为症状所惑，最终正确地做出诊断。

十三、顽固呃逆

患者刘某，女，33 岁，于 2021 年 4 月 23 日初诊，2 年前丈夫出轨后反复出现呃逆，每逢情绪刺激会诱发，平日呃逆十余次到数十次不等。患者安家中山，丈夫在深圳工作，周末返家，患者在周末面对丈夫时症状加剧，甚至终日呃声不止，痛苦难耐。伴咽喉堵塞感，泡沫样痰，偶带血丝，常用力清嗓。求治心切，曾多处就诊，花费数十万元做心理治疗，乃至国外就医，然而收效甚微。

干预过程：

状态评估：2021 年 4 月 23 日初诊检查如下。症状自评量表（SCL-90）：焦虑因子评分为 1.9 分、抑郁因子评分为 1.7 分。体质测评：湿热质。

中医诊断：呃逆。

中医证型：肝郁气滞，肝胃不和。

中医治法：疏肝理气，和胃降逆。

2021 年 4 月 23 日初诊：就诊 10 余分钟呃声频作，声响有力，不能自制。情绪尚可，纳可，便调，眠安，月经量少，2 天干净。舌红，苔白腻，脉弦有力。中药用方为小柴胡汤合呃逆验方加减；西药用奥沙西泮 1 片，每日 2 次。

初诊方药：

柴胡 20 g	黄芩 10 g	法半夏 15 g	党参 15 g
黑枣 15 g	生姜 15 g	砂仁 10 g	荔枝核 10 g
醋香附 10 g	紫苏叶 10 g	白及 10 g	

6 剂，煎服。

针灸：公孙、内关、足三里、行间，采用快速进针法进针，进针后行间行捻转泻法，其余穴位行提插捻转，平补平泻。足三里、公孙用电针连续波刺激，留针 30 分钟，隔天 1 次，治疗 1 周。

内外合治，内服中药，配合传统外治法。

2021 年 4 月 30 日二诊：呃逆明显减轻，尽管就诊前一天有和丈夫见面，就诊期间全无呃逆，与初诊情形对比鲜明。又了解到患者并未服用初诊开的西药，只喝了中药，疗效确切，遂守方。

方药：上方 14 剂。

针灸：公孙、内关、足三里、太冲，采用快速进针法进针，进针后太冲穴行提插捻转泻法，其余均行提插捻转，平补平泻。足三里、公孙用电针连续波刺激，留针 30 分钟，隔天 1 次，治疗 2 周。

2021 年 05 月 27 日三诊：患者诉二诊后病情稳定，偶有几声呃逆，1 周前见丈夫后虽症状反复，但程度较服药前大有减轻，考虑到近段时间需和丈夫同住，要求巩固治疗。考虑月经量少，上方去白及、黄芩，加川芎、陈皮以活血调经。

汤剂方案：

柴胡 20 g	法半夏 15 g	党参 15 g	黑枣 15 g
生姜 15 g	砂仁 10 g	荔枝核 10 g	醋香附 10 g
紫苏叶 10 g	蒸陈皮 15 g	川芎 15 g	

14 剂，煎服。

针灸方案：公孙、内关、足三里、太冲、三阴交，采用快速进针法进针，进针后太冲穴行提插捻转泻法，其余均行提插捻转，平补平泻。足三里、公孙用电针连续波刺激，留针 30 分钟，隔天 1 次，治疗 2 周。

按：患者呃逆为功能性消化不良症状之一，结合患者病史可知此症状产生与情绪明显相关，发病过程可看作不良情绪作用于特定体质的机体后引发的躯体症状。经过西医干预，患者情绪症状已缓解，残留单个躯体症状，加之睡眠情况良好，心理评估提示患者处于心理亚健康状态而非疾病状态，此时西医治疗也处于瓶颈期，因此考虑运用中医综合治疗寻求突破。

张景岳说"致呃之由，总由气逆"，呃逆病因主要有饮食不当、情志不遂、脾胃虚弱。《古今医统大全·咳逆》记载，凡有忍气、郁结、积怒之人，并不是行其志者，多有咳逆之证。本例患者因情志郁恼，肝疏泄不及，肝胃失和，胃气上逆动膈而发生呃逆。本病病位在胃，病本在肝，治宜疏肝和胃，肝胃同治，则呃逆可除。

汤药方面，用小柴胡汤合呃逆验方加减。柴胡疏肝解郁、调畅气机；黄芩清解少阳郁热；柴胡味辛主升，黄芩味苦主降，二药相伍一升一降，可疏利枢机。少阳气机得利，中焦升降自如，则胃气自降，所谓"土得木而达"，如是则呃止胸膈舒畅。辅以半夏、生姜、砂仁降逆和中，荔枝核、香附、紫苏叶行散滞气，诸药合用温化痰涎，是为臣药。"见肝之病，知肝传脾，当先实脾"，方中党参、生姜、大枣、白及使胃气得复，实脾抑肝，又能调和诸药。诸药合用则气机得畅，肝气得疏，胃气得降，故呃逆自止。

本案呃逆虽日久，但为实证，故攻邪为主，实邪包括气滞与痰涎，气滞为致病根本，痰涎为继发病理产物。患者情志为肝疏泄不及之郁闷压抑，非肝疏泄太过之急躁易怒，治宜疏肝行气，君药柴胡用量达 20 g，配合荔枝核、香附、紫苏叶、陈皮、砂仁一众理气药物，可谓重拳出击；又用法半夏、生姜、砂仁祛除痰涎，以绝后患。

细究半夏与生姜用量，本方两味药均用 15 g，内含小半夏汤之意。张仲景运用小半夏汤治疗痰饮内停、胃失和降之证。小柴胡汤原方两药用量为"半夏半升、生姜三两"，服法为"煎取三升，温服一升，日三服"；小半夏汤原方"半夏一升，生姜半斤，上二味，以水七升，煮取一升半，分温再服"。成都中医药大学中心标本室中测得半夏一升约等于 130 g，而东汉时一两约折合现今 15.625 g。如此，小柴胡汤中半夏与生姜用量比等于 65：47，半夏用量大于生姜；小半夏汤中半夏与生姜用量比应等于 130：125，半夏用量与生姜接近。另有医家根据多年临床经验，提出小半夏汤中的半夏宜用生姜制，且剂量要大，遇较顽固的呕吐、呃逆、恶阻等，每次多用至 25 g，未见有任何不良反应。

本方选用砂仁、荔枝核源自于己百教授。法半夏、生姜、砂仁、荔枝核四味药是于己百教授多年治疗呃逆验方。每次加白酒 2~3 两作药引子，先以白酒泡药 1 小时，文火煎，数沸，酒气上升时，患者用鼻嗅之，轻者即可立止。数沸后，取下待温分 2 次服。于己百教授认为白酒为阳物也，通阳达表之力强，以助肝胃寒凝气滞之伸发。虑本案寒象不显，故去白酒。

针灸方面，内关、公孙为八脉交会穴，配合使用可治疗胃、心、胸部疾患。内关穴不仅能宁心安神，还能宣通三焦气机，疏肝理气，和胃降逆止呃，所以《百症赋》云"内关尽扫胸中之苦闷"，公孙与冲脉相通，《难经》云"冲之为病，逆气而里急"，故公孙可通胸腹之气，平冲降逆。《针灸大成》记载足三里："主胃中寒，心腹胀满，肠鸣，脏气虚惫，真气不足……气逆霍乱者取三里，气下乃止，不下复治。"故知足三里是补虚降逆的要穴。一诊患者呃逆声响，咽喉堵塞感明显，脉弦而有力，故急泻肝经荥穴行间，使肝气得畅。二诊患者呃逆症状明显减轻，故易行间为太冲。太冲为足厥阴肝经之原穴，为原气输注之处，胃五行属土，肝为木，故泻太冲使肝木得疏，气机得以调畅，胃气亦得以和降。三诊患者症状稳定，月经量少，故加三阴交穴增强健脾和胃，活血调经之功。

十四、慢性荨麻疹

患者胡某，女，17 岁，籍贯中山，慢性荨麻疹反复发作 5 年，胸部皮肤多发，红色大片风团，瘙痒明显，伴头皮瘙痒；过敏性鼻炎每日发作，鼻塞流清涕。睡眠欠佳，半小时入睡，浅睡夜醒，胃纳一般，大便量少不畅，2 天 1 次，月经延期 2 周，经量适中，情绪焦虑紧张，唇干裂纹，复发口腔溃疡，素体怕热。

干预过程：

状态评估：

2021年1月28日初诊检查如下。症状自评量表（SCL-90）：焦虑因子评分为1.9分。匹兹堡睡眠质量指数（PSQI）评分为9分。红外热成像检测：三焦温度秩序逆乱，上焦及脾胃区高热，提示内有郁热；下焦右侧温度正常，下焦左侧温度明显高于右侧，提示肾阴不足（图5-7、表5-1）。体质测评：阴虚湿热质。

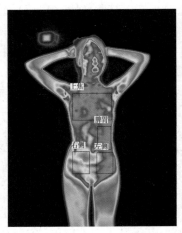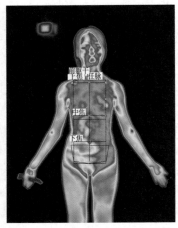

图5-7 红外热成像检测

表5-1 红外热成像分区温度分析

区域	平均值/℃	最大值/℃	最小值/℃
上焦	34.18	35.02	33.19
中焦	33.90	34.88	32.77
下焦	33.33	34.74	31.63
脾胃区	34.39	35.09	33.83
下焦右侧	33.12	34.11	31.84
下焦左侧	34.18	34.95	32.84

240

中医诊断：郁证。

中医证型：阴虚湿热。

中医治法：滋阴、清热祛湿。

2022年1月28日初诊：胸部皮肤皮疹，瘙痒明显，头皮痒，过敏性鼻炎天天发作，鼻塞流清涕，半小时入睡，浅睡夜醒，纳一般，大便量少不畅，2天一行，月经延期2周，量中，情绪焦虑紧张，唇干裂纹，复发口腔溃疡，素体怕热，舌红，见点刺，苔黄腻，脉细滑。中药用甘露饮加减。

初诊方药：

地黄 30 g	甘草片 5 g	淡竹叶 20 g	茵陈 10 g
忍冬藤 30 g	黄芩片 10 g	蝉蜕 5 g	荆芥穗 10 g

| 茜草 10 g | 紫草 10 g | 墨旱莲 20 g | 甘草泡地龙 5 g |
| 乌梅 10 g | 桑白皮 15 g | 蒺藜 10 g | |

7 剂，煎服。

传统治疗：行放血疗法，在曲池、血海、委中、三阴交穴刺血拔罐，用 2 号玻璃罐，留罐 8 分钟。

内外合治，内服中药，配合传统外治法。

2022 年 3 月 18 日二诊：初诊服药后，诸症改善，睡眠好转，鼻炎同前。中药疗效确切，继续以甘露饮加减（因患者为在校学生，中药煎煮不便，改中药饮片为颗粒剂）。

方药：

地黄颗粒 30 g	甘草片颗粒 5 g	淡竹叶颗粒 20 g	茵陈颗粒 10 g
忍冬藤颗粒 30 g	黄芩颗粒 10 g	蝉蜕颗粒 5 g	荆芥颗粒 10 g
紫草颗粒 10 g	墨旱莲颗粒 20 g	甘草泡地龙颗粒 5 g	玄参颗粒 15 g
煅赭石颗粒 10 g	乌梅颗粒 10 g	红花颗粒 10 g	

14 剂温水冲服。

按：本案患者为阴虚湿热体质，属于复合体质，兼备阴虚质与湿热质的特征，但又不等同于阴虚质加湿热质，此体质人多形瘦，性格急躁，感邪易从火化、火盛阴伤、火邪蒸腾津液使水液弥漫而成湿。此体质之人用药避免祛湿伤阴、滋阴蕴湿的弊端。易感疾病方面容易罹患过敏性疾患、失眠症、月经不调、情绪障碍等。在皮肤科、耳鼻喉科等传统专科门诊中，荨麻疹及过敏性鼻炎与情绪的相关性往往被忽视，或者缺乏治疗层面的干预措施。

过敏是涉及多个器官、系统的全身性疾病，过敏症状与焦虑情绪表面上似乎风马牛不相及，实则存在千丝万缕的联系，焦虑情绪与过敏症状互为因果。有研究发现：焦虑情绪与过敏症状呈正相关，容易焦虑、神经质的成年人患过敏疾病的概率则比正常人高出 22%。从神经内分泌的角度上来说，过敏会触发应激激素皮质醇的释放，皮质醇会干扰大脑中一种让人感觉愉悦的化学物质——血清素，从而促发焦虑情绪。这类患者的过敏症状随着焦虑情绪的控制而缓解，表明两者因果改变密切，反之亦然。

认识到体质因素、情绪因素与过敏症状之间的密切关系，以体质为本、形神共调，是本案立法选方的总原则。

中医学认为"诸痛痒疮，皆属于心"。明代医家张介宾言："热甚则疮痛，火微则疮痒。"清代许克昌谓瘾疹"属心火伤血，血不散，传于皮肤"。心主血脉，亦主神志，为君主之官，其功能失常，可影响全身。情绪焦虑、紧张多虑导致心火上炽盛，血热上攻，外传皮肤发为瘾疹。朱丹溪认为"瘾疹多属脾"。脾为后天之本，喜燥恶湿，其水谷精气疾滑利者化生为卫气，本案患者素体湿热，湿邪伤脾，脾胃之气不足，则卫气抵御邪气的功能减弱，风邪趁机侵袭，湿蕴风动则发为瘾疹。唇干裂纹、口腔溃疡、舌红、脉细是少阴心火有余而少阴肾水不足的表现。母病及子，心火有余则下移中土，舌苔黄腻，大便量少不畅是中焦湿热表现。红外热成像检查可见上焦及中焦脾胃区高热，下焦左侧高温，提示肾阴不足。综上，本案病位在心和脾胃，证型为阴虚湿热，阴虚为本，湿热为标。

本案中药用甘露饮加减。甘露饮是养阴津与祛湿热均等并用的代表方之一，重用生地补肾阴是取效的关键。叶天士的《本草经解》指出："地黄气寒，禀天冬寒之水气，入足少阴肾经，味甘无毒，得地中正之土味，入足太阴脾经，气味重浊，阴也。"久服气寒益肾，且先后二天交接，元气与谷气俱纳也。地黄能够填补肾水真阴，肾水充盈，则心火与胃火归藏有根；另外以黄芩、茵陈、淡竹叶三药组合，入少阴心经、阳明胃经，能够清利心胃湿热，且三药气味俱降，可将心胃之火顺利潜降至肾水当中，水火得以既济，气机阴阳循环得畅；乌梅味酸，能收浮热，吸气下行，心者火也，木之子也，酸味气平，能平肝木，木和心自安也。再以蝉蜕、荆芥穗、蒺藜等祛风止痒，宣散透疹；以茜草、紫草、忍冬藤、墨旱莲、地龙等凉血活血、解毒透疹；甘草调和诸药，本方于补阴液中兼清热祛湿，切中病机，故疗效喜人。初诊后诸症改善，二诊因患者为在校学生，中药煎煮不便，改饮片为颗粒剂冲服，考虑风胜则痒，但痒的根本在血，明代李中梓的《医宗必读·痹》有云"治风先治血，血行风自灭"，所以去桑白皮、蒺藜等祛风止痒药，用红花以活血补血。《本草经解》指出："玄参、煅赭石禀天冬寒之水气，入足少阴肾经，得地南方之火味，入手少阴心经，气寒益肾，味苦清心，心火下而肾水上，升者得升而降者得降，阴阳互藏其宅，而天地位矣。"加入玄参和煅赭石，加强水火既济，巩固疗效。

本案初诊时采用了放血疗法，此疗法是指通过放出一定量瘀滞的血液来疏通经络、流通气血。适应证多为实证、热证，虚证属其禁忌证。《脾胃论·脾胃虚弱随时为病随病制方》中有云："凡脾胃虚弱，感湿成痿者……三里气冲以三棱针出血；若汗，不减不止者，于三里下三寸上廉穴出血。"李东垣将刺络放血疗法用于治疗虚证，体现了刺络补虚的学术思想。本案患者证型为阴虚湿热、虚实夹杂，放血治疗时选择在曲池、血海、委中穴、三阴交穴刺血拔罐，曲池为手阳明大肠经合穴，《针灸资生经》云"瘾疹曲池随年壮"，是治疗瘾疹的要穴，又为清热要穴之一；血海、三阴交属足太阴脾经，脾能生血、统血，血海专擅行血活血，为治血要穴，三阴交健运脾胃、调气养血，二穴均可调整全身气血，为治疗血分疾病常用穴；委中，是足太阳膀胱经的合穴，为血郄，膀胱经湿热水气在此穴处聚集气化，功擅清泻血分之湿热。四穴合用，共奏调血养阴、清热利湿之功。

十五、劳淋

患者陈某，女，66岁，有高血压、高脂血症病史，常规口服缬沙坦、阿托伐他汀治疗，血压控制尚可。于2021年10月16日因"反复夜尿频多伴排尿灼热不畅感1月余"为主诉就诊。患者于1月余前无明显诱因出现夜尿频数，伴排尿灼热不畅感，曾多次到外院、社区等就诊，服左氧氟沙星等抗菌药物治疗，症状未见好转。2021年10月15日到某院内科就诊，查尿常规：尿隐血为弱阳性，尿白细胞阳性（3+），尿亚硝酸盐为阳性（+），红细胞（尿沉渣）为每微升61个，白细胞（尿沉渣）为每微升2 414个。建议患者入院进一步检查及予以规范抗菌治疗，未开药，患者不愿住院，次日求诊中医。诊时症见：夜尿频数，隔半小时至 1 小时 1 次，每次量不多，伴排尿灼热不畅感，影响睡眠，日间尿次不多，神疲，无腰痛、腹痛，纳可，大便调。查体：舌红，苔薄白，脉沉滑。

干预过程：

中医诊断：（淋证）劳淋。

中医证型：肾虚湿阻证。

中医治法：补肾利湿通淋。

初诊方药：六味地黄汤加减。

生地黄 25 g	山药 10 g	山茱萸 10 g	茯苓 30 g
牡丹皮 10 g	泽泻 15 g	猪苓 15 g	白术 10 g
车前子 10 g	怀牛膝 25 g	川木通 10 g	白芍 10 g
甘草 5 g			

7 剂，每日 1 剂，水煎服。

2021 年 10 月 27 日二诊：诉服药后症状完全消失故未再诊，今来主要是为开降压、降脂药，并复查尿常规，结果显示全阴，未再开方。

按：患者为老年女性，有高血压、高脂血症等基础疾病，常年服药控制，久病多虚，本肾阴不足，阴不制阳，虚火内生，排尿灼热感、夜寐欠安、舌红等是为虚火之征；脏病及腑，膀胱气化失司，水湿内停，故夜尿频而不畅，前医多次予以口服抗生素不效，更伤肾阴，抗病机能低下，故缠绵难愈。

肾阴不足，阴不制阳，虚火内生，脏病及腑，膀胱气化失司，水湿内停当为本案病因病机，故应辨为肾虚湿阻之证。治法当以补肾利湿通淋，方以六味地黄汤加减养肾阴以制阳光、利水湿以通淋，标本兼治，肾阴得养，阳光得制，膀胱气化得复，水湿去而愈。

六味地黄汤出自钱乙《小儿药证直诀》（《景岳全书》卷五十三），实为金匮肾气丸去桂、附之温补，改温肾阳为养肾阴，全方共六味，以地黄、山茱萸、山药养阴补肾为"三补"，以茯苓、泽泻渗湿利水，牡丹皮清虚热为"三泻"，该方补泻兼施，以补阴为主，经过药量加减，加大茯苓、泽泻用量，以增强利水之效以通淋，使之更适用于肾虚湿阻之劳淋。加怀牛膝酸甘性平，苦泄下行，善补肝肾而利水，车前子甘寒清利，善清热而利尿，以增强六味补肾利水之功。笔者对于肾虚湿阻而以阴虚为主，无明显阳虚之证常如此加减运用（仿六味与金匮，本方与济生肾气丸互为阴阳之用）。加猪苓、白术即合四苓之意以加强利水除湿之效，加川木通以加强清热通淋之功，合芍药甘草酸甘化阴，以助"三补"养阴之功，兼防诸药利水太过。全方滋养肾阴与利湿通淋并重，各司其职，滋肾水而不助湿，利水湿而不伤阴。

本案患者服药后取得了不错的疗效，再次说明谨守病机是取得疗效的关键，同时也说明了药证相符的重要性。正如张元素尝谓："运气不齐，古今异轨，古方今病，不相能也。"疾病千变万化，古方成方并不一定完全契合现今所有的病情，在学习运用古方时，首要的是学习其组方原则、所治病机，再从古人的加减化裁中领悟古人灵活运用的精髓，不能泥守成方不懂变通，使用时方能用好。

十六、腹泻

赖海标教授在《被忽视的黄芩汤》一文中提道："《素问·灵兰秘典论》云：'大肠者，传道之官，变化出焉。'如果大肠有热，可能会出现两种转归：一是热注大肠后，损伤大肠的阴津，由热化燥，表现为大便秘结；二是热在大肠，由于热性急速，使大肠蠕动加快，并迫使大肠内的津液渗出，表现为大便泄泻，为热利。"以前认为便秘多为热证、实证，而腹泻尤其是久泻则多为寒证、虚证。今赖海标教授则利用黄芩汤"通因通用"的治法治疗一例长期晨起腹泻的患者，效果显著。

患者，女，31岁，2018年6月12日初诊。患者诉近10年来反复出现早晨6点左右便溏，便前腹部隐痛不适，便后痛减，平日口渴喜饮，怕热易汗出，食辛辣刺激或生冷之物后易腹泻，胃纳睡眠可。舌淡红，脉弦。

干预过程：

中医诊断：腹泻。

中医证型：邪热犯肠。

中医治法：清热燥湿，和中止痛。

初诊方药：黄芩汤加葛根。

| 黄芩 10 g | 白芍 10 g | 甘草 5 g | 黑枣 15 g |

葛根 15 g

3剂，每日2剂，水煎服。

2018年6月19日二诊：患者诉服药后虽晨起仍有便意，但无腹痛不适，大便成形，稍口渴，食辛辣刺激后腹痛腹泻情况减轻。遂开上方三剂以善后。

按：黄芩汤出自《伤寒论》172条："太阳与少阳合病，自下利者，与黄芩汤。"赖海标教授在《被忽视的黄芩汤》一文中提道："黄芩汤治热利伴腹痛一症比较明显，这是因大肠热是从肝胆而来，气机壅滞较明显，所以用芍药与甘草相配，是缓解平滑肌及神经痉挛的有效方剂，黄芩汤一边用黄芩清除胆热、大肠热，一边用芍药甘草汤缓解大肠痉挛，故大便前腹痛明显的热性泄泻用黄芩汤较好。"患者平素怕热易汗出，表证明显，问诊时赖教授反复询问患者是否有口渴症状，这与《伤寒论》277条"自利不渴者，属太阴，以其脏有寒故也，当温之，宜服四逆辈"相鉴别，《医宗金鉴》云："凡自利而渴者，里有热，属阳也。若自利不渴，则为里有寒，属阴也。"故本医案辨证为太阳少阳合病，选用黄芩汤清热燥湿，和中止痛，原方加葛根生津止渴，升阳止泻，全方虽只有5味药，却对患者反复10余年的病症立竿见影。

临床中赖海标教授善用经方原方或临证稍做加减，便能治疗不少大病久病、疑难杂症，说明药不在多，只要抓准病机，辨证准确，方证相应，小方也可治大病、久病，为年轻医生树立了使用中医中药的信心。赖海标教授提到，要运用中医思维，熟读经典，辨明病位病性，只要辨证准确，经方常能见证奇迹。

十七、腰痛

患者蔡某，女，45岁，2020年8月12日于门诊以"腰部酸痛伴腰以下部位酸沉4天"为主诉初诊。询问既往病史，得知患者有亚临床甲状腺功能减退症（简称甲减），目前服用"优甲乐"治疗。4天前，患者因出现鼻塞、流涕、咽痛等感冒症状前往当地诊所就诊，予"清热解毒胶囊，双黄连口服液"等清热类感冒药治疗，治疗后咽痛症状有所减轻，但鼻塞、流涕症状未见缓解，且开始出现腰部酸痛感，腰部以下部位酸沉重着，尤在夜晚时明显，白天可缓解。来诊症见：腰部酸痛，腰部以下部位酸沉感，无疼痛，夜晚加重，活动后减轻，白天症状不明显，仅少许疲倦感，入睡困难，多梦，大便稀溏不成形，每日1～2次，无口干、口苦，无汗出，纳可，小便正常，月经规律。查体：舌淡红，胖大，苔白腻，脉沉细。

干预过程：

中医诊断：腰痛。

中医证型：寒湿内阻，凝滞经脉证。

中医治法：温阳散寒，活血通络。

初诊方药：肾着汤（甘姜苓术汤）和桃红四物汤合方加减。

干姜10 g	炙甘草5 g	茯苓15 g	白术15 g
熟地黄15 g	当归15 g	白芍10 g	川芎10 g
桃仁10 g	红花5 g	牛膝10 g	杜仲15 g

因患者处于经期，暂不予针灸治疗，故先予3剂中药，水煎服用。

以内服中药配合针灸治疗为主。

2020年8月15日二诊：诉腰痛及酸沉症状已消失，夜晚睡眠恢复正常，鼻塞、流涕症状都明显缓解，大便稀溏有所好转。效不更方，守上方5剂。

2020年8月20日三诊：上证均得到明显缓解，要求开中药调理一下体质状态。

按：患者中年女性，有甲减病史，甲减患者多出现虚证、寒证，常见的体质则多以气虚质、阳虚质、气郁质为主。从本案患者舌质淡红、舌体胖大，脉沉且细等可分析患者的长期体质应以阳虚质或气虚质为主。患者此次偶感风寒，医者不辨寒热，即给予过量清热解毒药物服用，致苦寒之品直下伤及脾肾阳气，导致阳损则寒湿内生，寒邪凝滞腰部经脉，不通则痛，故腰痛，腰以下酸沉、大便稀溏不成形。夜晚阴寒盛故疼痛明显，白天阳旺故症状减轻。

药物失当损伤脾肾阳气，寒湿内侵，郁遏经脉，不通则痛。故辨证为寒湿内阻，凝滞经脉证。治法当温阳散寒、活血通络。

肾着汤又名甘姜苓术汤，具有温肾散寒、健脾除湿之功。张仲景《金匮要略·五脏风寒积聚病脉证并治》载："肾着之病，其人身体重，腰中冷，如坐水中，形如水状，反不渴，小便自利，饮食如故，病属下焦，身劳汗出，衣里冷湿，久久得之腰以下冷痛，腹重如带五千钱，甘姜苓术汤主之。"该方药仅四味，辛温甘淡，意在暖土制水，用治脾阳不运、寒湿之邪外袭所致之肾着证。本案虽病症不甚相同，然病因病机相同，即可应用。合用桃红四物汤乃因寒邪有收引凝结致性，易导致经脉凝滞，瘀血形成。桃红四物汤源自清代吴谦等所著的《医宗金鉴·妇科心法要诀》由四物汤加桃仁、红花组成，其功效为养血活血。以补血而不滞血，和血而不伤血为特点，为治疗血病通用之方。故本案选用两方合用，另加牛膝、杜仲以益肾固腰。

本案患者服药后其外感症状也即缓解，印证了患者外感当为风寒感冒之症。通过该案经验，医者临证时无论大小病症，都当审察详参，恪守病机，严选用药，切不可拿患者健康当儿戏，辜负患者性命相托的信任。

十八、足关节红肿热痛

周某，男性，65 岁，于 2020 年 3 月 13 日因"左足关节红肿热痛 1 周"来诊。患者既往有冠心病、高血压病、高脂血症 10 余年，平素嗜酒及喜食肥甘厚味。5 年前起，偶有关节疼痛，伴行走障碍，活动后加重，未予特殊处理，自行服用药物后可缓解，未系统诊治。1 周前，患者饮酒后关节红肿热痛发作频率增加，口服秋水仙碱和塞来昔布后症状未见明显改善。查体：左足不能屈伸，局部压痛，左足踝关节、右足第一跖趾关节及足背部红肿热痛，左足关节及皮肤可见痛风石形成，大小约 2 cm×3 cm。于当地医院查血尿酸为 652 mmol/L。因患者以往服用西药治疗效果不佳，要求使用中医药治疗。来诊症见：左足疼痛，口干，口苦，心烦，脘腹胀满，眠差，尿短赤，大便硬臭秽，舌质红，苔黄腻，脉滑数。

干预过程：

状态评估：体质辨识为湿热质。

中医诊断：痹症。

中医证型：脾失健运，湿热痹阻。

中医治法：清热除湿，通痹止痛。

初诊方药：四妙散加减。

泡苍术 10 g	白术 10 g	薏苡仁 30 g	黄柏 10 g
川牛膝 10 g	知母 10 g	山慈菇 10 g	车前草 10 g
威灵仙 10 g	土茯苓 10 g	广萆薢 10 g	蒲公英 10 g
海风藤 10 g	细辛 3 g		

予 5 剂，水 800 mL，煎取 400 mL，每日 2 次，温服。嘱患者其多喝水，低嘌呤饮食，戒烟酒，多休息。

2020 年 4 月 16 日二诊：患者诉服药后疼痛症状明显改善，可行走，仍有腹部胀满，心烦、纳、眠差，小便短赤，大便调。舌质红，苔黄腻，脉滑数。故考虑患者热稍清，湿浊不化。治法：除湿通痹止痛。

方药：

泡苍术 10 g	白术 10 g	薏苡仁 30 g	黄柏 10 g
川牛膝 10 g	知母 10 g	山慈菇 10 g	车前草 10 g
威灵仙 10 g	土茯苓 10 g	广萆薢 10 g	海风藤 10 g

予 5 剂，水 800 mL，煎取 400 ml，每日 2 次，温服。嘱其多喝水，低嘌呤饮食，戒烟酒，多休息。

2020 年 5 月 20 日三诊：患者诉关节偶有不适感，无疼痛发作，因胸闷，活动后加重来诊，舌质红，苔腻，脉滑。2020 年 4 月 16 日血尿酸 414 mmol/L，考虑患者热已清，现以痰浊蕴结为主。治法：化痰泻浊。

方药：

枳实 10 g	竹茹 10 g	法半夏 10 g	茯苓 10 g
甘草 5 g	蒸陈皮 10 g	浙贝母 10 g	泽泻 10 g
牛膝 10 g	菟丝子 10 g	肉桂 5 g	丹参 10 g

予 7 剂，水 800 mL，煎取 400 mL，每日 2 次，温服。电话随访，诸症皆愈。嘱其低嘌呤、清淡饮食，间中服用上方调理。

按：本患者既往有冠心病、高血压、高脂血症病史，乃饮食不节，脾胃运化失司，痰湿瘀浊蕴藏体内，阻滞气机。首诊因饮酒诱发左足第一趾关节红肿疼痛，疼痛剧烈，舌质红，苔黄腻，脉滑数，一派湿热之相。酒为湿热之品，酒后腠理开泄，风邪易夹湿侵袭，蕴而化热。叶天士在《临证指南医案》中强调"酒肉之湿助热""平日善啖酒醴肥甘成湿火"，湿热循经络顺流而下，聚在足太阴经所过之处，经络闭阻使其肿痛。再加上《素问·痹论》云："风寒湿三气杂至，合而为痹。"外因及内因共同作用导致痛风的发作。

因患者素饮食不节，脾失健运，痰湿内生，蕴久化热，湿热内盛，循经而下，痹阻经脉，不通则疼。故辨为：脾失健运，湿热痹阻。治法当清热除湿、通痹止痛。

首诊以四妙散加减清利下肢湿热而利筋脉；四妙散载于清代张秉成的《成方便读》，具有清热利湿、舒筋壮骨的功效，主要用于湿热下注所致痿证，足膝红肿热痛，筋骨疼痛等，是治疗痹证的经典方剂。四妙散是在二妙散（苍术、黄柏）的基础上加入牛膝、薏苡仁而成。以邪之所凑，其气必虚，若肝肾不虚，湿热决不流入筋骨。牛膝补肝肾，强筋骨，领苍术、黄柏入下焦而祛湿热也。因《黄帝内经》有云：治痿独取阳明。阳明者，主润宗筋，宗筋主束筋骨而利机关也。薏苡仁独入阳明，祛湿热而利筋骨，故四味合而用之，为治痿之妙药也。本案用知母、蒲公英、山慈菇清热解毒；白术健脾化湿；土茯苓、威灵仙、广萆薢、车前草行水，利湿热，通水道；细辛、海风藤消肿止痛。以温通利化四法配伍，药力峻猛，已达速效。二诊时患处肿痛已减大半，但湿浊不化，减温热之细辛和清热之蒲公英，余维持原方，继续利湿泻浊。三诊时患者基本无疼痛发作，血尿酸数值恢复正常。因患者长期的痰湿瘀血阻滞，导致胸闷发作，以温胆汤理气化痰，和胃降逆，辅以泽泻化浊，牛膝、菟丝子、肉桂温补肾阳，丹参、浙贝母行气散结。

本病例为痛风顽症。急性期以湿热闭阻为主要病机，治疗上以清热利湿，行瘀通络为主，不可以本病的虚弱现象而放弃清热祛湿。缓解期以痰瘀互结为主，治疗上以补虚兼顾泄浊，预防痛风的反复发作。

十九、创伤性肘关节僵硬

患者林某，男，45 岁，2021 年 12 月 23 日初诊。主诉：左肘关节疼痛、屈伸不利 3 年余，加重 1 周。现病史：患者 3 年前不慎跌伤左肘部后，自行外敷膏药处理，未系统诊治，此后左肘关节反复出现疼痛、屈伸不利，每遇气候变化或受凉后症状加重，遂屡次于多家医院的骨科、疼痛科等专科求诊，先后诊断为"创伤性肘关节炎""创伤性肘关节僵硬"，经中西药物、理疗、局部封闭术等治疗，症状有所缓解，但极易复发，骨科建议手术治疗，患者拒绝。1 周前患者搬抬重物后左肘关节疼痛明显加重，伴活动受限，自行口服消炎止痛药、外敷膏药无效后，经人介绍，遂来我处求治。

来诊症见：左肘关节疼痛，剧烈难忍，活动明显受限，无法伸直，屈曲、旋后受限，伴左上肢麻木。查体：左肘关节被动屈曲体位，活动受限，最大幅度伸直 60°、屈曲 110°、旋后 60°、旋前 80°。左侧肱骨外上髁、桡骨小头近端附近及其关节间隙压痛明显，可触及硬结。左肘关节未见明显肿胀，肌肉未见明显萎缩。舌淡胖苔白，脉弦紧。

辅助检查：2021 年 12 月 22 日查 DR 示：左侧肱骨外髁、桡骨小头近端、尺骨近端均见少量骨赘形成，周围骨质未见破坏现象，关节间隙清晰，软组织内未见异常，考虑左肘关节骨质增生。

干预过程：

中医证型：

中医诊断：肘痹。

中医证型：寒凝经脉。

中医治法：散寒祛瘀，宣痹通络。

毫火针取穴：主穴取阿是穴，3～5 穴，即左侧肱骨外上髁、桡骨小头近端附近触及的最明显的阳性反应点（即压痛、硬结、条索状物最明显处）；配穴取曲池、合谷、手三里。

复诊及后续治疗：

2021 年 12 月 25 日二诊：患者诉左肘关节疼痛基本消失，有轻微酸胀痛，关节活动范围大幅增加。续予毫火针针刺局部阿是穴为主，加配曲池穴、手三里。治疗后，嘱患者继续加强肘部功能锻炼。

2021 年 12 月 27 日三诊：患者诉左肘关节基本无不适，查关节活动范围正常，停止治疗。

治疗结果：

行毫火针治疗 2 次后，患者左肘部疼痛基本消失，左上肢已无麻木，查关节活动范围基本正常，治疗后视觉模拟评分（Visual Analogue Scale，VAS）由 9 分变成 1 分，经治疗后肘关节可完全伸直，肘屈度数由治疗前的 110°改善为 140°，旋后度数也由 60°变成 80°，关节活动度（range of motion，ROM）活动范围由治疗前的 50°改善成 140°。随访 2 个月，预后良好，未复发。

按：本案患者全程仅行 2 次毫火针治疗，未加用其他理疗及汤药，治疗 1 次后疼痛症状基本消失，关节活动范围大幅增加，治疗 2 次后关节活动基本正常。经查阅资料、仔细分析其获效机理，现分析如下。

从中医辨证施治分析，本病属中医"肘痹"范畴，证属寒凝瘀滞。本案患者 3 年前不慎跌扑损伤，外在的暴力导致肘部皮肉筋骨受损、气血瘀阻、经脉不通，"不通则痛"，加之治疗、养护失当，气候变化、受凉之时患者又复感寒邪，《素问·痹论》云"有寒故痛也"，《素问·举痛论》云"寒则气收""寒气入经而稽迟，泣而不行。客于脉外则血少，客于脉中则气不通，故卒然而痛"，故患者肘部疼痛剧烈、活动受限是因筋肉寒凝瘀滞所致。1 周前搬抬重物，用力过度，加重了肘部皮肉筋骨之损伤，气血凝滞进一步加剧，故见疼痛剧烈、活动受限。患者左肘部数字 X 射线摄影未见骨折，可见本案患者病位在筋，尚未伤骨动骨。

《素问·长刺节论》载："病在筋，筋挛节痛，不可以行，名曰筋痹。"《灵枢·经筋》曰："经筋之病，寒则反折筋急，……焠刺者，刺寒急也。"《素问·调经论》云："病在筋，调之筋；病在骨，调之骨。燔针劫刺其下。"《灵枢·官针》也提道："焠刺者，刺燔针则取痹也。""焠刺""燔针"即为火针，可见火针是治疗寒凝瘀滞之筋痹的有效方法。故治疗上选用刘氏毫火针，取其火针挟火气盛与毫针纤细痛微之长，集针刺和温灸双重作用于一体，借火之力，速入穴下，直达病所。《灵枢·经筋》曰："治在燔针劫刺，以知为数，以痛为输。"孙思邈《备急千金要方》曰："言人有病痛，即令捏其上，若里当其处，不问孔穴，即得便快成痛处，即云阿是，灸刺皆验。"选穴当以局部阿是穴为主穴，以集针刺和温灸双效合一的刘氏毫火针携带的火热之力，速入病所，借其高温之性直驱寒瘀，达温经通络、祛寒散瘀、宣痹止痛之效，加配多气多血手阳明经的合穴曲池、原穴合谷、腧穴手三里以温壮气血、鼓舞正气、激发经气。通过"以痛为腧"的局部阿是取穴法与"循经取穴"的经络辨证取穴法相配合，相得益彰，充分发挥毫火针的温、补、通优势，直接激发经气，引经气速至，"气至而有效，效之信，若风之吹云，明乎若见苍天"。故本案患者经治疗后寒凝瘀滞得以祛除，新血得生，经脉得通，"通而不痛"，肘部气血得复，麻木乃消，筋骨得养，屈伸复常，病乃愈。

二十、术后发热

患者王某，男，66 岁，因肺部结节于 2021 年 11 月 30 日在北京行"单孔胸腔镜右肺上叶锥形切除术"，手术顺利，术后 1 周返回中山。随后出现反复发热，每日下午 2 点至 3 点出现低热，体温 37.5 ℃上下，热后汗出恶寒，面色晦暗，精神状态差，伴有乏力、口干、口苦，胃纳差，腹胀，每 2～3 天解羊粪样颗粒大便，小便不畅，点滴而出，舌暗，苔厚黄腻，脉弦，因担心术后感染考虑入院治疗。

干预过程：

中医诊断：热证。

中医证型：肝胃郁热。

中医治法：疏肝解郁，清热。

初诊方药：小柴胡汤和二陈汤加减。

柴胡 15 g	姜半夏 10 g	人参 15 g	黄芩 15 g
大枣 10 g	炙甘草 5 g	陈皮 5 g	茯苓 10 g
麦冬 15 g	小环钗石斛 10 g	苍术 10 g	桑叶 10 g

3 剂，水煎服，嘱午饭后发热前服用。

当天中午服药后大汗出，无发热，仍有腹胀，未解大便；晚饭后给予针灸治疗。

选穴：中脘、关元、天枢（双）、足三里（左）、阳陵泉（右）、太冲（双），均采用深刺以泻为主的手法，留针 20 分钟。

翌日，患者精神好转，诉针灸后当晚排出大量恶臭便，小便顺畅，二便排出后整个人立刻轻松舒畅，如释重负。患者平日里最怕针灸，这次主动要求晚上再施针灸治疗。当日服药后仍无发热，也无恶寒汗出症状，面色明朗，仍有口干、口苦，胃纳差，腹胀减轻，二便好转。

2021 年 12 月 10 日二诊：

柴胡 15 g	姜半夏 10 g	人参 15 g	黄芩 15 g
大枣 10 g	炙甘草 5 g	陈皮 10 g	茯苓 15 g
麦冬 20 g	小环钗石斛 10 g	苍术 15 g	桑叶 10 g
五指毛桃 15 g	佛手 10 g	化橘红 10 g	山药 15 g
山楂 15 g			

3 剂，水煎服，每日早、晚各 1 次。

药后胃口渐复，舌苔变薄，口干、口苦减轻，二便正常，余无其他不适。嘱适起居，少劳作，清淡饮食，戒烟限酒。

按：本案患者为老年男性，因肺部手术后出现反复低热，由于北京医疗资源紧张，手术后第二天便要求出院，加上术后舟车劳顿返回中山，出现诸多不适，家人甚是紧张。西医认为此发热多因胸腔积液或肺部感染等引起。中医从六经辨证考虑：患者往来寒热、口苦、胃纳差、小便不利等少阳证明显，加上腹胀、口干、大便干燥，舌苔黄腻，属阳明腑症，辨为少阳阳明合病。从八纲辨证考虑：患者虽为老年男性，又刚刚做完手术，但四诊合参却是一派里热实证。赖海标教授曾诊治一位前列腺癌术后患者时强调，临床诊治当有整体观念，不管西医病名，只按中医对症，要有中医思维，不能被西医所左右。以症为依据，不要被年龄、手术等外在因素影响。从脏腑辨证考虑：肺部受伤，肺主宣发肃降功能受损，使得气机升降失调，中焦气机不畅，脾气不升，胃气不降，腑气不通，加以内热，肝胃郁热明显。

综上所述，选方小柴胡汤合二陈汤加减，赖海标教授善用小柴胡汤，尤其是邪郁半表半里，正邪交争波及各脏腑产生的不明原因发热，效果显著；研究生导师何希俊教授善用二陈汤理气和中，燥湿化痰，用于中焦胃失和降，气机不畅，对伴有精神症状或中焦郁热者常加枳实、竹茹、黄连构成黄连温胆汤；方中加麦冬、小环钗石斛养阴清热，治未病专家濮欣教授善用小环钗石斛，小环钗石斛为石斛中等级较高的一种，滋养胃阴的效果更佳；舌苔厚腻加苍术燥湿健脾，赖海标教授常说，有苔用苍术，无苔用白术，便于临床两药的选择；加桑叶清肺润燥，清肝宣肺，亦有提壶揭盖之意。首方服药 1 剂后少阳枢机即解，邪随汗出再无发热恶寒，但虑患者阳明经用药不够，腑实仍在，故当晚给予针灸治疗，选用《黄帝内针》调节中焦气机的中脘、关元、天枢、足三里、阳陵泉穴，配合肝经原穴太冲穴，使中焦气机得运，二便随即得解，腑实得通，一身轻松。二诊在原方基础上略加行气健脾开胃之药，现患者胃口甚好，身体基本无恙。

二十一、双膝以下自觉发热

患者徐某，女性，67岁，2020年清明节后就诊。病史简介：清明节后，患者因口眼歪斜5天到治未病中心门诊就诊。就诊时患者口眼歪斜，颜面肌肉紧绷，右侧额纹变浅，抬眉不能，右眼闭合不全，眼睛干涩，右侧鼻唇沟变浅，口角及人中沟左歪，鼓腮漏气，耳后乳突压痛。细问病史发现患者患糖尿病多年，平日口干口渴，喜冷饮，双膝以下自觉发热20余年，晚上尤甚，需放入冰水浸泡或下地反复行走方能缓解，肤温正常，烦躁，难以入睡，睡眠差，每日喉中有痰难于咳出，大便难，小便清，舌紫红，脉细，右尺浮。

干预过程：

中医诊断：面瘫。

中医证型：络脉空虚，邪阻经络。

中医治法：疏风通络，调和气血。

初诊方药：四逆汤合白虎汤。

| 人参片20 g | 干姜10 g | 黑顺片（先煎）15 g | 炙甘草10 g |
| 知母30 g | 生石膏（先煎）30 g | | 粳米15 g |

7剂，每日1剂，水煎服，翻煲，早、晚各服1次。同时配合针灸治疗。

针灸选穴：考虑患者处于面瘫急性期，以远端取穴为主，选对侧合谷、双侧太溪、太冲、足三里、三阴交、太白等穴，每日1次，每次留针30分钟，艾灸涌泉、足三里穴。

二诊：患者自述右侧颜面肌肉紧绷缓解，右眼可闭合，但口角仍旧歪斜，胃口及精神状态好转，大便正常，喉中异物感消失，双下肢怕热稍有缓解，但睡眠仍旧不好，口干口渴，舌红，脉细，右尺浮。

方药：六味地黄丸加减。

| 熟地黄25 g | 山茱萸15 g | 山药15 g | 泽泻10 g |
| 牡丹皮10 g | 茯苓10 g | 知母10 g | 生石膏（先煎）20 g |

4剂，每日1剂，水煎服，翻煲，早、晚各服1次。配合针灸，针灸选穴仍以远端辨证取穴为主。

三诊：患者双膝以下自觉发热20年，严重困扰患者的睡眠及日常生活，遂请赖海标教授会诊。患者自述服前药和针灸治疗后口眼歪斜较前好转，但双膝以下仍有自觉发热，夜里尤甚，睡眠上半夜好转，口干口渴，小便清，舌紫红，右尺脉浮。

方药：防己地黄汤加减。

| 防己10 g | 炙甘草10 g | 生地黄60 g | 桂枝10 g |
| 防风10 g | 竹茹10 g | 生石膏30 g | |

7 剂，每日 1 剂，水煎，加入 20 mL 黄酒一起饮用。配合针灸，针灸选穴：根据赖海标教授辨证分型为血热风扰，在原有辨证取穴基础上增加双侧曲池、血海清热凉血祛风。

四诊：患者复诊时喜笑颜开，自述服药后头颈汗出 3 天，20 余年的双膝以下自觉发热消失，睡眠好转，舌红，脉细。中药守上方 7 剂以善后。针灸选穴：在原有辨证取穴基础上增加近端取穴，选右侧面部太阳、地仓透颊车、攒竹透丝竹空、迎香等面瘫常用穴。服药后患者双膝以下自觉发热完全消失，遂停中药，继续针灸治疗面瘫以善后。

按：患者为老年女性，患糖尿病多年，被双下肢自觉发热 20 多年困扰，常年睡眠及精神状态差，体质偏弱，自认为身体多年来出现不适是糖尿病引起的，故从未予重视，这次由于出现急性面瘫，显露在颜面，怕影响日后生活遂来医院就医。首诊患者以治疗急性面瘫为主，但细问病史发现患者身体多处不适，以双膝以下自觉发热为甚，查体发现患者身体偏瘦，面色萎黄，口唇色暗，烦躁，睡眠差，整日无精打采，脉细，右侧尺脉浮动无根，辨为少阴病，又因口干口渴喜冷饮，喉间有痰难以咯出，大便难，此阳明有热，故以四逆汤配合白虎汤加减。由于急性面瘫伴有面神经水肿，所以针刺以远端取穴为主，选取三条阴经的原穴，太溪、太白、太冲，配合三阴交滋阴潜阳，加上面瘫常用穴合谷穴，艾灸涌泉、足三里穴引火归元，强身健体。二诊患者自觉症状有所改善，但双膝自觉发热还是比较严重，考虑到患者常年自觉发热，口干口渴可能是阴液不足引起，故二诊给予六味地黄丸加减，但效果不明显。考虑患者常年顽疾难愈，加上每夜睡眠差严重影响了正常生活，前方虽略有显效但未能完全解决患者疾苦，遂请赖海标教授会诊。他考虑患者为血热风扰，予防己地黄汤加减，其中重用生地黄 60 g，加竹茹、生石膏清热生津，遵《金匮要略》原方，配以 20 mL 黄酒加入药中一同服用。患者服药前三天，自述夜间头颈部大汗出，双下肢再无自觉发热。复诊后老师按原方再开 7 剂，嘱患者无须再用药，继续针灸以治疗面瘫即可。防己地黄汤出自张仲景《金匮要略·中风历节病脉证并治》，方中重用生地黄之甘寒凉血补阴以归五脏，益精养神。徐灵胎《兰台轨范》有谓："此方他药轻，而生地独重，乃治血中之风也。"盖血虚生热生风，生地滋阴养血，凉营泄热。所谓"治风先治血，血行风自灭"，此之谓也。经方大家黄仕沛先生用生地黄的心得是生地黄用量"非重用不为功"，张仲景方中生地黄用量最大的就是防己地黄汤，用到 2 斤。方中桂枝、防风、防己、甘草，加入黄酒取其轻清，归之于阳，以散其邪，患者服 3 剂后头颈汗出，使体内多年风热从汗而解。

第二节　心身疾病病案

一、梅核气

患者黄某，女，42 岁。中山市人。2020 年 5 月 19 日于门诊以"情绪低落，咽中异物感半年余"为主诉初诊。询问病史，患者性格内向，长期婆媳关系紧张，善太息，闷闷不乐，半年前与婆婆因家庭问题发生争吵，情绪低落，烦躁易怒，胸闷不畅，胸口如有重物压着，咽部有异物梗阻感，与情绪波动密切相关。患者入睡困难，眠浅易醒，白天精神疲倦，纳可，大便秘结，月经规律。曾于 2020 年 3 月 9 日在中山市人民医院心理科诊断为"抑郁状态"，服用"舍曲林 50 mg，每日 1 次；阿普唑仑 0.4 mg，每晚 1 次"，用药后睡眠稍改善，但不能耐受舍曲林的副反应，担心药物依赖，间断服用舍曲林及阿普唑仑 1 月余后自主停药，症状未见明显改善，为求中医治疗，来我院就诊。来诊症见患者愁苦面容，精神萎靡不振，声音低沉。末次月经：2020 年 5 月 6 日。舌淡暗，苔薄黄，脉弦滑。

　　干预过程：

　　中医诊断：梅核气。

　　中医证型：七情郁结，痰气交阻。

　　中医治法：行气散结，降逆化痰。

　　初诊方药：半夏厚朴汤加减。

法半夏 15 g	厚朴 10 g	茯苓 15 g	紫苏叶 5 g
黄芩 10 g	栀子 5 g	郁金 10 g	生姜 15 g
大枣 10 g			

　　共 7 剂。每日 1 剂，复煎分 2 次温服。

　　二诊：患者服药后情绪低落较前改善，咽中异物梗阻感不显，入睡可，自觉睡眠质量明显改善，白天精神良好，大便通畅。舌淡，苔薄白，脉同前。药已中的，继予前方加减：

法半夏 15 g	厚朴 10 g	茯苓 15 g	紫苏叶 5 g
柴胡 10 g	郁金 10 g	青皮 10 g	生姜 15 g
大枣 10 g			

　　共 7 剂。每日 1 剂，复煎分 2 次温服。

　　三诊：患者服药后心情舒畅，胃纳、睡眠可，二便调，再予 7 剂巩固治疗。嘱调畅情志，体育锻炼，不适随诊。

　　按：患者为中年女性，性格内向，长期婆媳关系紧张，善太息，忧思恼怒，分析患者的体质应以气郁质为主，结合患者发病前有明显情志刺激因素，舌淡暗苔薄黄，脉弦滑，考虑患者肝气不疏，气机不畅，忧思伤脾，脾失健运，痰浊内生，痰气凝结于咽部而发病，郁久而化热，炼液为痰，结于咽喉，故咽中有异物感。

　　长期婆媳关系紧张，患者忧思恼怒太过，且持续时间过于持久，超过机体的调节能力，恼怒伤肝，肝失条达，气失疏泄，而致肝气郁结；忧思过度，久郁伤脾，脾失健运，食滞不消而蕴湿生痰，故辨证为痰气互结证。治法当行气散结，降逆化痰。

　　梅核气属于中医郁证范围，多由于情志不畅，七情郁结，痰气交阻所致，相当于现代医学的焦虑、抑郁、神经衰弱等，最早由张仲景在《金匮要略·妇人杂病脉证并治》当中描述："妇人咽中如有炙脔，半夏厚朴汤主之。"后来的《医宗金鉴》称之为梅核气。《万病回春》云："梅核为病，大抵因七情之气郁结而成。或因饮食之时，触犯恼怒，遂成此症。"此型梅核气多发于妇人，常因情志不畅所致，治法为行气散结，降逆化痰。

　　情志不畅，肝气郁结，肺胃宣降失司，津液不得正常输布，聚而成痰，痰气相搏，结于咽喉，则咽中如有物阻，吐之不出，吞之不下。因肝体阴用阳，喜条达而恶抑郁，郁久必有火热之象。患者久病，郁而化热，则见烦躁易怒、失眠、大便秘结、苔薄黄。

故治疗上，应当遵《黄帝内经》"火郁发之，木郁达之，水郁折之"的原则，总以降逆化痰、行气散结为要。半夏厚朴汤出自《金匮要略·妇人杂病脉证并治》，全方由半夏、厚朴、茯苓、生姜、紫苏叶组成。方中以半夏、厚朴同为君药。半夏功擅化痰散结、降逆和胃，《珍珠囊》谓半夏"消胸中痞、膈上痰，除胸寒，和胃气，燥脾湿"；厚朴长于行气开郁，下气除满。半夏之散结降逆，有助于厚朴理气；厚朴之理气燥湿，有助于半夏化痰。一化痰结，一行气滞，两者相配，痰气并治。茯苓甘淡渗湿健脾，则痰无由生，为臣药。紫苏叶为使药，一则取其芳香疏散，协厚朴开郁散结，质轻入肺，能引药上行以达病所。因患者郁久化热，加黄芩、栀子以清热除烦。诸药辛苦合用，辛以行气散结，苦能燥湿降逆，合而成方，共奏散结行滞、降逆化痰之效。之所以此患者中药治疗效果较好，除了患者信任中医以外，另外一个关键因素是医生与患者建立了良好的关系，给予患者适当的心理引导。初诊时，医生耐心倾听患者述说婆媳之间的问题，表示理解，与之共情，患者倾诉半小时后情绪已明显平静。"心病需要心药医"，医生，本身就是良药。

二、情绪低落

患者蔡某，女，23 岁，2021 年 5 月 6 日于门诊以"情绪低落 2 年"为主诉初诊。经询问得知，患者平素性格内向，2 年前疑因工作环境改变等原因开始自觉情绪低落，伴轻微头晕，无天旋地转感，食欲不振，多食则欲呕，疲倦乏力，动力欠缺。患者当时欲通过大量食用甜食、大量饮酒等方式自行排解不良情绪，但未见明显改善。患者遂至外院治疗，外院诊断为"抑郁症"，予相应西医治疗后（具体用药不明），患者仍觉情绪低落等症状反复。来诊症见：情绪低落，郁郁寡欢，悲观消极，不欲多言，容易疲倦，少气懒动，头晕，但无天旋地转感，食欲尚可，但饭后即腹胀、嗳气，口苦，睡眠时间尚且充足，但睡眠期间容易醒，月经后期，量少色淡，小便正常，大便干稀不调，每日 1～2 次，无头痛，无胸闷心悸，无异常汗出等不适。查体：舌边尖红，舌中淡红，苔薄黄，有齿痕；双侧寸脉沉，左侧关脉细弦，右侧关脉沉细，双侧尺脉沉细。

干预过程：

状态评估：予红外热成像检查，结果如图 5-8、表 5-2 所示。

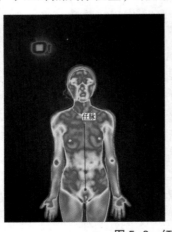 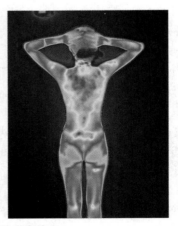

图 5-8　红外热成像检查

表 5-2 红外热成像下分区温度分析

区域	平均值/℃	最大值/℃	最小值/℃
任脉	34.60	35.37	33.47
盆腔	34.11	35.02	32.62
任脉-盆腔	0.49	0.35	0.85
子宫	33.69	34.39	32.70
脐周	33.90	35.23	33.47
子宫-脐周	-0.21	-0.84	-0.78
督脉	33.40	34.11	32.98

综上可得，患者任脉温度升高，任脉温度高于督脉，提示阴阳不调，有郁证倾向；督脉整段不显示，提示机体阳气不足；上焦片状高温表现，提示肝郁；中焦区域较上、下焦区域温度低，提示有脾胃不调可能；子宫区低温表现，提示宫寒可能。

中医诊断：郁证。

中医证型：肝气郁滞，肝脾不调。

中医治法：疏肝解郁，调和脾胃。

处方：氟西汀片 10 mg，每日 1 次，口服。眠安宁颗粒 6 g，每日 2 次，口服。

中医方药：逍遥散加减。

当归 10 g	白芍 10 g	柴胡 15 g	茯苓 15 g
白术 15 g	炙甘草 5 g	干姜 5 g	薄荷 5 g
黑枣 5 g	郁金 10 g	首乌藤 15 g	珍珠母 15 g
北沙参 10 g	山楂 10 g		

共 5 剂，每日 1 剂，早、晚分服。

2021 年 5 月 13 日二诊：患者诉情绪低落症状较前减轻，夜间觉醒次数减少，但仍有疲倦、头晕、饭后胃胀、少食即饱，现觉四肢冷，大便稀，天气冷时以上躯体不适加重，余尚可。查体：舌淡红，苔白，稍有齿痕，双侧寸脉细，左侧关脉细弦，右侧关脉沉细，双侧尺脉沉细。继续予以疏肝健脾的治疗方法。

处方：氟西汀片 20 mg，每日 1 次，口服；眠安宁颗粒 6 g，每日 2 次，口服。

中医方药：逍遥散合四逆散加减。

当归 10 g	白芍 10 g	柴胡 10 g	茯苓 15 g
白术 15 g	炙甘草 5 g	干姜 5 g	熟地黄 15 g
黑枣 5 g	郁金 10 g	首乌藤 10 g	珍珠母 15 g
北沙参 10 g	菟丝子 10 g	枳壳 10 g	

共 5 剂，服法同前。同时隔天予艾灸箱灸腹部。

2021 年 5 月 20 日三诊：患者诉精神状态较初诊时明显改善，能积极参加工作及社交活动，进食后腹胀、四肢冷等症状减轻，大便正常，但仍觉易疲倦，月经量少色淡，周期延长至 10 多天。查体：舌淡红，苔薄白，稍有齿痕，双侧寸脉细，双侧关脉弦细，双侧尺脉沉。以补益气血为治疗方法。

处方：氟西汀片 20 mg，每日 1 次，口服。

中医方药：八珍汤加减。

熟地黄 10 g	白芍 10 g	当归 10 g	川芎 10 g
党参 15 g	茯苓 15 g	白术 10 g	炙甘草 10 g
首乌藤 10 g	珍珠母 20 g	桂枝 10 g	龙眼肉 10 g

共 14 剂，每日 1 剂，早、晚分服。同时嘱患者增加户外运动。

按：本案患者 2 年来情绪低落，性格内向，消极情绪无法有效排解，容易向抑郁状态甚至抑郁症的方向发展。在中医角度分析，人的情绪多与肝相关，中医多将抑郁状态和抑郁症的病因病机归结为肝郁气滞。精神刺激、情志抑郁不畅等原因，均可使肝气失于疏泄，形成肝气郁结之候。肝气郁滞对人体的影响，一方面可导致气血运行不畅，发展为气滞血瘀、痰气交阻、气郁化火等，一方面则可因五行中木克土的关系，发展为脾虚，肝气横逆犯脾克胃。本案患者因情志不畅，试图通过大量食用甜食、大量饮酒等方式自行排解不良情绪，饮食不节，加之甜味、酒类易生痰湿，更损脾气。脾胃是后天之本，气血生化之源，脾虚则气血生化不足，继而影响五脏六腑功能。可见患者既有抑郁、低落等肝气不舒的表现，纳差腹胀的脾虚表现，又有怕冷、疲倦的气虚表现，同时有月经量少色淡、延期等血虚的表现。

情志不畅，饮食不节，致肝气郁滞，日久横逆犯脾，脾失健运，气血生化不足，气血无以上荣，则头晕，气虚则懒言少动，脾气不足则少食即饱，血虚则经水少而色淡。查患者舌脉，舌边尖红，舌中淡红，苔薄黄，有齿痕，说明肝胆有郁而中焦脾虚；双侧寸脉沉，左侧关脉细弦，右侧关脉沉细，双侧尺脉沉细，说明气血不足，肝脾不调。综上可辨证为肝郁脾虚，治法早期当疏肝健脾，后期以补养气血为主，把固护脾胃贯穿治疗全程。

朱丹溪提出"气血冲和，万病不生，一有怫郁，诸病生焉。"抑郁症患病率逐年上升，严重危害人们的身心健康。近年来，化学药物在治疗抑郁症时的毒副作用日益显现，为了达到疗效好、毒副作用少的治疗目的，如今中医药逐渐被应用到抑郁症的临床治疗中。《神农本草经》载柴胡主寒热，寒热者少阳外感之邪也。又谓其主心腹肠胃中结气，饮食积聚，诚以五行之理，木能疏土，为柴胡善达少阳之木气，则少阳之气自能疏通胃土之郁，而其结气饮食积聚自消化也。这实际上是后世用柴胡疏肝的理论依据。柴胡类方，特别是出自《伤寒论》的四逆散、《太平惠民和剂局方》的逍遥散，在治疗肝郁、脾虚的抑郁症中疗效颇为显著。两方均具有调和肝脾，疏肝解郁，养血健脾之功效，主治肝郁脾弱证。逍遥散为肝郁血虚，脾失健运之证而设，四逆散透邪解郁，疏肝理脾，主治阳郁厥逆证。"神者，水谷之精气也。"本案患者病证可辨为肝郁脾虚证，症状之根本在于肝与脾，故疏肝解郁是当务之急，健脾助运是调理的根本。柴胡疏肝解郁，使肝气得以调达；当归甘辛苦温，养血和血；白芍酸苦微寒，养血敛阴，柔肝缓急；白术、茯苓健脾去湿，使运化有权，气血有源；炙甘草益气补中，缓肝之急；稍加薄荷，疏散郁遏之气，透达肝郁可能化生的郁热，更体现了治未病的思想。本案患者在躯体症状稍缓解后，医者则施以八珍汤加减以补不足之气血，以达到治病求本的目的。

三、郁证伴胃脘痛

患者张某，女，56岁。2020年9月无明显诱因出现心急烦躁，间断上腹部隐痛，剑突下疼痛，晨起不自主打嗝、嗳气，自觉胃胀不适，晨起明显，午后缓解。2020年12月，患者于外院住院治疗，完善头颅MRI、胸部X线、腹部B超、超声胃镜、电子胃镜、电子结肠镜、腹部B超等相关检查，明确诊断为"慢性萎缩性胃炎、胃底腔外压迫、脂肪肝、肝囊肿、多发性脑梗死、躯体化疾病伴发抑郁焦虑状态"，予以黛力新1片口服，治疗后症状改善不明显。2021年2月来诊，诊断为"躯体形式障碍"，予口服兰释、喹硫平，上述症状好转后自行停药。2021年4月，停药2月后上述症状再次出现。患者神志清、精神可，诉心急烦躁，晨起不自主打嗝、嗳气，自觉胃胀不适，全身一阵阵发热、汗出，全身不适感间作，坐立不安，间断不自主打嗝，头痛，心慌，夜间睡眠差，纳食可，二便调。患者舌质淡，苔白腻，脉弦滑。

干预过程：

状态评估：

心理评估结果显示：汉密尔顿抑郁量表评分30分，汉密尔顿焦虑量表评分15分。

中医诊断：郁证。

中医证型：痰湿阻络。

中医治法：健脾化痰，和胃安神。

初诊方药：半夏白术天麻汤加减。

法半夏9 g	白术10 g	天麻6 g	陈皮10 g
合欢花10 g	合欢皮10 g	制远志6 g	炒酸枣仁30 g
浮小麦30 g	丹参10 g	全瓜蒌10 g	山药10 g
赤芍10 g	白芍10 g	香橼10 g	薏苡仁30 g

2021年6月1日二诊：患者时有食欲减退，予山楂12 g、砂仁6 g、鸡内金6 g健胃消食。

按：患者上述症状从2020年起，间断发作，伴随躯体症状，其间药物治疗后症状缓解。患者认为自己胃胀不适是消化科疾病所致，但服用消化科门诊给予的药物后，症状并未见明显缓解。发现患者焦虑抑郁情绪为主要临床症状，给予抗焦虑抑郁药物治疗有效，故诊断"郁证"明确。患者56岁，患者症状复发多半是因为不能按时规律服药或生活负性事件诱发。所以此类患者效果欠佳，病情反复发作，疾病复发一次、加重一次，再次治疗效果较前较慢。因此需要提高患者对疾病特点的认识和重视程度，给予心理治疗，改善患者认知模式，提高依从性。

患者为老年女性，因思虑过多伤及脾，加之情志失调，肝气郁结，脾失健运，清阳不升，故见时有心急，肝气郁结，气机不调畅，肝气犯胃，故见打嗝，胃气上逆。阴阳失调，阴不潜阳，故见入睡困难，偶有食欲减退。舌质淡，苔白腻，脉弦滑，四诊合参总属痰湿阻络型，本病病位在肝脾，属本虚标实之证。方药以"健脾化痰、和胃安神"为主，予半夏白术天麻汤加减，茯苓10 g、白术10 g、生姜12 g、珍珠母30 g。同时给予心理治疗改善患者认知模式，提高依从性。

半夏白术天麻汤出自《医学心悟》，具有息风化痰、健脾祛湿的作用，治疗风痰上扰所导致的头晕、头痛、胸膈痞闷、恶心、呕吐等症状。舌苔白腻，脉弦滑。现在医学中只要符合风痰上扰证特点均可应用。本方由半夏、白术、天麻、茯苓、橘红、甘草、生姜、大枣8味药组成，方中半夏降逆化痰，天麻息风止晕，白术、茯苓、生姜、大枣、橘红健脾祛湿。本案患者胃胀不适，打嗝、嗳气，胃脘胀满不适，本方中半夏燥湿化痰，降逆止呕，佐以茯苓健脾渗湿，与白术相合，尤能治痰之本；生姜、大枣调和脾胃；橘红理气化痰。使以甘草和中而调药性。诸药配伍，使风息痰消。

本案患者服药物后胃胀不适症状缓解，二诊时，食欲减退，给予山楂12 g、砂仁6 g、鸡内金6 g健胃消食。4周后胃胀不适明显缓解，食欲恢复正常。

四、惊恐发作

患者韦某，男，42岁，发作性心慌胸闷呼吸困难2个月。患者为建筑承包商，已婚，育有2子，平素工作压力大，加之近2年受疫情影响，心情更容易忧思多虑、心烦易怒，诉偶有失眠，但不影响日间功能。3个月前，在工地上班时，一工友出现气促胸闷，随后韦某开车载工友返回家中，途中工友突发心跳呼吸骤停，呼之不应，韦某立即拨打"120"急救电话，虽然医护人员在到达后立即展开救治，但仍因抢救无效去世。韦某均目睹了整个过程。2个月前，韦某在上班时突然感觉头晕、心慌、呼吸困难、四肢发软、麻木，遂即刻前往当地医院就诊行相关检查，结果未见明显异常，但上述症状仍反复出现，表现为突发心慌胸闷、乏力、头晕、气促、呼吸困难、憋闷窒息感，患者焦虑紧张，严重时伴有惊恐濒死感。患者相继在多家医院检查，结果均未见异常，但症状仍反复发作。来诊症见：头晕心慌，胸闷心烦，惊恐焦虑，乏力，食欲不振，心情差，闷闷不乐，做事情提不起兴趣，失眠，口干口苦，便秘。舌红，苔薄黄。

干预过程：

中医诊断：惊病。

中医证型：心胆气虚，热扰心神。

中医治法：通阳泻热，重镇安神。

中药方药：柴胡加龙骨牡蛎汤。

柴胡12 g	龙骨20 g	黄芩10 g	生姜10 g
磁石20 g	人参10 g	桂枝5 g	茯苓5 g
半夏10 g	大黄6 g	牡蛎20 g	大枣6枚
石菖蒲10 g	远志10 g	茯神10 g	龙齿20 g
甘草6 g			

中医"思胜恐"情志疗法具体操作如下。

"思胜恐"情志疗法具体分为4个阶段。

第一阶段是结合该患者的起病过程获取起病的详细资料，引导患者回忆初始症状出现时间、诱因等，在保证患者安全的情况下，使患者可以很自然地回忆过去，帮助他寻找惊恐产生根源即患者目睹了工友在他面前去世的整个过程，结合患者近两年容易担心紧张，突然因为外界应激事件的强烈刺激，继而首次发作。

第二阶段是指向现在，让患者充分表达对整个发病及治疗过程的感受和体验，了解他对疾病的认知和理解，并对此进行总结和分析，发现疾病发展过程之中的恶性循环及不合理认知。通过问诊可以发现，患者在经历了工友的突然离世后，他对身体健康产生了极大的担忧，同时对死亡的恐惧日益强烈，对于身体出现的不适症状异常有敏感，特别是有心慌等感觉时。在出现与工友类似的不适感后变得更加的担心害怕，而相关检查又没有发现明显异常，这导致他更加焦虑，认为自己一定患了某种严重疾病。

第三阶段的任务是通过向患者分享惊恐发作存在原因，引发患者主动地思考，启发他认识到症状的持续存在、反复循环可能与自己对疾病不合理的认识有关，从而促进患者进一步地思考，产生改变自我的动力，逐渐克服对症状的恐惧。而一旦对症状的恐惧感减轻，发作就会逐渐减少直至消失。这个阶段非常重要，它是前两个阶段的飞跃。

第四阶段为结束阶段，对病因做总结性的回顾，克服恐惧，实现患者的认知重建。

治疗疗程最短 8 周，每周 1 次，每次时间为 45~55 分钟，每次治疗结束后，嘱患者应进行回顾性记录，把治疗中提出的问题记录下来，也可以写自己的想法。

二诊：2 周后患者复诊，自诉头晕、心慌、胸闷等仍有发作，程度已经明显减轻，焦虑紧张感经过主诊医生的疏导已经没有那么严重，但还是会时常担心自己的身体有严重疾病，特别是看到或者听到类似的新闻和讯息时更加担心，睡眠一般。

患者诉大便稍稀烂，乏力，食后腹胀，遂去大黄，加党参 15 g，余不变，继续情志治疗改善患者焦虑紧张感。

三诊：4 周后复诊，患者头晕、心慌、胸闷感的次数进一步减少，已经能够正常上班，尚不能正常开车，原因是工友在自己的车上去世，怕自己开车的时候会发作。焦虑担心的情绪还有，不过自己可以通过放松和转移注意力的方法缓解。患者诉服药后口干、口苦、心烦的感觉缓解，嘱其继续服药，定期前往门诊做心理疏导。

四诊：8 周后复诊，患者太太代诊，诉患者一般情况尚好。患者太太说目前患者已经很少在她面前反复诉说身体不适了，即便是偶尔说起，经过解释安慰很快就可以恢复平静，可正常上班，患者对恢复正常生活比较有信心。嘱患者按时服药，门诊情志治疗。

按：患者为中年男性，为家中的经济支柱。平素工作压力大，但思虑较多，耗伤心血，加之突发惊吓，心气耗损，心胆相通，心虚则胆怯，故心慌心悸；虚烦少眠，遇事易惊，邪郁少阳，枢机不利，则胸闷，郁而化热，故急躁易怒；热盛伤及津液，故口干、口苦，便秘。

柴胡加龙骨牡蛎汤出自《伤寒论》第 107 条，原文谓："伤寒八九日，下之，胸满、烦、惊，小便不利，谵语，一身尽重，不可转侧者，柴胡加龙骨牡蛎汤主之。"原文中的胸满、烦、惊、一身尽重、不可转侧、小便不利、谵语等症状与焦虑障碍中的症状类似，如心慌、惊恐、心烦等。

小柴胡汤以和解枢机，扶正祛邪。加龙骨牡蛎重镇，铅丹坠痰以止烦惊。加桂枝取其通阳透达以除身重，助茯苓畅利三焦；茯苓又有宁心安神之效。桂枝与茯苓在张仲景的方中很常用，作用是温阳化气利湿，少阳经气不利了，三焦的气化作用就会降低，这样水湿就会郁结，就会有"一身尽重，不可转侧"。加少量大黄，泄热和胃而止谵语，而且桂枝与大黄的配伍，也是张仲景常用的药对，其作用是活血祛瘀，可以说是针对"烦、惊"而设的，这一药对在桃核承气汤里也有。由于"烦、惊"涉及血分病变，因此必须有入血分的药，桂枝可以活血，大黄既清热，又可活血，在这里不是通下药，而是入于血分搜热邪外透之药。去甘草者，不欲其甘缓以妨碍祛邪也。

特别要注意的是，铅丹（四氧化三铅）的几大疗效：①泻火降火，有镇静、安神的效果。②可以坠痰，少量时可以止吐，大量用则可以涌吐黏痰黏涎。③它有杀虫作用。大黄和铅丹放在一起，还有一个好处就是大便不容易秘结。另外，即使少量的铅被吸收，大黄具有排铅的作用，因此不必顾虑是否会铅中毒。但在具体应用时，一般不用铅丹，改用磁石 20 g，或生铁落 20 g。

日本汉方医家大塚敬节在《汉方诊疗三十年》一书中云："该方可应用于神经病、血道病、精力衰退、阳痿、心脏肥大、心脏瓣膜病、高血压病、动脉硬化症、失眠、神经性心悸、癫痫、毒性弥漫性甲状腺肿等疾病。"由此可见，柴胡加龙骨牡蛎汤所治疗疾病的范围比较广泛，特别是精神与神经系统疾病比较适用。

中医情志疗法是根据五行学说的基本原理，利用不同情绪之间相互制约的关系，医生有意识有目的地对患者实施不同的情境刺激，以唤起、诱导或激发患者的某种情绪反应，消除和控制患者不良的情绪状态，从而恢复正常的情绪状态。《素问·五运行大论》最早提出："怒伤肝，悲胜怒""喜伤心，恐胜喜""思伤脾，怒胜思""忧伤肺，喜胜忧""恐伤肾，思胜恐"。中医情志疗法是以五行学说的基本原理为依据，利用情绪情感之间的相克规律，即一种情绪活动可以对另一种情绪活动进行影响、调节、抑制或矫正，使任何一种情绪活动都不会过亢或过激。

《吴医汇讲·恐伤肾思胜恐解》指出："恐为肾之志，何即伤肾乎？盖'肾者主蛰，封藏之本'，喜静而不喜动，恐则气下，偏能动之，如张子和云：恐气所致，为骨酸痿厥，为暴下清水，为阴痿，为惧而脱颐，凡此诸症，非皆伤肾之明验欤？若善思者处此，即非常临之，自有定识，岂得以恐惧摇其意见哉？况思虑之志出乎脾，以思胜恐，亦即以土制水，论情论理，亦适符也。"思与恐为五行相克关系，故忧思能克制恐慌。《素问·阴阳应象大论》："恐伤肾，思胜恐。"王冰注："深思远虑，则见事源，故胜恐也。"

"思胜恐"情志疗法是指医生采用各种方法来引导患者对有关事物进行思考，从而制约患者原有的恐惧、焦虑等心理。思是脾之志，属于人的一种正常心理活动，但是若思虑过度，则会引起气结、脾损伤等病理变化，而采取思的方法来制约患者的惊恐，主要是通过思可产生理智，使患者在自己理智的支配下，可以主动缓解惊恐等不良情绪，同时也可通过思过渡至气结来调整患者生理状态。在长达 2 个月的治疗时间里，医生的引导让患者"虑彼忘此"（或"虚彼志此"），淡化恐惧对象的影响，恐惧自消。"思胜恐"在操作过程中也受到现代心理分析疗法的启示，不仅因为"思"就是思考，思考就在分析，"思"与"分析"本来就有天然的相通之处，即思考、思虑的过程和内容。

本案最大的特点在于药物治疗与情志疏导的结合，既关注了患者的躯体症状，同时又注意到情志因素在本案中的重要意义，利用五行相生相克的原理，把思胜恐情志治疗特色贯穿到整个治疗过程中，充分体现了中医学心身合一的理念。

五、产后阳郁厥逆

患者徐某，女，38岁，2019年8月12日于门诊以"产后四肢厥冷3月"为主诉初诊。询问病史，患者于2019年5月孕9月产下一婴儿，夭折，伤心欲绝。患者在产褥期出现全身怕冷，以下肢、足背部冷为甚，渐加重，时有眩晕乏力，曾在外院就诊并服用十全大补汤、右归丸等补气补血、温肾壮阳之品，未见效。就诊时当酷暑，犹衣棉袄，呈瑟缩之态，触之四肢厥冷，冷汗出，自诉冷入骨髓，症见面色萎黄，疲倦乏力，腰酸痛，烦躁易生气、上火，焦虑不安，口干口苦欲饮，纳差，难入睡，噩梦多、易惊醒，大便成形，舌质淡红，苔白腻，脉弦细。

状态评估：体质辨识为阳虚气郁质。红外热成像检查见图5-9。

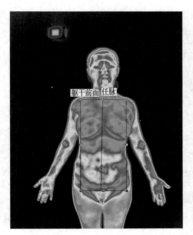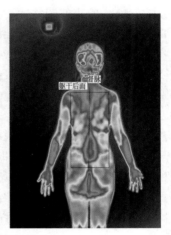

图5-9　红外热成像检查

干预过程：

中医诊断：产后阳郁厥逆。

中医证型：肝气郁结，阳气内郁，痰浊内扰。

中医治法：调畅气机，透达郁阳，理气化痰。

初诊方药：四逆散合温胆汤加减。

柴胡 10 g	枳实 10 g	白芍 10 g	蒸陈皮 10 g
法半夏 10 g	醋香附 10 g	竹茹 15 g	合欢皮 15 g
白术 10 g	茯苓 15 g	甘草 10 g	黑枣 20 g

7剂，水煎服，每日1剂，分2次温服。

2019年8月19日二诊：诉四肢始温，冷汗减少，口干口苦减轻，心情稍平复，能入睡。效不改方，守上方继服7剂。

2019年8月26日三诊：脱去棉袄穿单衣就诊，四肢温，大汗淋漓，肘关节疼痛，腰酸痛，时有烦躁，口干，纳可，睡眠好转噩梦减少，大便成形。舌淡，苔白有齿印，脉缓。

方药：桂枝汤合玉屏风散合二仙汤加减。

桂枝 15 g	白芍 10 g	淫羊藿 10 g	制仙茅 10 g
党参 10 g	黄芪 10 g	防风 10 g	鸡血藤 20 g
白术 10 g	生姜 10 g	炙甘草 10 g	黑枣 20 g

7 剂，水煎服，每日 1 剂，分 2 次温服。

2019 年 9 月 10 日四诊：精神好，四肢温，汗止，睡眠好，二便调。嘱注意休息，加强锻炼，调饮食，畅情志，积极备孕。

按：该患者发病初，见疲倦乏力，手脚冰凉，冷汗出等阳虚之证，曾服用温阳补益之品未见效。细问之下知婴儿夭折，伤心欲绝，见烦躁易生气上火，焦虑不安，口干口苦，难入睡，故知患者为肝气郁结，气机不利，阳郁于里的阳气内郁之证。《黄帝内经》云："四肢者，诸阳之本也。"若少阴之枢不利，阳气被郁，不能疏达于四末，则可形成四肢逆冷之证。

四逆散具疏畅气机，透达郁阳之功；温胆汤有理气化痰，清胃和胆之效。方中取柴胡入肝胆经，升发阳气，疏肝解郁，透邪外出，为君药。白芍敛阴养血柔肝为臣，与柴胡合用，以补养肝血，调达肝气，可使柴胡升散而无耗伤阴血之弊，合欢皮、香附增强疏肝条达之力；佐以枳实理气解郁，泄热破结，与白芍相配，又能理气和血，使气血调和；半夏降逆燥湿，竹茹清热化痰，陈皮理气燥湿，茯苓健脾渗湿，甘草、黑枣调和诸药，益脾和中。诸药合用共奏调畅气机、透达郁阳、理气化痰之效。

三诊，患者四肢温，但大汗淋漓。说明患者肝郁已解，气机已顺，但患者产后营血不足，阳浮阴弱，有阳浮于外，营卫不和之嫌。《伤寒论》第 53 条云："病常自汗出者，此为荣气和。荣气和者，外不谐，以卫气不共荣气谐和故尔。以荣行脉中，卫行脉外，复发其汗，荣卫和则愈，宜桂枝汤。"遂用桂枝汤善后，以桂枝汤为主方，调和营卫，玉屏风散益气固表，二仙汤调补阴阳，方证相合，健脾益肾，营卫和谐，病愈如常。

产后之病，以亡血伤津、瘀血内阻、多虚多瘀为特点，治疗上应本着"勿拘于产后，勿忘于产后"的原则，重视辨证论治，在顾护气血的基础上，要疏肝健脾，调畅情志。

六、癫病

患者董某，女，28 岁。自述 2018 年起无明显诱因逐渐出现多疑敏感，疑心重，总是感觉周围发生的无关的事情与自己有关联，如听到别人吐痰的声音后，感觉是把痰吐到了自己身上；认为外人的声音、动作都在针对自己，别人一句简单的话都被认为在针对自己；看到脏东西，认为脏东西就会碰到自己。每日除了睡觉、吃饭，什么事都不想做，也做不了。2019 年 1 月于外院住院治疗，诊断为"精神分裂症"。予利培酮早 1 mg、晚 2 mg，每日 2 次，口服；奥氮平 2.5 mg，每日 1 次，口服。症状好转后出院。

之后患者出现体重升高、月经不调、肝酶升高，故停药。2019 年 10 月因上述症状反复再次入住该院，诊断同前，具体治疗不详。3 天后患者自觉症状加重，"脑子没有了"，干什么都不行，不能一个人出门，也上不了班，随后自行出院。出院后口服奥氮平 5 mg 至今，疗效欠佳。2 周前患者无明显诱因感觉味觉、嗅觉消失了一半，洗手后闻到拌凉菜的香油味；1 天前患者出现上述症状加重，认为周围的人都在针对自己，在议论自己，情绪激动，大喊大叫，难以自控，被家人送往我院门诊，诊断"中医：癫证；西医：精神分裂症"。就诊时患者神志清，精神不振，时有心急烦躁，脾气大，容易发火，认为别人都在针对自己，情绪激动，大喊大叫，难以自控，夜寐差，彻夜未眠，食欲减退，大便干，小便正常。舌质淡苔白腻，脉弦滑。

干预过程：

中医诊断：癫病。

中医证型：痰湿内阻。

中医治法：燥湿化痰，开窍醒神。

2021 年 5 月 1 日初诊：患者舌淡，苔白腻，脉弦滑，症属痰湿内阻。

初诊方药：导痰汤加减。

| 陈皮 9 g | 半夏 10 g | 香附 6 g | 柴胡 10 g |
| 枳实 10 g | 郁金 10 g | 石菖蒲 10 g | 炒酸枣仁 30 g |

2021 年 6 月 1 日二诊：患者时有头晕、寐差、食欲减退，予菊花 12 g、川芎 6 g、鸡内金 6 g、琥珀粉 3 g。大便干燥，加大黄 5 g、郁李仁 70 g。

按：癫病的治疗应行气解郁、化痰活血、安神定志为治疗总则。疾病初期多为肝气郁结、痰瘀气互结。患者为青年女性，敏感多疑，牵连观念，有被针对感，被议论感，幻觉妄想，情绪激动，行为异常，自知力不全。此为邪结较深，久病不愈，正气愈衰，病势深重。

因久病伤及脾，加之情志失调，肝气郁结，脾失健运，运化失司，痰湿内生，湿停内阻，清阳不升，故见心急，气机不畅；郁久化火，故见易怒，脾气大；阴阳失调，故见夜寐差。时有彻夜未眠。舌质淡红，苔薄白，脉滑之象，四诊合参总属痰湿内阻型。本病病位在肝脾，属本虚标实之证。中药以"导痰汤"为主，加菊花 12 g、川芎 6 g、鸡内金 6 g、琥珀粉 3 g，安神，调节食欲。加大黄 4 g，郁李仁 10 g，灌肠通便，督灸调解阴阳，足浴舒经活络安神。积极给予心理疏导，帮助患者早日恢复社会功能，患者出院后需要长期门诊随访。

七、焦虑状态伴头汗

患者杜某，男，47 岁，江西人，2021 年 7 月 5 日于门诊以"再发焦虑紧张伴头汗出 2 个月"为主诉初诊。询问既往病史，得知患者 2018 年 4 月曾因"焦虑状态"在中医预防保健科诊治，对症治疗 1 年余后好转，按医嘱停药，症状未再发。2 个月前，因工作压力再发焦虑紧张、腹胀、恶心欲呕、餐后饱胀感，醒后身体发抖，手脚麻木，汗多，头汗明显，头汗多到影响正常工作，面赤，口干，烦躁，大便结燥，溺黄。舌红苔薄黄、稍干，脉洪大。患者平素喜食辛辣厚味。

干预过程：

状态评估：

心理评估提示：焦虑自评量表（SAS）总粗分为 40 分，标准分为 50 分，抑郁自评量表（SDS）总粗分为 44 分，标准分为 55 分；艾森克人格问卷（EPQ）提示 N 粗分为 18 分，T 分为 65 分。红外热成像检查提示：下焦肠区大面积高热（图 5-10）。

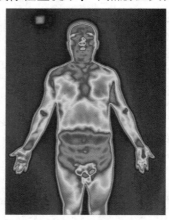

图 5-10　红外热成像检查

中医诊断：汗证。

中医证型：阳明热盛，邪热蕴结。

中医治法：辛寒清热，生津止汗。

初诊方药：白虎加人参汤加减。

| 知母 20 g | 石膏 50 g | 甘草 10 g | 山药 20 g |
| 党参 20 g | 炒麦芽 15 g | 白术 30 g | |

共 7 剂，每日 1 剂，复煎，分 2 次温服。嘱加强体育锻炼，注意劳逸结合，避免思虑烦劳过度，保持精神愉快，少食辛辣厚味。

2021 年 8 月 9 日二诊：患者黄燥苔尽去，头汗较前减少，口干明显缓解，大便通畅。考虑患者热象虽解，但头汗仍比较多，上方加糯根、麻黄根加强收敛止汗效果。

知母 20 g	石膏 50 g	甘草 10 g	山药 20 g
党参 20 g	炒麦芽 15 g	白术 30 g	糯稻根 15 g
麻黄根 15 g			

共 7 剂，每日 1 剂，复煎，分 2 次温服。

2021 年 8 月 20 日三诊：患者二诊后遵医嘱服药，上证均得到明显缓解。3 天前在工作中与同事发生争执，烦躁易怒，口苦，纳呆，脘腹胀满，头汗出，但较初次就诊时减少，舌苔薄黄，脉弦数。考虑肝经郁热，予龙胆泻肝汤加减：

龙胆草 10 g	黄芩 10 g	栀子 10 g	泽泻 10 g
川木通 5 g	当归 10 g	生地黄 15 g	柴胡 15 g
甘草 5 g	车前子 10 g	糯稻根 15 g	麻黄根 15 g
茯苓 30 g	白术 15 g		

2021 年 9 月 2 日四诊：患者服药后情绪好转，少许头汗出，不影响正常工作及生活，追问病史，患者自年轻时开始汗多，曾服用西药以敛汗，具体不详。考虑龙胆泻肝汤比较苦寒，久用恐伤脾胃，未再予之，另予针灸调理。患者复查红外热成像检查，下焦肠区高热面积较前明显缩小（图 5-11）。

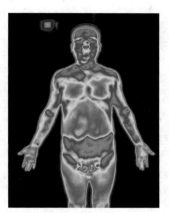

图 5-11　红外热成像检查（复查）

按：患者为中年男性，有焦虑症病史，焦虑患者多出现实证，虚实夹杂、寒热错杂证，常见的体质则多以气郁质、火郁质为主。从本案患者舌质红，苔黄稍干，脉洪大，平素喜食辛辣厚味等可分析患者的长期体质应以火郁质为主。患者此次因工作压力大而再发精神紧张，面赤、口干、烦躁、大便结燥、溺黄、舌质红，苔黄稍干，脉洪大，此为阳明热盛之象。其次，头汗出，乃阳经之病，患者喜食辛辣厚味，脾胃郁热，此头汗出多为里热迫津外泄之现，故治以辛寒清热，生津止汗，方予白虎加人参汤。患者三诊时有明显情志刺激诱因，烦躁易怒，口苦，纳呆，脘腹胀满，头汗出，但较初次就诊时减少，舌苔薄黄，脉弦数，考虑肝气郁结，邪热内蕴，肝经热盛，遂拟龙胆泻肝汤。

汗是人体活动、气血运行、新陈代谢的产物。头汗症，是指仅头面部或者头颈部出汗较多，而身体无汗的病证。金代成无己《伤寒明理论·头汗》曰："头者，诸阳之会也。邪搏诸阳，津液上凑，则汗见于头也。"《景岳全书·头汗》所言："头汗之证有二：一为邪热上壅，一为阳气内脱也。"实证多由湿热熏蒸，阳明热盛，瘀血内蓄，邪郁少阳，半表半里等所致；虚证多由阳虚所致。《素问·阴阳别论》曰："阳加于阴谓之汗。"可见治疗汗证需要从阴阳上着手方为根本。

白虎加人参汤出自《伤寒论》，多用于表邪入里化热，阳明热盛，气阴两伤之症，适用于气分热盛而又气阴两伤之证。《金匮要略·痉湿暍病脉证》第 26 条："太阳中热者，暍是也。汗出恶寒，身热而渴，白虎加人参汤主之。"方中生石膏辛甘大寒、入肺胃二经，攻善清解，透热出表，以除阳明气分之热；知母助石膏清阳明热的同时滋阴润燥救以伤之阴津；人参益气，救热盛气阴之伤。龙胆泻肝汤清肝泻火，清利湿热，适用于邪热郁蒸所致的汗证。龙胆草、黄芩、栀子、柴胡清肝泄热；泽泻、木通、车前子清利湿热；当归、生地黄滋阴养血和营；糯稻根清热利湿，敛阴止汗；茯苓、白术健脾益气，淡渗水湿。

头汗证的发生不仅仅是体现在头面部或头颈部的多汗，而且与中医学的心、肺、脾、胃、肾等脏腑的病变有关，因此临床上头汗证的辨析分析乃至治疗，应结合其他相兼症状全面分析，采取合理的治疗方法。患者首诊时及三诊时都为头汗证，然证治亦有差异。首诊时舌红，苔黄稍干，脉洪大，面赤，口干，溺黄，大便结燥，辨证为阳明热盛证；而三诊时有明显情志刺激诱因，烦躁易怒，口苦，纳呆，脘腹胀满，舌苔薄黄，脉弦数，辨证为邪热内蕴，肝经热盛。审证求因，辨证论治，治病必求其根，阴阳并治，清热与滋阴同步，故可见显著疗效。

八、呕吐

患者马某，女，22 岁，于 2020 年 6 月 15 日来诊。患者因"双相情感障碍"长期在中山市某医院就诊，系统服药治疗，2 周前患者出现反复呕吐的症状，相关检查未见异常，自认为是长期服用西药所致，由家属带至我院就诊。来诊症见反复呕吐，详问病史得知每次都是下午或者傍晚呕吐，呕吐物为当天或者 1 天前的胃内容物，平素畏寒乏力，忌食生冷，小便可，大便稍烂，舌淡，苔薄白而滑，脉沉细无力。

干预过程：

中医诊断：呕吐。

中医证型：脾胃阳虚。

中医治法：温中健脾，降逆和胃。

初诊方药：理中汤加减。

党参 10 g	白术 10 g	干姜 10 g	甘草 5 g
砂仁 5 g	陈皮 5 g	法半夏 15 g	

7 剂，水煎服，每日 1 剂，分 2 次温服。

二诊时诉呕吐次数明显减少，畏寒缓解，大便仍稍软，继服 7 剂巩固。

三诊时呕吐完全消失，乏力感缓解，大便正常。

（按）《金匮要略·呕吐哕下利病脉证治》："趺阳脉浮而涩，浮则为虚，涩则伤脾，脾伤则不磨，朝食暮吐，暮食朝吐，宿谷不化，名曰胃反。"呕吐又称"反胃"。本病主要病机是脾胃受伤，不能腐熟水谷，临床表现以朝食暮吐为特点。反胃的辨治，可概括为寒、热、痰、瘀四类：①脾胃虚寒。证见食后脘腹胀满，朝食暮吐，暮食朝吐，吐出宿食不化，神疲乏力，面色少华，舌淡、苔薄，脉细缓无力。治宜温中健脾、和胃降逆。②胃中积热。证见食后脘腹胀满，朝食暮吐，暮食朝吐，吐出宿食不化及酸腐稠液，面红，心烦口渴，便秘尿赤，舌干红，苔黄厚腻，脉滑数。治宜清胃泄热。③痰浊阻胃。证见经常脘腹胀满，食后尤甚，上腹或有积块，朝食暮吐，暮食朝吐，吐出宿食不化，或为痰涎水饮，眩晕，心悸，苔白滑，脉滑数。治宜涤痰化浊、和胃降逆。④血瘀内结。证见经常脘腹胀满，食后尤甚，上腹有积块，坚硬且推之不移，朝食暮吐，暮食朝吐，吐出宿食不化，或吐血便血，或上腹胀满刺痛拒按，舌质暗红或有瘀点，脉弦涩。治宜活血化瘀、和胃降逆。

而本证平素见畏寒乏力怕冷，忌食生冷，大便稍烂，舌淡，苔白滑，脉沉细无力皆为脾胃虚弱，中焦虚寒，水谷乏源之症，胃家虚寒，胃失和降，脾失健运，不能消谷，宿食不化，腐熟无权，寒邪上逆故"朝食暮吐"。

选方以理中汤加法半夏、砂仁、陈皮。干姜温胃散寒，半夏化痰降逆止呕，故以为君，二药合用又谓半夏干姜散（出自《金匮要略》），有温胃止呕之功效。人参健脾补虚，故以为臣。白术健脾燥湿；陈皮辅助半夏加强理气化痰、降逆止呕的作用；砂仁调中、和胃、醒脾，故以为佐。甘草和中补土，故以为使。诸药合用达到温中补虚散寒，降逆止呕之效。

《伤寒论》第159条曾有"理中者，理中焦"之论。理中汤专为中焦虚寒而设，以其具有温运中阳、调理中焦之功而得名，此方既可用丸，亦可作汤，其方后设有随证加减八法，对于上述加减诸法，因有些加减比较特殊，后世注家多有争议，随文敷衍者有之，认为悖谬者有之。细析理中丸（汤）加减诸法，实为针对中焦虚寒证及中焦寒邪上逆，或下溜之病性、病位、病势的御变之法，无不体现着对疾病发展变化的预见性，也正是《伤寒论》辨证论治理论的重要价值所在。

主要参考文献

[1] 包烨华，冯伟民，朱国祥，等. 头穴久留针治疗血管性痴呆的随机对照研究 [J]. 中国针灸，2004，24（2）：81-84.

[2] 陈涤平. 中医治未病学概论 [M]. 北京：中国中医药出版社，2021.

[3] 仇锦珠. 归脾汤加减治疗神经衰弱60例疗效观察 [J]. 中国校医，2007，21（6）：643，645.

[4] 程国彭. 医学心悟 [M]. 田代华，整理. 北京：人民卫生出版社，2006.

[5] 曹婷欣，汪峰. 梅花磁针灸全息诊疗法治疗神经衰弱症的临床观察 [J]. 中国科技信息，2002（7）：54-58.

[6] 崔旻，马臣，李岚. 腕踝针配体针治疗神经衰弱疗效观察 [J]. 中国伤残医学，2011，19（3）：88-88.

[7] 丁甘仁. 丁甘仁医案 [M]. 北京：人民卫生出版社，2007.

[8] 邓禄清. 神经衰弱从肾治 [J]. 广东医学，1992，13（3）：138-140.

[9] 傅杰英. 中医体质养生 [M]. 厦门：鹭江出版社，2009.

[10] 符少杨，董春秀，全权. 针药结合治疗血管性痴呆临床观察 [J]. 北方药学，2014，11（7）：90-91.

[11] 范侃. 中医辨证分型治疗神经衰弱症的临床总结 [J]. 中医药导报，2006，12（3）：20-21.

[12] 高思华，王键. 中医基础理论 [M]. 3版. 北京：人民卫生出版社，2016.

[13] 郭仁旭，李中志. 安神定志汤加减治疗神经衰弱57例临床观察 [J]. 中医临床与保健，1993，（3）：21-22.

[14] 韩懋. 韩氏医通 [M]. 张浩良，校注. 南京：江苏科学技术出版社，1985.

[15] 黄文东. 实用中医内科学 [M]. 上海：上海科学技术出版社，1985.

[29] 纪立金，张美增. 强脾补精化瘀益智胶囊治疗多发梗塞性痴呆的疗效观察 [J]. 福建中医学院学报，2004，14（5）：1-3.

[30] 景莉玲，陈更业. 甜梦胶囊对神经衰弱患者慢波睡眠结构影响的研究 [J]. 宁夏医学杂志，2006，28（10）：779-780.

[31] 刘长天. 自拟安脏汤治疗脏躁75例 [J]. 黑龙江中医药，1990，8（3）：33-34.

[32] 刘涛. 菖郁解燥汤治疗脏躁症30例 [J]. 光明中医，2012，27（3）：518-519.

[33] 刘巍巍. 填精补髓、化痰开窍法治疗非痴呆型血管性认知功能损害（VCIND）的临床研究 [D]. 吉林：长春中医药大学，2014.

[34] 刘智斌，牛文民. 头部发际区排针法治疗血管性痴呆疗效观察 [J]. 中国针灸，

2007，27（6）：412-414.

[35] 刘勇，南达元. 枣仁安神胶囊治疗心理生理性失眠的临床观察［J］. 中国中药杂志，2009，34（13）：1730-1731.

[36] 李菲. 中西医结合治疗脏躁疗效观察［J］. 实用中医药杂志，2014，30（10）：955.

[37] 李浪辉，黎海珍，覃金玲，等. 中医药治疗阿尔茨海默病［J］. 中医临床研究，2014，6（6）：91-94.

[38] 李常度，蒋振亚，吴大容，等. 麝香注射液穴位注射治疗血管性痴呆的临床随机对照研究［J］. 中国针灸，2000，20（12）：709-712.

[39] 兰培敏，孙萍，商建然. 甜梦胶囊治疗更年期综合征的临床观察［J］. 中国医药导报，2007，4（10X）：121.

[40] 缪峰，李会琪，袁有才. 补肾化痰颗粒治疗血管性痴呆肾精亏虚痰浊蒙窍证［J］. 长春中医药大学学报，2015，31（1）：124-126.

[41] 马继兴. 神农本草经辑注［M］. 北京：人民卫生出版社，2013.

[42] 梅成，苏云海，周振坤. 头部电针透刺疗法对血管性痴呆患者痴呆量表的影响［J］. 中国初级卫生保健，2007，21（6）：72-73.

[43] 孟庆树. 自哭症验案两则［J］. 贵阳中医学院学报，1993（3）：48.

[44] 濮正平，费玉娥，林勇，等. 奥卡西平与通窍活血汤治疗瘀血内阻型血管性痴呆患者激越行为疗效比较［J］. 浙江中西医结合杂志，2014（8）：659-661，668.

[45] 秦红霞. 针药结合治疗老年性痴呆—气血亏虚型的临床研究［D］. 黑龙江：黑龙江中医药大学，2013，5.

[46] 任莲芳，朱文忠，环文英. 电针与耳针治疗神经衰弱60例［J］. 针灸临床杂志，2004，20（10）：26.

[47] 孙涛，何清湖，樊新荣. 亚健康分类调治学［M］. 北京：中国中医药出版社，2013.

[48] 孙涛，何清湖. 中医治未病［M］. 2版. 北京：中国中医药出版社，2016.

[49] 孙思邈. 备急千金要方［M］. 李景荣，校释. 北京：人民卫生出版社，2014.

[50] 施杞，周康. 临床中医脑病学［M］. 北京：科学出版社，1997.

[51] 田代华. 黄帝内经素问［M］. 北京：人民卫生出版社，2005.

[52] 吴勉华. 中医内科学［M］. 9版. 北京：中国中医药出版社，2012.

[53] 武留信. 中国健康管理与健康产业发展报告NO.4（2021）：把握新发展阶段　促进高质量发展［M］. 北京：社会科学文献出版社，2021.

[54] 文宰晟. 针药结合对气血亏虚型血管性痴呆治疗方案的优化研究［D］. 江苏：南京中医药大学，2012.

[16] 王琦. 中医体质学研究与应用［M］. 北京：中国中医药出版社，2012.

[17] 王琦. 中医健康医学概论［M］. 北京：中国中医药出版社，2015.

[18] 王琦. 中医体质学 2008 [M]. 北京：人民卫生出版社，2009.

[19] 王琦. 中医未病学 [M]. 北京：中国中医药出版社，2015.

[20] 王琦. 中医原创思维研究十讲 [M]. 北京：科学出版社，2015.

[21] 王琦. 中医治未病发展报告（2007—2020）[M]. 北京：中国中医药出版社，2022.

[22] 王树泽. 金元四大家医学全书（上下总辑典藏版）[M]. 天津：天津科学技术出版社，2012.

[23] 王彦恒. 实用中医精神病学 [M]. 北京：人民卫生出版社，2000.

[24] 王永炎. 临床中医内科学 [M]. 北京：北京出版社，1994.

[25] 王永炎，严世芸. 实用中医内科学 [M]. 2 版. 上海：上海科学技术出版社，2009.

[26] 王霞. 黄连阿胶汤治疗神经衰弱 60 例 [J]. 现代医药卫生，2003，19（9）：1162-1163.

[27] 王小峰，徐虎军. 分型辨治神经衰弱初探 [J]. 实用中医内科杂志，2011，25（10）：38.

[28] 王新志，姬令山. 中风后悲哭辨证论治 3 则 [J]. 新中医，2010，42（3）：121-122.

[55] 徐雯洁. 颐神养脑胶囊治疗血管性痴呆的证候、P300 及疗效相关研究 [D]. 北京：北京中医药大学，2005.

[56] 徐祖浩. 脑康颗粒治疗血管性痴呆（瘀血内阻证）的临床观察 [D]. 广东：广州中医药大学，2013.

[57] 徐海燕. 神经衰弱的中医辨证施治体会 [J]. 基层医学论坛，2005，9（9）：836-837.

[58] 叶天士. 临证指南医案 [M]. 苏礼，整理. 北京：人民卫生出版社，2006.

[59] 杨锦绣. 一贯煎加味治疗脏躁 56 例 [J]. 中国民间疗法，2014，22（10）：50-51.

[60] 于云华，苏建春，张莉. 归脾汤合阿胶治疗脏躁 [J]. 新疆中医药，2009，27（1）：83-84.

[61] 张仲景. 金匮要略 [M]. 何任，何若苹，整理. 北京：人民卫生出版社，2005.

[62] 张仲景. 伤寒论 [M]. 钱超尘，郝万山，整理. 北京：人民卫生出版社，2005.

[63] 张志聪. 黄帝内经集注 [M]. 方青阳，点校. 北京：中医古籍出版社，2015.

[64] 张伯礼，薛伯瑜. 中医内科学 [M]. 2 版. 北京：人民卫生出版社，2002.

[65] 张宏耕. 中西医结合精神病学 [M]. 北京：中国中医药出版社，2005.

[66] 张彦红，朱磊，梁伟雄. 苁蓉总苷胶囊治疗髓海不足型轻中度血管性痴呆 40 例 [J]. 中医研究，2012，25（6）：41-44.

[67] 赵佶敕. 圣济总录 [M]. 王振国，杨金萍，主校. 北京：中国中医药出版社，2018.

[68] 赵永厚，蔡定芳. 中医神志病学 [M]. 上海：上海中医药大学出版社，2009.

[69] 朱建贵，王秋风，刘军，等. 双参益脑颗粒治疗老年期血管性痴呆的临床研究

［C］//. 中华医学会老年医学分会第七届全国老年医学学术会议暨海内外华人老年医学学术会议论文汇编. ［出版者不详］. 2004：1.

［70］章其春，张自正. 甜梦胶囊治疗更年期综合征 66 例 ［J］. 中国中医药信息杂志，2003，10（3）：53.

［71］钟剑，朱爱华，杨承芝，等. 参乌胶囊治疗老年轻度认知损害临床对照研究 ［J］. 中国中药杂志，2007，32（17）：1800-1803.

［72］周晓卿. 复智胶囊治疗血管性痴呆的临床疗效观察 ［D］. 北京：北京中医药大学，2010.

［73］国家中医药管理局. 国家中医药管理局关于加强对医疗机构膏方推广应用管理的通知 ［EB/OL］.（2013-05-02）. http：//www. natcm. gov. cn/yizhengsi/gongzuodongtai/2018-03-24/2803. html.

［74］太平惠民和剂局. 太平惠民和剂局方 ［M］. 刘景源，整理. 北京：人民卫生出版社，2007.